JN124353

カレント

食べ物と健康1
改訂 食品の化学と機能

編著：青柳康夫・津田孝範

共著：伊澤華子・石井剛志・岩井邦久・臼井照幸
太田千穂・河合慶親・長野隆男・山田邦夫

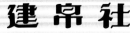
建帛社
KENPAKUSHA

はじめに

　本書は管理栄養士養成向け教科書「カレント」シリーズとして「食べ物と健康」の領域のうち，食品衛生，調理の分野を除いた内容を，本書『カレント　食べ物と健康1：食品の化学と機能』と姉妹書『同2：食品の成分と加工』の2冊で網羅的に解説したうちの1巻である。平成27年管理栄養士国家試験ガイドライン改定に完全準拠しており，さらに学習をしやすくするため，以下のような特徴をもたせている。

1. 各章のはじめに「学習のねらい」を挙げ，章ごとに何を学ぶかを明確にしている。
2. 本文の左右にスペースを空けて「側注欄」を設け，本文中の用語を理解しやすくしており，さらに関連内容の参照頁を記している。
3. 本文に関連した最新の研究動向やトピックス，身近に感じられる話題を「コラム」として適宜挿入し，学生の興味を引くようにしている。
4. 各章の最後に「演習課題」を設けており，これを活用して章のまとめと関連内容をさらに発展させることができる。

　本書「食品の化学と機能」では，食品成分の化学を十分に理解することを念頭に置いた構成としている。従来の食品学総論の内容を組み替えて，一次機能，二次機能，三次機能というように機能別に食品成分の化学を解説するようにした。そのため各章は，第1章　人間と食品，第2章　食品の分類と食品成分表，第3章　食品の一次機能と化学，第4章　食品の二次機能と化学，第5章　食品の三次機能，第6章　食品の表示と規格・基準，とした。この構成により導入部分として食品との関わりからスタートして，各機能別に成分を理解し，さらに食品の表示や規格・基準までが順序良く学べるようになっている。なお，姉妹書の第2巻では，食品別に成分や加工について解説している。

　全般にわたり平易に解説することを心がけており，例えば，化学構造式の記載は必要最小限にとどめ，その分解説を充実させ理解を助けるよう工夫してある。

　本書と第2巻がともに活用され，食品学分野の学習意欲と知識を高めていただければ幸いである。

　最後に本書の執筆にあたり，常に学生の理解を念頭に置いて，編集上の多様なリクエストにも迅速に対応していただきました執筆者の皆様，ならびに本書の企画と出版に多大なご尽力を賜りました株式会社建帛社の皆様に深謝申し上げます。

　2017年5月

編著者　青柳康夫
　　　　津田孝範

「改訂版」にあたって

　本書の初版発行から4年が経過した。その間, 2020（令和2）年に「日本人の食事摂取基準（2020年版）」および「日本食品標準成分表2020年版（八訂)」が公表された。さらに2015（平成27）年4月1日施行の食品表示法における経過措置期間が, 2020（令和2）年3月31日で終了している。こうした動向を反映し, このたび本書の改訂版を刊行した。

　特に「日本食品標準成分表2020年版（八訂)」では, エネルギー値の科学的推計の改善が図られるなど大幅な改訂がされているため, 第2章においてその構成と概要をわかりやすく記載した。その他, 改訂にあたって再度内容を吟味し, 本書を手にした学生がより学びやすくなるように努めた。

　最後に, 本書の改訂にあたり迅速に対応していただいた執筆者の皆様ならびに, 多大なご尽力を賜った株式会社建帛社の皆様に深謝申し上げる。

　2021年4月

編著者　青 柳 康 夫

津 田 孝 範

目　次

食物連鎖の頂点に位置する人類は，何を食べて生存してきたか。世界文化遺産に登録された「和食」を生んだ日本の食文化は，いかに成立したか。食生活は健康とどのような関係があり，健康長寿を実現するために，どのような施策が行われているか。食は地球環境とどのような関係があり，温室効果ガスの低減に向けてどのような対応が必要か。本章はこのようなことについて考えを深めたい。

1. 食文化と食生活

食文化とは，食料の生産，獲得より，分配・流通，調理，栄養，食卓食具，調理場，食べ方，食べる場，設営・片づけ，廃棄，排泄に至るまで，自然科学，さらに歴史，民俗，思想，宗教，法律，経済，社会，文学，美術工芸などの人類の食に関する一切の事象を含む概念として構築された言葉である。当然，自然の気候風土，社会的環境によっても形成され，おのずから，地域的，民族的な文化的特徴をもつものであり，日本特有のものはもとより，世界中の諸民族，諸地域の食文化が存在する。この節では，日本における食文化の形成と現代の食生活について記述する。

（1）食物連鎖（food chain）

ある生物種が他の生物種を食べ，さらに他の生物種に食われるという，食う・食われるの連鎖を食物連鎖という。二酸化炭素を固定して有機物を作る生産者から始まって，それを食べる一次消費者，さらにそれを食べる二次消費者とつながっていく連鎖である。この場合，動物は，無機化合物より有機化合物を合成する能力がなく，植物が光合成や窒素同化により合成した物質に依存する。すなわち，植物は**生産者**であり，**消費者**である動物へ続く食物連鎖の起点となる。緑色植物を草食動物が食べ，それを肉食動物が食べるという連鎖を**生食連鎖**という。人間は生食連鎖の頂点に存在するものである。これに対し，植物や動物の死骸や残渣を分解し，無機物にまで還元する連鎖を**腐食連鎖**（微生物食物連鎖）という。微生物やミミズやゴカイなどの低生生物は**分解者**である。分解者がない場合，地球上は死骸や植物残渣で覆い尽くされることになり，非常に重要な存在である。

人間が食物連鎖の頂点に上り詰めたのはいつ頃のことなのか明らかでないが，氷河期にはマンモスを狩り，食糧にしていたことから，1万年以上前と考えられる。

体力的な戦闘能力ではなく，知恵により獲得されたものである。

（2）食の歴史的変遷

　人類の起源は約700万年前とも500万年前ともいわれるが，その大部分の長い期間，狩猟採集により食物を獲得して生存してきた。農耕，牧畜の始まりはたかだか紀元前1万年前の新石器時代よりと考えられている。日本の縄文時代の遺跡より多くの食品の遺物が発掘され，想像以上に豊かな食生活をしていたと伝えられたが，むしろ，手に入る食べられるものは何でも食べていたと解するほうが正しく，人類の歴史は飢えとの戦いであった。**穀物栽培**の始まりはこむぎで，紀元前約7000年とみられ，いねは紀元前約4000年，とうもろこしは紀元前約3000年といわれている。

　人類が火を恣意的に利用し始めたのはいつ頃かは明らかでないが，火の利用が栄養素の吸収，衛生，食品の保存，食味などに多くの利点を与え，人類の生存に寄与したことは疑い得ない。食品の調理，加工の原点は火の利用に始まるといっても過言ではない。

　食品の保存は，常に飢えの危険にさらされていた人類にとって，余分な収穫物を不足した場合に備えるために必須のことであった。乾燥や塩蔵などの技術はかなり古い時代より発達したと考えられるが，腐敗や虫，動物による食害などにより，貴重な食品が失われることが繰り返し起こったに違いない。しかし，そのような中でワインやチーズ，みそなど現代につながる発酵の技術が発見されたのである。

　食の歴史的変遷は，狩猟採集技術の発展，農耕や牧畜における栽培作物の開発や，飼育動物種の改良ならびに大規模化や機械化，調理加工技術の発展，食品保存法の発達などを軸に展開されてきたものである。現在，狩猟採集による食物獲得は陸上の獣鳥についてはほとんど姿を消し，漁業についても資源の枯渇が問題となり，栽培漁業への転換が行われている。栽培作物や家畜，食鳥の品種改良は，長い間，交配や自然の突然変異種よりの選別に委ねられていたが，最近になって遺伝子組換えやクローン技術などのバイオテクノロジーにより劇的な変化が進行している。また，食品加工や貯蔵技術の発展は，インスタント食品の出現や冷凍による長期貯蔵など，現代の豊かな食生活を支えるものとなっている。

（3）日本の食文化の形成

　東南アジア・東アジアのいわゆるモンスーンアジアでは，高温多湿で稲作に適し，多くの河川や海に面した土地が多いことから魚介類の採取も多い。**こめと魚の文化**が生まれた要因と考えられる。これに対して，西アジア・中央アジアおよびヨーロッパなどでは，寒冷乾燥な気候であることから，こむぎが主な食料となっている。また，牧畜が盛んで，肉と乳が組み合わされた食文化が形成された。こめと魚の文化では，魚を発酵させた**魚醤**やだいずを用いたみそ，しょうゆなどの**穀醤**が調味料となり，こむぎと肉の文化においては，肉や骨を煮込んだスープや，ク

リーム，バター，チーズなどが味付けの主体となった。

　こめと魚が食文化の中心となった東南アジア・東アジアの稲作地帯では，これに動物性たんぱくとして，ぶたとにわとりが加えられ，かなり早くから西の小麦文化圏へも広がったが，ぶたはイスラム圏やユダヤ教では宗教的な禁忌食物となった。

1）日本食の起点

　日本列島が今日のような形になったのは，氷河期が終わった縄文時代以降のことで，低かった気温のため植物性食料への依存が難しかったことから，動物性食料が重要であった。マンモスやオオツノジカなどの大型獣をはじめ，さまざまな食料を利用していた。しかし，温暖化が進んだ縄文時代においては，ドングリなどの木の実の食用が可能となり，狩猟などによる動物食よりも，植物性食料が重要な役割を果たすようになった。さらに，縄文中期頃（4,000〜5,000年前）には農耕が行われていたものと考えられる。また，土器の製作が行われるようになると，煮炊きが容易なものとなった。加熱により穀物や木の実は軟らかく食せるようになり，味だけでなく，保存にも大きな効果があり，食物の種類は非常に多くなった。

　縄文晩期には，水田稲作が北九州付近に伝わり，弥生時代になると本州や四国，九州へと急速に広がり，こめを中心とした食文化の形成が始まったと考えられる。

2）日本食の形成

　その後の古墳時代や大和政権による全国統一の進展，大化の改新を経た古代律令国家の成立にわたり，こめは備蓄性や栄養価の高さなどの優秀性から，重要度が飛躍的に増大した。こめは最も重要な租税となり，古代国家は，畑地は無視して水田のみを口分田として人々に与えるなど，土地政策にも如実にあらわれるほどであった。天武天皇4（675）年には，いわゆる肉食禁止令が出された。これは単なる仏教による禁令ではなく，その前後の状況や他の法令から判断すると，動物の肉を食べると稲作が失敗するという観念に基づく，こめ作りのための方策であったようである。こめの生産のために肉が犠牲とされたものと考えられる。また，大膳職という部署には醬院（しょういん）が置かれ，ここでは，みそやしょうゆの原型となる**ひしお**（醬）の管理が行われていた。醬院で厳重に管理されていたひしおは，魚醬や肉醬でなく明らかに穀醬で，調味料も今日の日本食に近い方向にあったことがうかがわれる。

　このように，こめを食事の中心とし，穀醬を主要な調味料とする今日の日本食に近い味覚体系が，古代国家レベルで次第に形成されつつあったとみられる。また，古代に始まった肉食の禁忌は，徐々に社会の下層まで及んでいき，中世末期頃には，米飯を中心に魚を添え野菜などをともなう，今日に至る日本的食生活が，広く社会的に完成したとみられる。さらに，江戸時代には，石高制という，ほとんどの経済価値をこめに帰趨させる，世界的にも特異な体制ができあがったのである。

　料理様式では，平安時代の**大饗**（だいきょう）**料理**がある。高位の貴族が大臣に任じられたときや正月などに，天皇の親族を招いて行う儀式料理である。料理は，生物や干物などを切って並べたもので，味付けは手前に置かれた塩や酢で自分で行った。

　大饗料理以後のまとまった料理様式としては，禅宗の僧侶の間で行われた**精進料理**がある。肉食忌避の思想に基づいた精進料理は，植物性食料を鳥獣肉に見立てて，それに近い味を出すところに特徴がある。また，水車の導入によって，製粉技術が著しく高まり，餛飩（ウントン）・饅頭（マントウ）・索麺（サウメン）などの粉物が頻出するようになった。

　鎌倉幕府は文化的には地方政権の態様であり，基本的には，南北朝を統一した室町幕府によって，武家が実質的な全国の支配者になったと考えられる。この室町時代に武家の料理文化としての**本膳料理**が登場した。この本膳料理は，大饗料理の儀式的要素と，精進料理の技術的要素とが組み合わされたもので，本格的な料理様式の成立であった。しかも，「七五三」という奇数の膳組を基本とするところから，きわめて日本的な要素が高いとみなされる。中国では，大饗料理のように卓に料理が盛られ，その皿数は偶数であった。本膳料理では銘々に膳が用いられ，奇数の料理を据えて，箸のみが使われるようになった。また，本膳料理にともなう汁は，だしの基本にかつおと昆布が用いられており，日本料理の原型の成立であった。

　室町時代末期，戦国時代の頃，堅苦しい本膳料理ではなく，料理を自由に楽しもうとして発展したのが，懐石料理である。懐石の故事とは，禅の修行僧が温石を懐にして身体を温め，空腹をしのいだという逸話に基づいている。懐石料理は，茶の湯の発達にともなうもので，一汁三菜程度の料理を基本とした。また，茶の湯では一期一会という精神が強調されたことから，料理の内容も大きな影響を受けた。懐石料理で，季節性を重んじ旬の素材にこだわるのは，そうした理由からである。さらには，合理化された作法によるもてなしや，食器や盛り付け，料理を味わう空間のしつらえにも最善を尽くし，温かいものを温かいうちにと料理を出すタイミングにも十分な計算が施された。こうして世界的にも評価の高い**懐石料理**が生まれた。

　江戸時代に入ると，飲食を楽しむ料理屋があらわれ，**料理書**の出版により中世以来の料理流派の知識や技術などが一般に公開されるようになった。懐石料理から，茶の湯の要素を除き，会席という形で酒を飲み歓談しながら味わう料理が会席料理とみなされる。江戸後期になると，全国規模の物資の流通が盛んになり，さまざまな食材が手に入るようになった。このため，全国各地の名産物なども知られるようになり，食品や料理の幅が急速に広まった。この時代に，日本の食文化がある意味の完成を迎えたといっても過言ではない。

3）日本の食文化の現在

　江戸時代以前より，南蛮料理や**卓袱料理**（しっぽく）などの諸外国から伝来した料理があったが，それらは限定的なものであった。しかし，幕末から明治にかけて古代以来の肉食禁忌を一気に払拭し，**西洋料理**が流入した。牛鍋やすき焼き，あんパンなど和洋折衷の料理が出現した。近代における日本食は，西洋料理の大きな影響のもとに進展した。特に大正期になると財閥系などの銀行や企業が急成長し，そこに勤めるサラリーマンが登場した。これらの市民階級間に西洋料理が普及し，カレーやコロッケ，とんかつなどが登場，流行した。これらもまた，和洋折衷料理の洗練された形

◻ 料理書
　「料理物語」寛永20（1643）年成立や天皇家・公家の庖丁を司った四条流の料理書「料理切方秘伝抄」，元禄（1688〜1704年）期頃成立の体系性を備えた料理書「古今料理集」「合類日用料理抄」など多くの料理書が刊行された。

◻ 卓袱料理
　長崎市を発祥の地とし，日本化した中国料理や西洋料理を大皿に盛り，円卓を囲んで味わう形式の料理。

であった。さらには，和風だしを用いたカレーうどんやカレーそば，あるいはカツ丼などが出現した。これらは日本食をベースとした食生活の西洋化とみなすことができ，新しい日本食の創造が行われたとみなされる。また，中国料理についていえば，中国料理屋が増えたのは，日清・日露戦争以降のことであった。また，朝鮮料理が広く普及するのは，第二次世界大戦後である。

　第二次世界大戦後，敗戦国日本は，アメリカによる経済援助の多くをこむぎなどの食料供給に充てた。このことは，その後のパン食の普及に大きな役割を果たした。戦後しばらくは貧しい食生活が続いたが，昭和30年代の驚異的な高度経済成長により，生活は豊かになり，食料を取り巻く環境も大きな変貌を遂げた。食生活の洋風化は，1960（昭和35）年頃から急速に進み，特にこめの消費量が減少して，こめ余り現象が生じた。また，肉や乳製品の需要が高まって，1988（昭和63）年には供給量ベースで，肉および乳製品の総量が魚介類を追い抜くという状況となった。こめと魚という日本食の形が，大きく変化したことになる。

　豊かになった現在の日本では，宗教的，あるいはその他による食の禁忌がほとんどないという環境下，西洋料理，中華料理，韓国料理にとどまらず，エスニックなど世界中のありとあらゆる料理や食品が，レストランにとどまらず，家庭料理にも取り入れられて氾濫している。

　このような中，日本の食文化や日本食のアイデンティティの希薄化が懸念され，食育の重要性が叫ばれていた。しかし2013（平成25）年12月に「**和食：日本人の伝統的な食文化**」が**ユネスコ無形文化遺産**に登録された。「和食」の4つの特徴は，

① 多様で新鮮な食材とその持ち味の尊重

② 健康的な食生活を支える栄養バランス

③ 自然の美しさや季節の移ろいの表現

④ 正月などの年中行事との密接な関わり

であると掲げられ，なかでも「だし」を多用する和食の特徴が広く喧伝されている。また，この文化遺産登録を起点にして，観光客の誘致や日本食品や食文化の海外展開が積極的に図られている。

（4）食嗜好の形成

　個々人の**食嗜好の形成**には，遺伝的な要因が強く関与している。味成分や香り成分，脂肪などに対して受容体の存在することが明らかにされており，DNAの管轄のもとに位置する事象であるからである。生まれてすぐから甘いものを喜び，苦いものを避ける，同じ家に育ったきょうだいでも好き嫌いに差があるのに対し，一卵性双生児では似ているなどの事象は，これにより説明できるだろう。

　新奇な食べ物に対する対応には二面性があり，食べてみたいという反応と，初めてのものを避けようとする保守的な性向である。この場合，一度食べてみてまずいと感じたものでも，慣れて好きになる場合や，二度と食べなくなる場合もある。ま

●ユネスコ無形文化遺産に登録されている，和食以外の食文化●

ユネスコの無形文化遺産には和食以外にも次のような食文化が登録されている。

1．フランスの美食術：前菜からデザートに至る食材やワインとの組み合わせ方，フルコース料理にみられる順番，食器のセッティング，マナーなどの知識や社会的慣習が評価された。

2．トルコのケシケキ（keşkek）の伝統：ケシケキはトルコの多くの地域で食べられている麦粥のこと。結婚式や雨乞いなどの儀式に振る舞われる料理で，歌を歌いながら音楽に合わせてこむぎを脱穀し，すりつぶす儀式全体が文化遺産として認められた。

3．地中海料理：オリーブオイルの上質な油脂，肉や魚介類から野菜類までバランス良く摂取する地中海料理，またそれを卓を囲みながら語り，楽しみながらゆっくりと味わうスタイルなどが評価された。

4．メキシコの伝統料理：口承で伝えられ，代々受け継がれてきた，とうもろこし，豆，とうがらしの3つを基本とした料理とそれらが儀式や祭礼行事，人生の出来事に結びつき生活の中にとけ込みながら続いている慣習が評価された。

5．キムジャン：朝鮮半島では晩秋に越冬用として家族や親戚，また地域社会の女性が集まり，大量のキムチを漬ける。キムチを漬けて分かち合うことで，家族同士助け合い，近所の人とコミュニケーションをとる機会が生まれ，自然と共に生きる方法を学ぶ文化が評価された。

た，好きな食べ物でも一度でも中毒したりすると嫌いになるように，嗜好自体が変化することもある。こうした結果として，人は自己に有害な食べ物を避け，有益な食べ物に対する嗜好性を高め，徐々に嗜好が固定化し，さらにはそれに対し保守的になっていくようである。食の経験が嗜好の形成を決定づける大きな要因である。

食の経験は，人が生まれ育つ環境により制約を受ける。家庭，地域，地方，国家と範囲が広がるにつれ，異なるレベルの影響を受けることになる。基本的にはその土地で採れるもの，風土に根ざした食品と，歴史に培われた調理法，加工法により生み出された食物に嗜好が集約されるといえる。そのうえに，宗教的な禁忌や国家による政策的な制約などが加わり，民族的な嗜好が形成されたものと考えられる。

2. 食生活と健康

　わが国では，戦後の食料不足による栄養不足の時代から，食料の安定供給により食生活は著しく向上し，栄養素等の欠乏症は著しく減少してきた。また，それによる栄養状態の改善や保健・医療の進歩などにともない，急性感染症などの死亡率は著しく減少してきた。しかし一方で，エネルギーおよび各種栄養素摂取の過剰や偏りによる肥満，糖尿病，脂質異常症，高血圧症など，いわゆる生活習慣病が増加してきている。わが国におけるエネルギーやたんぱく質の摂取量の推移をみると，戦後いったん摂取量は増加したが，エネルギーは1970年代後半以降，たんぱく質は

2000年代以降，減少傾向にある。現在，わが国の食生活は，平均的にはエネルギーや各種栄養素の摂取量はほぼ望ましいレベルにある。**日本人の食事摂取基準**（2020年版）において，生活習慣病の予防を目的として設定されている目標量と，現在の摂取量を比較したところ，両者に差がみられたのは，食物繊維，ナトリウムおよびカリウムである。エネルギーを産生する栄養素の摂取量およびバランスを維持しつつ，食物繊維とカリウムの摂取量を増やし，ナトリウムの摂取量を減らすことが，当面の課題である。食塩については，高血圧予防の観点から，食事摂取基準（2020年版）で男性では1日7.5 g未満，女性では6.5 g未満の摂取が目標とされている。食塩平均摂取量は，この10年間で男女ともに有意に減少しているが，2020（令和2）年の**国民健康・栄養調査**では，2019（令和元）年の食塩摂取量の平均値は10.1 gであり，性別でみると，男性10.9 g，女性9.3 gと依然として過剰摂取の状況にある。

　食物繊維は目標量が1日当たり男性21 g，女性18 gのところ，男性19.99 g，女性18 gと今回初めてほぼ充足された。また，カリウムは目標量が男性3,000 mg／日，女性2,600 mg／日のところ2,439 mg，2,273 mgである。これら以外に，カルシウムについては成人で1日当たり650〜800 mgの摂取量が必要とされているが，いまだに充足されていない。

　21世紀の国民健康づくり運動として，「**健康日本21**」が，現在は「第二次」として，2013（平成25）年度から10年間の計画が実行されている。栄養・食生活，身体活動・運動，休養，飲酒，喫煙および歯・口腔の健康に関する生活習慣および社会環境の改善などが重要な課題となっている。なかでも食生活は，健康の保持・増進，疾病予防の基本となるものである。ここでは，健康増進の観点から1日350 g以上の野菜を食べることを目標にしている。野菜は不足している食物繊維やカリウムの最も良い供給源であるからである。しかし，2020（令和2）年の国民健康・栄養調査では，2019年の1日の野菜類摂取量の平均値は280.5 gであり，性別にみると，男性288.3 g，女性273.6 gである。またこの10年間でみると，総数，男女ともに有意な変化はみられなかった。年齢階級別にみると，男女ともに20〜40歳代で少なく，60歳以上では多かった。

　食生活指針は，2000（平成12）年3月に，文部省，厚生省（当時）および農林水産省が連携して策定したものである。しかし，策定から時間が経過し，その間に食育基本法の制定，食育基本法に基づく**第3次食育推進基本計画**，「健康日本21（第二次）」の開始など，食生活に関する幅広い分野での変動があった。そこで，これらの動きを踏まえて，2016（平成28）年6月に食生活指針が改定された。

◘ **食育推進基本計画**　2021（令和3）年3月に第4次食育推進基本計画が公表されている。

　食事バランスガイドは「食生活指針」を具体的に行動に結びつけるものとして，2005（平成17）年6月に厚生労働省と農林水産省が策定したものである。健康な食生活のために，1日に，「何を」，「どれだけ」食べたらよいかを考える際の参考となるよう，食事の望ましい組み合わせと，おおよその量をイラストでわかりやすく示してある（第2章p.17参照）。

〈**食生活指針**〉（平成28年6月改定）

食事を楽しみましょう。

- ・毎日の食事で，健康寿命をのばしましょう。
- ・おいしい食事を，味わいながらゆっくりよく噛んで食べましょう。
- ・家族の団らんや人との交流を大切に，また，食事づくりに参加しましょう。

1日の食事のリズムから，健やかな生活リズムを。

- ・朝食で，いきいきした1日を始めましょう。
- ・夜食や間食はとりすぎないようにしましょう。
- ・飲酒はほどほどにしましょう。

適度な運動とバランスのよい食事で，適正体重の維持を。

- ・普段から体重を量り，食事量に気をつけましょう。
- ・普段から意識して身体を動かすようにしましょう。
- ・無理な減量はやめましょう。
- ・特に若年女性のやせ，高齢者の低栄養にも気をつけましょう。

主食，主菜，副菜を基本に，食事のバランスを。

- ・多様な食品を組み合わせましょう。
- ・調理方法が偏らないようにしましょう。
- ・手作りと外食や加工食品・調理食品を上手に組み合わせましょう。

ごはんなどの穀類をしっかりと。

- ・穀類を毎食とって，糖質からのエネルギー摂取を適正に保ちましょう。
- ・日本の気候・風土に適している米などの穀類を利用しましょう。

野菜・果物，牛乳・乳製品，豆類，魚なども組み合わせて。

- ・たっぷり野菜と毎日の果物で，ビタミン，ミネラル，食物繊維をとりましょう。
- ・牛乳・乳製品，緑黄色野菜，豆類，小魚などで，カルシウムを十分にとりましょう。

食塩は控えめに，脂肪は質と量を考えて。

- ・食塩の多い食品や料理を控えめにしましょう。食塩摂取量の目標値は，男性で1日8g未満，女性で7g未満とされています。
- ・動物，植物，魚由来の脂肪をバランスよくとりましょう。
- ・栄養成分表示を見て，食品や外食を選ぶ習慣を身につけましょう。

日本の食文化や地域の産物を活かし，郷土の味の継承を。

- ・「和食」をはじめとした日本の食文化を大切にして，日々の食生活に活かしましょう。
- ・地域の産物や旬の素材を使うとともに，行事食を取り入れながら，自然の恵みや四季の変化を楽しみましょう。
- ・食材に関する知識や調理技術を身につけましょう。
- ・地域や家庭で受け継がれてきた料理や作法を伝えていきましょう。

食料資源を大切に，無駄や廃棄の少ない食生活を。

- ・まだ食べられるのに廃棄されている食品ロスを減らしましょう。
- ・調理や保存を上手にして，食べ残しのない適量を心がけましょう。
- ・賞味期限や消費期限を考えて利用しましょう。

「食」に関する理解を深め，食生活を見直してみましょう。

- ・子供のころから，食生活を大切にしましょう。
- ・家庭や学校，地域で，食品の安全性を含めた「食」に関する知識や理解を深め，望ましい習慣を身につけましょう。
- ・家族や仲間と，食生活を考えたり，話し合ったりしてみましょう。
- ・自分たちの健康目標をつくり，よりよい食生活を目指しましょう。

3. 食料と環境問題

　耕作地造成のための森林破壊，水資源の乱用による砂漠化，二酸化炭素（CO_2）排出量の増加などによる地球温暖化など，人類の生産活動による地球環境悪化の防止は，人類の解決すべき世界的な課題となっている。食料の生産や消費活動もこの問題解決の非常に重要な要因であり，さまざまな取り組みが行われている。

（1）フードマイレージ

　イギリスの消費者運動家Tim Langが1994年に提唱した概念である**フードマイル**（food miles）は，食料の生産地から消費地までの距離に食料の重量を乗じた値である。身近でとれた食料を消費することで，食料輸送にともなう環境負荷を低減させていこうという考えである。

　フードマイレージ（food mileage）とは，この考え方を参考に，食料調達が環境に与える負荷量を数値化する試みとして，農林水産省農林水産政策研究所において開発された指標である。すなわち，輸入食料が，生産された土地から消費される土地までへの輸送距離（km）と輸送量（t）を乗じたもので表される。例えば，10 tの食料を50 km輸送する場合のフードマイレージは，$10 \times 50 = 500$ t・km（トン・キロメートル）となる。また，これにCO_2排出係数（1 tの貨物を1 km輸送した場合に排出されるCO_2の量）を乗ずることにより，食料の輸送にともなう環境負荷の大きさ（CO_2排出量）を定量的に把握することが可能になる。**食料自給率**が約40％と，先進国中最低レベルであるわが国の数値は，2001年で約9,000億t・kmと計算されており，世界でも最も高い値となっている（表1-1）。豊かな食生活を享受している私たちは，それにより大きな負加を環境に与えているのである。

　地産地消の考え方は，これらを改善する試みとして推進されている。ただし，フードマイレージという指標には大きな問題点ないし限界がある。それは，輸送段階のみに着目した指標であることで，環境負荷は輸送手段（トラック，鉄道，船舶等）による差が大きいことを無視している点などである。このため，最近は食料のライフサイクル全体を通じたCO_2排出量を表す**カーボンフットプリント**（CFP）という指標が主流となりつつある。CFPとは，Carbon Footprint of Productsの略称で，商品やサービスの原材料調達から廃棄・リサイクルに至るまでのライフサイクル全体を通して排出される温室効果ガスの排出量をCO_2に換算して，商品やサービスにわかりやすく表示する仕組みである。しかし，カーボンフットプリントについては，その概念や計測方法が複雑で，消費者にとっては必ずしもわかりやすいものではないという問題点が指摘されている。

表1-1　フードマイレージ（2001年）

（単位 t・km）

国　名	総　量	国民1人当たり
日本	8,669億3,200万* 9,002億800万	6,770* 7,093
韓国	3,171億6,900万	6,637
アメリカ合衆国	2,958億2,100万	1,051
イギリス	1,879億8,600万	3,195
ドイツ	1,717億5,100万	2,090
フランス	1,044億700万	1,738

＊　2010年の値

（2）地産地消

　地産地消とは，地元で生産されたものを地元で消費するという意味で使われている。これには，先にあげた環境への配慮という側面だけでなく，地域で生産された農産物を地域で消費しようとする活動を通じて，農業者と消費者を結びつける取り組みともなっている。これにより，生産者が「顔が見え，話ができる」関係で地域の農産物・食品を消費者に提供する機会を得ることとなり，地域の農業と関連産業の活性化を図ることが期待されている。地産地消の主な取り組みには，直売所や道の駅，量販店での地場農産物の販売，学校給食，福祉施設，観光施設，外食・中食，加工関係での地場農産物の利用などがあげらる。

　バーチャル・ウォーター（仮想水，virtual water）とは，農産物・畜産物の生産に要した水（仮想的な水の量）は，農産物・畜産物の輸出入にともなって売買されるととらえたものである。農産物・木材などには，それらが育つまでに多くの水（天然資源）を必要とする。それらを育てるのにかかった水の量を推計した場合，多くの農産物・木材を輸出している国は，大量の水を輸出しているとも考えられる。世界的に水不足が深刻な問題となる中で，仮想水の移動の不均衡が潜在的な問題をはらんでいると指摘されている。その観点から考えた場合にも，地産地消はこの問題の解決策のひとつとして考えられている。

（3）食べ残し，食品廃棄の低減

　わが国では，飽食の時代を迎え，食べ残しなどの食品ロスが大きな問題となっている。食品ロスとは，まだ食べられるのに廃棄される食品のことである。農林水産省および環境省の2017（平成29）年度推計では，年間2,550万tの食品廃棄物等が出されており，このうち，食べられるのに廃棄される食品，いわゆる「食品ロス」は612万tである。世界中で飢餓に苦しむ人々に向けた世界の食料援助量（平成30年で年間約390万トン）の1.6倍に匹敵する数量である。また，家庭における1人当たり

の食品ロスは1日当たり約132 gで，これはおよそ茶碗1杯分のご飯の量に相当し，年間にすると51 kgとなり，年間1人当たりの米の消費量（約54 kg）に近い量なのである。

　純食料のうち廃棄や食べ残しにより利用されない割合を**食品ロス率**という。食品ロス率は，次の式で求めることができる。

　　食品ロス率＝（直接廃棄重量＋食べ残し重量＋過剰除去重量）／食品使用量×100

　ここでいう「過剰除去」とは，調理時におけるだいこんの皮の厚むきなど，不可食部分を除去する際に過剰に除去した可食部分をいう。これには，腐敗等により食べられないことから除去した可食部分も含まれている。また，「直接廃棄」とは，賞味期限切れ等により，料理の食材またはそのまま食べられる食品が，使用・提供されずにそのまま廃棄されたものをいう。

　2014（平成26）年度の食品ロス統計調査によると，世帯食における1人1日当たりの食品使用量は1,103.1 g，ロス量は40.9 gであり，食品ロス率は3.7％である。この値は，2004（平成16）年度の4.2％よりは若干改善されているが，2006（平成18）年度からは変わらない値である。主な食品別に食品ロス量割合をみると，野菜類が47.7％と最も高く，次いで果実類が17.8％，調理加工食品が10.2％，穀類が4.3％，魚介類が3.8％となっている。主な食品別に食品ロス率をみると，野菜類が8.8％と最も高く，次いで果実類が8.6％，魚介類が5.8％となっており，過剰除去によるロス率の高い生鮮食品で高くなっている。外食産業での食べ残しも，野菜類がほかの食品と比べ多くなっている。食事管理者の年齢による食品ロス率の比較では，食べ残しや直接廃棄の多い29歳以下の層と，一般的に野菜類や魚介類の使用が多い50歳以上の層で高くなっている。2015（平成27）年度の外食調査では，食品の食べ残し量の割合は，食堂・レストランでは3.6％，結婚披露宴では12.2％，宴会では14.2％となっている。2009（平成21）年度の値と比べると，結婚披露宴は19.6％より大幅に減少しているが，ほかは，若干増加している。

　このような食品ロスは日本のみにとどまらず，いわゆる先進国と呼ばれる国々でも顕著になっている。このことは世界的な人口増加による食糧不足や，食料生産による環境への影響などと密接な関係があり，世界的な関心を集めている。そのため，2015年の国連サミットでは「持続可能な開発のための2030アジェンダ」が採択され，2030年までに小売・消費レベルにおける世界全体の1人当たりの食料の廃棄を半減させ，収穫後損失などの生産・サプライチェーンにおける食料の損失を減少させるなどの目標が設定された。また，日本では後述する食品リサイクル法や新たに食品ロス削減推進法（令和元年法律第19号）を制定し，大量の食料を輸入し，食料の多くを輸入に依存している我が国として，真摯に取り組むべき課題であることを明示し，国家的なプロジェクトとして取り組んでいる。

（4）食品リサイクル法

　「食品の売れ残りや食べ残しにより，又は食品の製造過程において大量に発生している食品廃棄物について，発生抑制と減量化により最終的に処分される量を減少させるとともに，飼料や肥料等の原材料として再生利用するため，食品関連事業者（製造，流通，外食等）による食品循環資源の再生利用等を促進する」ことを目的として，「**食品循環資源の再生利用等の促進に関する法律**」いわゆる「**食品リサイクル法**」が施行されている。

　食品廃棄物等の発生量は，2017（平成29）年度で1,767万tとなっており，このうち食品製造業が約8割を占めている。食品廃棄物等の再生利用等実施率は，食品流通の川下に至るほど分別が難しくなることから，食品製造業の再生利用等実施率は高いものの，食品卸売業，食品小売業，外食産業の順に低下している。2018（平成30）年度の食品廃棄物等多量発生事業者による食品循環資源の再生利用等実施率は，業種別では食品製造業が95%，食品卸売業が62%，食品小売業が51%，外食産業が31%であった。2014（平成26）年に設定した発生抑制目標値は，9割の事業者が目標値を達成し，発生抑制をより進める観点から，2019（令和元）年7月に新たに目標（3業種で新規設定，19業種で引き上げ）を設定した。なお，事業系の食品ロスについては，食品リサイクル法の基本方針（2019年7月），食品ロス削減推進法の基本方針（2020年3月）において，2000（平成12）年度（547万トン）比で2030年度までに半減させる（273万トン）目標を立てている（2017年発生量328万t）。

演習課題

❶ 日本の食文化の成立について，さらに調べてみよう。

❷ 和食の特徴についてまとめ，理解しよう。

❸ 食の環境負荷への影響評価について，さらに調べてみよう。

❹ 食の環境負荷の低減法について考えてみよう。

第2章 食品の分類と食品成分表

ヒトは，生きるため，健康を維持・増進するため，健全な社会生活を営むため，食品を摂取する。それらの種類は，生鮮食品，加工食品や輸入食品など多種多様できわめて多い。本章では，食品成分の特性を理解するために，起源や生産様式の違いなどさまざまな観点から食品の分類について学ぶ。また，日常摂取する食品成分を栄養指導や多方面で広く活用できるようにするために日本食品標準成分表の概要を学ぶ。

1. 食品の分類

私たちが日常摂取する食品はきわめて種類が多い。そこで6つの観点，すなわち，（1）食品の機能性，（2）自然界での所属や起源，（3）生産様式，（4）栄養素，（5）栄養状態の評価，（6）法律に関わる食品，の観点からそれぞれ分類した。

（1）食品の機能性による分類

食品の成分は，生体成分そのものであり，その種類は多種多様である。そこで，化学的性質の類似性および生理機能の共通性から食品の構成成分を分類した（図2-1）。これらの成分のうち，水分，灰分，たんぱく質，炭水化物，脂質（コレス

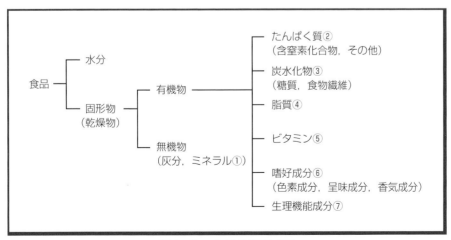

図2-1　食品の構成成分

テロールを除く），有機酸を食品の一般成分という。また，たんぱく質，脂質，炭水化物の３つの成分を「三大栄養素」といい，それにミネラル（無機質），ビタミンの２つの成分が加わると「五大栄養素」という。

　最近では，食品の特性として，人体に対する作用や働き（生理的特性）から，食品は３つの機能を有しているとされており，次のように分類されている（第５章，p.143参照）。

■バイオテクノロジー
　生物のもつ能力や性質を上手に利用し，人間の生活（健康・医療，食料・農林水産）や，環境保全（環境・エネルギー）に役立たせる，人類に欠かせない技術のこと。

　　ａ．一次機能（栄養機能）　　生命を維持するために必要で，栄養素を供給する機能をいう。主な成分は，図２-１の①〜⑤（五大栄養素）である。

　　ｂ．二次機能（感覚応答機能）　　色，味，香りなど嗜好特性が人体の感覚器官に作用し，おいしいと感じさせる機能をいう。主な成分は，図２-１の⑥に該当する。

　　ｃ．三次機能（体調調節機能）　　生体防御，体調リズムの調節，疾病の予防・回復，老化抑制などの機能をいう。主な成分は，図２-１の⑦に該当する。

　特に，この三次機能は，世界で初めて日本で定義された概念であり，この機能を有する食品を「機能性食品」としている。

（2）自然界での所属や起源による分類

■醸造食品
　発酵作用を利用して農作物から生産されたアルコール飲料（酒類）やその他の食品（主に液状の調味料）。

　自然界での所属や起源によって，次の４つに分類できる。

　　ａ．植物性食品　　穀類，豆類，いも類，種実類，野菜類，果実類，きのこ類，海藻類，など

　　ｂ．動物性食品　　獣鳥肉類，卵類，乳類，魚介類，など

　　ｃ．鉱物性食品　　食塩，食品添加物（炭酸水素ナトリウムなど），など

■インスタント食品
　食用に際し煩雑な調理労力と時間を必要とせず，貯蔵または保蔵に特別な道具を必要とせず，さらに輸送および携帯に便利な食品。

　　ｄ．微生物利用食品　　発酵食品，バイオ食品（バイオテクノロジーを利用して製造される食品；酵母など），など

（3）生産様式による分類

1）産業の種別

　農産食品，畜産食品，水産食品，林産食品など，一次産業の種類で分類され，それぞれ生産される食品とその加工食品が含まれる。

2）加工食品の手法および目的別

　食品を以下の６つに分類したが，完全には区分できない。

■レトルトパウチ食品
　レトルト（retort；高圧釜），パウチ（pouch；袋）を合わせた名称であり，100℃以上の湿熱で加熱し，無菌性の密封容器詰食品のうちで，プラスチックフィルムおよびアルミ箔を積層したラミネートフィルムなどの容器を用い，密封して製造した食品。

　　ａ．加工法別　　乾燥食品，くん製食品，調味食品，発酵食品（**醸造食品**），練り製品，など

　　ｂ．保蔵法別　　塩蔵品，糖蔵品，冷凍食品，冷蔵食品，**インスタント食品**，乾燥食品，など

　　ｃ．容器・包装法別　　缶詰食品，びん詰食品，**レトルトパウチ食品**，など

　　ｄ．栄養・保健機能別　　いわゆる健康食品，サプリメント，特別用途食品，保健機能食品，など

　　e．簡便化技術法　　調理済み食品，半調理済み食品，インスタント食品，など

　　f．その他　　コピー食品（イミテーション食品），バイオ食品（遺伝子組換え食品など），など

（4）栄養素による分類

　私たちの日常の習慣による食形態に応じて，食品中の栄養成分や栄養的役割を3色，4群あるいは6つの群に分け，ヒトの健康づくりや栄養指導に活用できるように分類したものである。

1）食形態による成分別食品

　私たちの日常の食形態は，主食（主に糖質エネルギー源となるこめ，パン，めん類，など）と副菜（主菜・副菜），いわゆる「おかず」に分けることができる。また，日本料理の様式のひとつに「**一汁三菜**」があるが，一汁は汁物1品，三菜は料理を3品という意味である。一方，食品中に多く含まれる三大栄養素（糖質，たんぱく質，脂質）別による食品の分類がある。

　　a．**糖質食品（炭水化物食品，でん粉質食品）**　　穀類，いも類，豆類（だいずおよびその加工食品を除く）

　　b．**たんぱく質食品**　　肉（獣鳥鯨肉）類，魚介類，卵類，乳類および乳製品，だいずおよびその加工食品

　　c．**脂質食品（油脂食品）**　　バター，ラード，マーガリン，食用油脂

2）三色食品群

　食品を栄養素の役割から，3群に分けたもの（図2-2（A））で，学校給食など，初歩的な栄養指導に活用できるものである。

3）四群点数法

　四群点数法とは，食品を栄養的な特徴より，先の3群に分けたものから，乳（卵）類を別群として4群に分けたものである。特に，食品の重量をエネルギー80 kcalを1点という単位であらわし，1日に摂る点数を決め，1群から3群は，各3点ず

▷**四群点数法**
　女子栄養大学創始者の香川綾が考案したものである。

●食品表示の○○エキスとは？●

　加工食品などの表示をみると，原材料名として，カツオエキス，タマネギエキスなどさまざまなエキスが記載されている。これは何だろう。本来，エキスとは，「抽出物（(extract：エキストラクト)」を略したもので，動植物などの成分を溶媒（水，エタノール）で抽出（浸出）し，これを濃縮したものである。エキスより水やエタノールを蒸発させ，水あめ状にしたものを軟エキスといい，さらに乾燥させて粉末状にしたものを乾燥エキスという。また，調理加工食品のうち，肉類や魚介類のにおい消しのために，野菜，ハーブあるいはスパイスなどが添加され，最終的に除去される場合にも，「○○エキス」を含む旨の表示がされることがある。

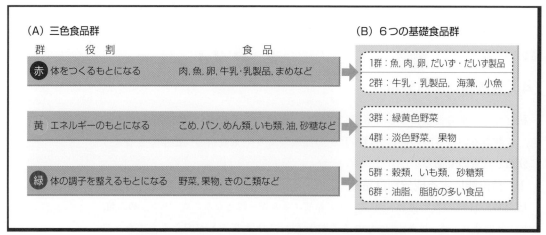

図2-2　三色食品群と6つの基礎食品群との関係

つ，4群で調節する方法で，食品を量的にバランス良く摂ることができるものである。高等学校の家庭科教科書に採用されている。

・1群（日本人に不足しがちな栄養素を含み栄養バランスを完全にする食品群）：乳・乳製品，卵類
・2群（肉や血を作る良質たんぱく質の食品群）：魚介，肉，まめ・まめ製品
・3群（体の調子を良くする食品群）：野菜，いも，果物
・4群（力や体温となる食品群）：穀類，油脂，砂糖，その他

4）6つの基礎食品群

　食品を栄養素の特徴から6群に分けたもの（図2-2（B））で，1群を主菜（動物性食品およびだいず製品），2，3，4および6群の食品を組み合わせた副菜，5群を主食（穀類）とし，各群から2〜3品以上をうまく組み合わせると，必要な栄養素をバランス良く摂ることができるため，栄養指導などで活用されている。また，三色食品群と6つの基礎食品群との関係も消費者にわかりやすく活用できるものとなっている。

5）食生活指針による摂取量の目安

　生活習慣病やがんなどの病気と食生活との関連が科学的に証明され始め，世界中で，その予防を目的とした「食生活指針」が策定されている。1974年，スウェーデンでは食品を大まかに分類し，各食品の摂取量の目安をわかりやすくピラミッド状に図示した。これが契機となり，世界各国でさまざまな図表が作成されるようになった。一方，わが国でも，食事の目安を図示した「食事バランスガイド」が定められた。

　食事バランスガイドは，2005（平成17）年，厚生労働省と農林水産省が共同で，食事改善による生活習慣病予防の観点から「何を」，「どれだけ」食べたらよいかをわかりやすく具体的に実践するツールとして示したものである。食事のバランスを

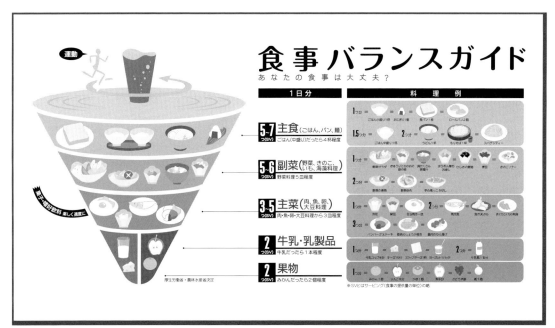

図2-3　食事バランスガイド

出典）厚生労働省・農林水産省

こまの回転にたとえている（図2-3）。食事は，5つ区分「主食（ごはん，パン，麺）」，「副菜（野菜，きのこ，いも，海藻料理）」，「主菜（肉，魚，卵，大豆料理）」，「牛乳・乳製品」，「果物」に分けられている。また，それぞれの区分の1日の摂取量の目安が数字（**サービング**（SV：食事の提供量の単位）で示されたものである。

（5）栄養状態の評価のための分類

　さまざまな栄養状態を評価するために，日常的な食品を16～18群に分類したもので，大きく3種類の分類表，すなわち「日本食品標準成分表（以下「食品成分表」）」，「国民健康・栄養調査食品群別表」および「食料需給表」の分類表がある。

1）食品成分表

　文部科学省より『日本食品標準成分表2020年版（八訂）』が2020（令和2）年12月に発表された。この中で2,478食品を18群に分類している（表2-1）。これは，学校および病院給食などの給食管理，栄養指導での活用はもとより，栄養成分表示をする事業者や一般家庭における日常生活での活用も期待されるものである。また，行政においても，日本人の食事摂取基準の策定，国民健康・栄養調査等の各種調査および農林水産省における食料需給表の作成など，重要な施策の基礎資料として活用されている。

2）国民健康・栄養調査食品群別表

　国民の栄養状態を知る目的で利用する分類で，食品を17群に分類している（表2-2）。

表2-1　食品成分表による食品群の分類

1	穀類	10	魚介類
2	いも及びでん粉類	11	肉類
3	砂糖及び甘味類	12	卵類
4	豆類	13	乳類
5	種実類	14	油脂類
6	野菜類	15	菓子類
7	果実類	16	し好飲料類
8	きのこ類	17	調味料及び香辛料類
9	藻類	18	調理済み流通食品類

表2-2　栄養調査用による食品群の分類

1	穀類	10	魚介類
2	いも類	11	肉類
3	砂糖・甘味料類	12	卵類
4	豆類	13	乳類
5	種実類	14	油脂類
6	野菜類	15	菓子類
7	果実類	16	嗜好飲料類
8	きのこ類	17	調味料・香辛料類
9	藻類		

※特定保健用食品は該当する食品群に含む

表2-3　食料需給表による食品群の分類

1	穀類	9	牛乳及び乳製品
2	いも類	10	魚介類
3	でん粉	11	海藻類
4	豆類	12	砂糖類
5	野菜	13	油脂類
6	果実	14	みそ
7	肉類	15	しょうゆ
8	鶏卵	16	その他

3) 食料需給表

　農林水産省は，食料需給の動向，栄養量の水準とその構成および食料消費構造の変化などを把握するために，FAO（国際連合食糧農業機関；Food and Agriculture Organization）の分類に準じて，食品を16群に分類している（表2-3）。

（6）法律に関わる食品による分類

　健康増進の面から，食品の機能や用途により分類し，制度化されたものである。健康増進法による「特別用途食品」，および食品衛生法による「保健機能食品」がある。また，これらの食品表示については，食品表示法に準じている。

　a．特別用途食品　　病者用，妊産婦用，授乳婦用，乳児用，えん下困難者用などの特別の用途に適する旨の表示ができる食品である。2009（平成21）年，新たな**特別用途食品**制度が施行され，消費者庁長官の許可が必要となった。病者用食品には許可基準型として，「低たんぱく質食品」，「アレルゲン除去食品」，「無乳糖食品」，「総合栄養食品」いわゆる濃厚流動食がある。その他，妊産婦・授乳婦用粉乳，乳児用調製粉乳，えん下困難者用食品がある。また，特定保健用食品も健康増進法のもとでは特別用途食品に分類される（第6章，p.189参照）。

　b．保健機能食品　　食品の目的や機能等の違いにより，「**特定保健用食品**」，「栄養機能食品」，「機能性表示食品」の3種類に分けられている。まず，特定保健用食品は，国が有効性や安全性を個別に審査し，許可されたものである。栄養機能食品とは，国が定める特定の栄養成分の規格基準に適合したものである。機能性表示食品とは，2015（平成27）年に新しく追加されたもので，科学的根拠に裏づけされた成分を含有する食品について，事業者の責任で機能性を表示できるものである（第6章，p.196参照）。

　一方，「いわゆる健康食品」として，健康補助食品，栄養補助食品および健康飲料などの食品が流通している。これらは，国が定めた保健機能食品ではなく一般の食品であり，表示の許可，認証，届出の規制もない。ただし，健康食品のうち，JHFA（Japan Health Food Authorization）マークをつけた食品がある。これは品質や規格を保証しているものの，効果を保証しているものではないので，使用に際し注意が必要である。

2. 食品成分表

　食品成分表は，1950（昭和25）年に文部科学省により公表されて以来，国民の健康の維持・増進を図るために，日常的に摂取する食品の成分に関する基礎データが示されている。また，2000（平成12）年以降5年おきに全面改訂がなされている。2020（令和2）年，『日本食品標準成分表2020年版（八訂）（以下，食品成分表2020年版）』が公表された。今回の改訂では，エネルギー値の科学的な推計の改善が図られている。すなわち，これまでたんぱく質，脂質および炭水化物量に，食品ごとに異なる種々のエネルギー換算係数を乗じて算出されていたエネルギーについて，FAO/INFOODSが推奨する，これらの栄養素の組成成分値を用いる計算方法が導入された。また，別冊として『日本食品標準成分表2020年版（八訂）アミノ酸成

◻**特別用途食品制度**
　制度により消費者庁長官の許可を得るため，認可された食品にマークを添付できる。

◻**特定保健用食品**
　（通称トクホ）
　許可型の食品で国の審査を得ているため，認可された食品にマークを添付できる。

◻**JHFA（Japan Health Food Authorization）マーク**
　日本健康・栄養食品協会が健康補助食品の規格基準を設定し，品質とともに保証している食品である。

◻**INFOODS**
　INFOODS（International Network of Food Data System）は，1984年に設立された食品データシステムの国際ネットワーク。

分表編（以下，アミノ酸成分表2020年版）』，『日本食品標準成分表2020年版（八訂）脂肪酸成分表編（以下，脂肪酸成分表2020年版）』，および『日本食品標準成分表2020年版（八訂）炭水化物成分表編（以下，炭水化物成分表2020年版）』も同時に公表された。なお，文部科学省ホームページには，電子書籍（第2章を除く：追加予定）およびデータ，和文・英文の両方が掲載されている。

（1）食品成分表2020年版

1）食品成分表2020年版の構成および概要

食品成分表は，日本で常用される食品について標準的な成分値を収載している。これは，年間を通じて普通に摂取する場合の全国的な平均値を表した値である。また，それらの値は，目的に応じて分析したもの，文献から引用して定めたもので，原則として1食品1標準成分値が収載されている。

食品成分表2020年版の構成は，以下のとおりである。

第1章　説明：食品成分表の目的及び性格，収載食品，収載項目，数値の表示方法，食品の調理条件，調理に関する計算式，調理による成分変化，栄養価計算方法，資料（エネルギーの計算方法）など

第2章　本表：食品群（18群，p.18，表2-1参照），2,478食品の成分値収載

第3章　資料：食品群別留意点，食品成分表2020年版と2015年版の計算方法によるエネルギー値の比較及び2015年版で適用したエネルギー換算係数，調理による成分変化率区分別一覧，水道中の無機質

付記：

食品の収載数は，2,478食品となり，2015年版からは287食品が増加している。また，食品群は，「18　調理加工食品類」から「調理済み流通食品類」に名称が変更された（表2-1）。なお，収載食品については，一部食品名および分類の変更がされたものがあるが，名称，分類変更を行った食品は，「第3章　資料：食品群別留意点」を参照されたい。

2）収載食品の分類，配列，食品番号および索引番号

収載食品の分類は，大分類，中分類，小分類および細分の4段階から構成されており，大分類は原則として，五十音順に配列されている（表2-4）。ただし，「いも及びでん粉類」，「魚介類」，「乳類」，「し好飲料類」および「調味料及び香辛料」は，大分類の前に副分類（〈　〉で表示）を設けて食品群を区分している。また，食

表2-4　収載食品の分類

食品番号	食品群	副分類	区分	大分類	中分類	小分類	細分
01002	穀類　01		―	あわ	―	精白粒　002	―
01020	穀類　01		―	こむぎ	〔小麦粉〕	強力粉　―	1等　020
10332	魚介類　10	〈かに類〉	（かに類）	がざみ		生　332	―

品によっては，大分類の前に類区分（（　）で表示）が五十音順にある。中分類（〔　〕で表示）および小分類は，原則として原材料的なものから順次加工度の高いものの順に配列している。なお，原材料が複数からなる加工食品は，原則として主原材料の位置に配列されている。

　食品番号は，5桁の番号で表示されている。最初の2桁は食品群の番号（01～18）で，次の3桁が小分類または細分である。また，各食品に索引番号（通し番号）がつけられている。

3）収載成分項目

　食品成分表2020年版の収載成分項目および単位は，表2-5に示すとおりである。また，それぞれの成分値は，可食部100g当たりの数値で示されている。

　　a．廃棄率（refuse）　食品全体あるいは購入形態に対する廃棄される部分の重量の割合（％）で示され，備考欄に廃棄部位が記載されている。

表2-5　食品成分表2020年版の収載項目および単位

廃棄率	エネルギー	水分	たんぱく質		脂質			炭水化物						有機酸	灰分	無機質														
			アミノ酸組成によるたんぱく質	たんぱく質	脂肪酸のトリアシルグリセロール当量	コレステロール	脂質	利用可能炭水化物			食物繊維総量	糖アルコール	炭水化物			ナトリウム	カリウム	カルシウム	マグネシウム	リン	鉄	亜鉛	銅	マンガン	ヨウ素	セレン	クロム	モリブデン
								利用可能炭水化物（単糖当量）	利用可能炭水化物（質量計）	差引き法による利用可能炭水化物																		
%	kcal kJ	g	g		mg			g								mg									μg			

ビタミン																				アルコール	食塩相当量	備考
ビタミンA						ビタミンD	ビタミンE				ビタミンK	ビタミンB₁	ビタミンB₂	ナイアシン	ナイアシン当量	ビタミンB₆	ビタミンB₁₂	葉酸	パントテン酸	ビオチン	ビタミンC			
レチノール	αカロテン	βカロテン	βクリプトキサンチン	βカロテン当量	レチノール活性当量		αトコフェロール	βトコフェロール	γトコフェロール	δトコフェロール												
μg							mg				μg	mg					μg		mg	μg	mg	g

可食部100g当たり（廃棄率除く）

　　b．エネルギー（energy）　　食品のエネルギーは，原則として，FAO/INFOODSの推奨する方用を用いて，可食部100 g当たりのアミノ酸組成によるたんぱく質，脂肪酸のトリアシルグリセロール当量，利用可能炭水化物（単糖当量），糖アルコール，食物繊維総量，有機酸およびアルコールの量（g）にそれぞれのエネルギー換算係数（表2-6）を乗じて，キロジュール（kJ）あるいはキロカロリー

表2-6　食品のエネルギー換算係数（FAO/INFOODS推奨）

成　分　名	換算係数 （kJ/g）	換算係数 （kcal/g）
アミノ酸組成によるたんぱく質/たんぱく質	17	4
脂肪酸のトリアシルグリセロール当量/脂質	37	9
利用可能炭水化物（単糖当量）[*1]	16	3.75
差引き法による利用可能炭水化物	17	4
食物繊維総量	8	2
アルコール	29	7
糖アルコール[*2]		
ソルビトール	10.8	2.6
マンニトール	6.7	1.6
マルチトール	8.8	2.1
還元水あめ	12.6	3
その他の糖アルコール	10	2.4
有機酸[*2]		
酢酸	14.6	3.5
乳酸	15.1	3.6
クエン酸	10.3	2.5
リンゴ酸	10	2.4
その他の有機酸	13	3

[*1]　利用可能炭水化物（単糖当量）の数値がある食品でも，評価基準[*]がNGの食品の場合，差引き法による利用可能炭水化物を用いて計算を行う。
[*2]　収載値が1 g以上の食品がある場合，当該化合物に適用するエネルギー換算係数を用いてエネルギー計算を行う。
[*]　評価基準：乾物量（D：100 g－水分量g）に対する水分を除く一般成分等の合計量（g，E）の比（E/D）が，Horwits式を用いて計算する評価基準（適応範囲/乾物）の範囲内である食品（評価コード：N）か，範囲外である食品（評価コード：NG）かによって，エネルギー計算に利用する計算式が異なるので，評価コードで明示する。

●乾燥釜の違いで，ひじきの鉄含量が変わる？●

　日本食品標準成分表2010年版の「ほしひじき」が，2015年版（七訂）では「ほしひじき（ステンレス釜）」と「ほしひじき（鉄釜）」に分けられた。従来，ひじきの乾燥には鉄釜を使用していたが，その後，ひじきの鉄含量が乾燥に用いる釜の材質によって大きく異なることが明らかにされた。2015年版（七訂）の鉄含量をみると，ほしひじき（ステンレス釜，乾）では6.2 mg%で，ほしひじき（鉄釜，乾）では58.2 mg%となっている。鉄釜のほうが，ステンレス釜よりも9.4倍も高いとは驚きである。

（kcal）を算出し，これらをすべて合計した値である。ただし，これらの組成成分の値がない食品では，たんぱく質，脂質および差引き法による利用可能炭水化物の値に換算係数を乗じて求めている。また，成分値の確からしさを評価した結果等に基づき，単糖当量ではなく，差引き法による値を「利用可能炭水化物」としてエネルギー計算に採用しているものもある。どちらが採用されているかは，右欄に「＊」を付けて示されている。なお，2015年版までは，kcal単位に係数4.184を乗じてkJ単位に変換していたが，本表から，FAO/INFOODSで推奨しているそれぞれに適用される換算係数を用いて算出することに変更された。

　c．**水分**（water）　　水分は，常圧あるいは減圧加熱乾燥法，カールフィッシャー法または蒸留法にて分析し，総重量が求められている。ただし，アルコールまたは酢酸を含む食品は，乾燥減量からアルコール分または酢酸の重量をそれぞれ差し引いて算出されている。

　d．**たんぱく質**（protein）　　たんぱく質は，アミノ酸組成から算出したたんぱく質とともに，**改良ケルダール法**，サリチル酸添加改良ケルダール法または燃焼法（改良デュマ法）にて分析した窒素量から，カフェイン，テオブロミンおよび硝酸態窒素由来の窒素量を差し引いた基準窒素量に，「窒素‐たんぱく質換算係数」を乗じて算出されている。なお，コーヒー，ココア・チョコレート類，野菜類および茶類は，それぞれ算出されている。

　e．**脂質**（lipid）　　脂質は，各脂肪酸をトリアシルグリセロールに換算して合計した**トリアシルグリセロール当量**とともに，食品をけん化後，不けん化物を抽出分離し，ガスクロマトグラフ法で分析したコレステロールの値が示されている。また，有機溶媒を用いた**ソックスレー抽出法**にて分析した総重量も収載されている。なお，従来本編に示されていた脂肪酸総量，飽和脂肪酸，一価および多価不飽和脂肪酸については，脂肪酸成分表2020年版に収載されている。

　f．**炭水化物**（carbohydrate）　　炭水化物は，従来よりの差引き法，すなわち可食部100 gから水分，たんぱく質，脂質および灰分の合計（g）を差し引いた値で求められたものに加え，2015年版より，利用可能炭水化物（単糖当量），でん粉，ぶどう糖，果糖，ガラクトース，しょ糖，麦芽糖，乳糖，トレハロース，80％エタノール可溶性のオリゴ糖類等が直接分析または推計され，これらを単糖換算して合計した値が表示されている。本表では，新たに利用可能炭水化物（質量計）や差引き法による利用可能炭水化物ならびに食物繊維総量，糖アルコールが収載されている。利用可能炭水化物（質量計）とは利用可能炭水化物（単糖当量）と同様に分析した成分を単糖換算しないで合計したものである。また，差引き法による利用可能炭水化物とは，可食部100 gから水分，アミノ酸組成によるたんぱく質（この値がない場合はたんぱく質），脂肪酸のトリアシルグリセロール当量として表した脂質（この値がない場合は脂質），食物繊維総量，有機酸，灰分，アルコール，硝酸イオン，ポリフェノール（タンニンを含む），カフェイン，テオブロミンおよび加熱により二酸

化炭素等の合計（g）を差し引いて算出されたものである。ただし，魚介類，肉類および卵類のうち原材料的食品は，原則としてアンスロン－硫酸法による全糖の分析値を表示している。

　食物繊維総量は，**AOAC2011.25法**による低分子量水溶性食物繊維，高分子量水溶性食物繊維および不溶性食物繊維を合計した総量が示されている。なお，この数値がないものは**プロスキー変法**にて測定した水溶性食物繊維と不溶性食物繊維を合計した値，プロスキー法による食物繊維総量が示されている。また，分析法の違いによるそれぞれの食物繊維については炭水化物成分表2020年版に収載されている。

　糖アルコールは，新たに，高速液体クロマトグラフ（HPLC）法で分析したソルビトールやマンニトール等が示されている。

　g．有機酸（organic acid）　有機酸は，5％過塩素酸水で抽出した成分をHPLC法あるいは酵素法にて測定した値が示されている。この値には，従来の酢酸も含まれている。

　h．灰分（ash）　灰分は，**直接灰化法**によって，灰化した残分の総重量を求めたものである。食品中における無機質の総量がほぼ反映されており，差引き法で求める炭水化物を算出するために必要である。水分とともに，エネルギー産生に関与しない一般成分として，各成分の値の分析を検証する際の指標のひとつとなっている。

　i．無機質（mineral）　ヒトにおいて必要性が認められた13種類のミネラル成分，すなわち，成人の1日の摂取量が100 mg以上となる**多量元素**（ナトリウム，

表2-7　ミネラル成分の試料調製法と測定法

成　分	試料調製法	測　定　法
ナトリウム，カリウム*1	希酸抽出法または乾式灰化法	原子吸光光度法，誘導結合プラズマ発光分析法
鉄*2，亜鉛*3，カルシウム，マグネシウム	乾式灰化法	原子吸光光度法，誘導結合プラズマ発光分析法または誘導結合プラズマ質量分析法
銅	乾式灰化法または湿式分解法	
マンガン	乾式灰化法	原子吸光光度法，誘導結合プラズマ発光分析法
リン	乾式灰化法	誘導結合プラズマ発光分析法またはバナドモリブデン酸吸光光度法
ヨウ素	アルカリ抽出法またはアルカリ灰化法	誘導結合プラズマ質量分析法
セレン，クロム，モリブデン	マイクロ波による酸分解法	

＊1：一部，誘導結合プラズマ質量分析法
＊2：一部，1,10-フェナントロリン吸光光度法
＊3：微量の場合は，キレート抽出による濃縮後，原子吸光光度法

カリウム，カルシウム，マグネシウムおよびリン）と，その摂取量が100 mg未満の**微量元素**（鉄，亜鉛，銅，マンガン，ヨウ素，セレン，クロムおよびモリブデン）が収載されている。なお，それぞれの成分について表2-7にそれぞれの試料調製法と測定法を示した。

　　j．**ビタミン**（vitamin）　　ビタミンは，**脂溶性ビタミン**（ビタミンA，ビタミンD，ビタミンE，ビタミンK）および**水溶性ビタミン**（ビタミンB_1，ビタミンB_2，ナイアシン，ビタミンB_6，ビタミンB_{12}，葉酸，パントテン酸，ビオチン，ビタミンC）が収載されている。

　なお，各成分はさまざまな溶媒で抽出し，処理後，試料調製を行い，脂溶性ビタミンおよび水溶性ビタミン（B_1，B_2，C）は高速液体クロマトグラフィー（HPLC）法で，また，水溶性ビタミン（ナイアシン，B_6，B_{12}，葉酸，パントテン酸，ビオチン）は微生物学的定量法にて分析した値が表示されている。

　① ビタミンA（レチノール）は，レチノール，α-カロテン，β-カロテン，β-クリプトキサンチン，**β-カロテン当量**および**レチノール活性当量**が示されている。なお，β-カロテン当量（μg）およびレチノール活性当量（μg）は，次式で算出される。

$$\beta\text{-カロテン当量}（\mu g）=\beta\text{-カロテン}（\mu g）+1/2\alpha\text{-カロテン}（\mu g）+$$
$$1/2\beta\text{-クリプトキサンチン}（\mu g）$$

$$\text{レチノール活性当量}（\mu gRAE）=\text{レチノール}（\mu g）+1/12\beta\text{-カロテン当量}（\mu g）$$

　② ビタミンD（カルシフェロール）は，きのこ類に含まれるビタミンD_2（エルゴカルシフェロール）と動物性食品に含まれるビタミンD_3（コレカルシフェロール）が存在する。両者の分子量はほぼ等しく，ヒトに対してほぼ同等の生理活性を示すため，収載項目としては区分がない。なお，プロビタミンD_2（エルゴステロール）とプロビタミンD_3（7-デヒドロコレステロール）は，紫外線照射によりビタミンDに変換されるが示されていない。

　③ ビタミンE（トコフェロール）は，主にα-トコフェロール，β-トコフェロール，γ-トコフェロールおよびδ-トコフェロールの4種類が食品に含まれており，それぞれの値が示されている。それらの生理活性は，α-トコフェロール＞β-トコフェロール＞γ-トコフェロール＞δ-トコフェロールの順に強い。なお，食事摂取基準2020で示された指標は，**α-トコフェロール**のみである。

　④ ビタミンKは，ビタミンK_1（フィロキノン）とビタミンK_2（**メナキノン類**）がある。両者の生理活性はほぼ同等であることから，ビタミンK_1とビタミンK_2（メナキノン-4）の合計で示されている。ただし，糸引き納豆，挽きわり納豆，五斗納豆，寺納豆，金山寺みそおよびひしおみそではメナキノン-7を多く含むため，メナキノン-4換算値とした後，ビタミンK含量に合算している。

　⑤ ビタミンB_1（チアミン）は，**チアミン塩酸相当量**で示されている。

　⑥ ナイアシンは，生体内で同じ作用をもつニコチン酸とニコチン酸アミドの総

🔲 **メナキノン類**
　分子内の側鎖の長さによってメナキノン-4（MK-4）およびメナキノン-7（MK-7）に区別されている。数字は側鎖を構成しているイソプレン単位の数をあらわしている。

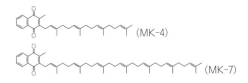
(MK-4)

(MK-7)

称であることからニコチン酸塩相当量で示されている。

⑦　ナイアシン当量は，ナイアシンが生体内でトリプトファンから一部合成され，トリプトファンの活性はナイアシンの1/60とされているため示されており，次式より算出される。

ナイアシン当量（mgNE）＝ナイアシン（mg）＋1/60トリプトファン（mg）

なお，トリプトファン量が未知の場合は，たんぱく質の1％をトリプトファンとみなして次の式より算出される。

ナイアシン当量（mgNE）＝ナイアシン（mg）＋たんぱく質（g）×1000×1/1000×1/60（mg）

⑧　ビタミンB_6は，ピリドキシン，ピロドキサール，ピリドキサミンなど，同等の作用をもつ10種類以上の化合物の総称であることから，**ピリドキシン相当量**で示されている。

⑨　ビタミンB_{12}（コバラミン）は，シアノコバラミン，メチルコバラミン，アデノシルコバラミン，ヒドロキシコバラミンなど，同様の作用をもつ化合物の総称であることから，シアノコバラミン相当量で示されている。

⑩　ビタミンC（アスコルビン酸）は，L-アスコルビン酸（還元型）とL-デヒドロアスコルビン酸（酸化型）が存在している。それらの効力は同等とみなされ，両者の合計で示されている。

k．食塩相当量（salt equivalent）　食塩相当量は，**ナトリウム量に2.54**（NaCl/Na）を乗じて算出された値である。なお，食塩由来のナトリウム以外に原料となる生物に含まれるナトリウムイオン，グルタミン酸ナトリウム，アスコルビン酸ナトリウム，リン酸ナトリウム，炭酸水素ナトリウム等に由来するものも含まれている。

l．備考欄（remark）　食品の内容と各成分値等に関連の深い重要な事項（食品の別名，性状，廃棄部位，加工食品の原材料名，主原材料の配合割合，添加物等）や収載項目成分以外の成分（硝酸イオン，酢酸，カフェイン，ポリフェノール，タンニン，テオブロミン，しょ糖，調理油等の含量）が記載されている。

m．成分識別子（component identifier）　各成分項目には，原則としてFAO/INFOODSのTagnameを用いているが，末尾に「-」がついたもの，すなわち，たんぱく質（PROT-），脂質（FAT-），炭水化物（CHOCDF-），差引き法による炭水化物（CHOAVLDF-）および食物繊維総量（FIB-）がある。

4）数値の表示方法

食品成分表での数値は，可食部100g当たりの値で表示されている。廃棄率では，10未満は整数，10以上は5の倍数で示される。

a．「一」　　未測定を表す。

b．「0」　　食品成分表の最小記載量の1/10（ヨウ素，セレン，クロムおよびモ

◨2.54
食塩（NaCl）を構成するナトリウム（Na）の原子量（22.989770）と塩素（Cl）の原子量（35.453）を足したものをNaの原子量（22.989770）で割った数である。

リブデンでは3/10，ビオチンでは4/10。以下同じ）未満または検出なしを表す。

　　c．「Tr」（trace（トレース）：微量）　最小記載量の1/10以上含まれているが，5/10未満であること（原材料の配合割合で収載値を求めた食品にあっては，計算に用いた食品に含有量が記載され，計算値が最小記載量の5/10未満であること）を表す。

　なお，文献等により含まれないと推定される成分は「（0）」，同様に微量に含まれていると推定される成分は「(Tr)」と記載されている。

5）食品の調理条件

　食品の調理条件は，一般料理（小規模調理）を想定したものである。調理した食品は，調理前の食品の成分値との整合性を考慮し，原則として調理による成分変化率を求めて，これを調理前の成分値に乗じて算出したものが示されている。

　加熱調理は，ゆで，水煮，炊き，蒸し，電子レンジ調理，焼き，油いため，ソテー，素揚げ，天ぷら，フライおよびグラッセ等が，また，非加熱調理は，水さらし，水戻し，塩漬およびぬかみそ漬等が収載されている。

（2）アミノ酸成分表2020年版

1）アミノ酸成分表の目的と概要

　たんぱく質の栄養価は，主に構成アミノ酸の種類と量（組成）によって決まるため，食品のたんぱく質の質的評価およびエネルギー計算に活用できる。本表ではアミノ酸成分表2015年版から395食品増加して，合計1,953食品が収載されている。また，食品の食品番号，索引番号，食品名等について食品成分表2020年版との整合が図られており，一部の食品は，原材料割合からの計算および海外の成分表からの推計により算出した成分値が収載されている。

2）アミノ酸成分表および収載成分項目

　本表は，4編から構成されており，アミノ酸は18種類（魚介類，肉類と調味料および香辛料類は19種類）が表示されている。それぞれに収載されている項目とその配列は，次のとおりである。なお，第3表と第4表は文部科学省ホームページのみで公開されている。

・第1表：可食部100g当たりのアミノ酸成分表（水分，たんぱく質，アミノ酸組成によるたんぱく質，各アミノ酸，アミノ酸合計，アンモニア）
・第2表：基準窒素1g当たりのアミノ酸成分表（各アミノ酸，アミノ酸合計，アンモニア，アミノ酸組成によるたんぱく質に対する窒素換算係数）
・第3表：アミノ酸組成によるたんぱく質1g当たりのアミノ酸成分表（各アミノ酸，アミノ酸合計，アンモニア）
・第4表：たんぱく質（基準窒素による）1g当たりのアミノ酸成分表（各アミノ酸，アミノ酸合計，アンモニア）

（3）脂肪酸成分表2020年版

1）脂肪酸成分表の目的および見直しの概要

　脂肪酸は，脂質の主要な構成成分であり，食品のエネルギーとなるほか，その種類によりさまざまな生理作用を有する重要な栄養成分である。脂肪酸成分表2015年版から収載食品が139食品増加し，合計1,921食品が収載されている。

2）脂肪酸成分表および収載成分項目

　本脂肪酸成分表は，3編から構成されており，飽和脂肪酸15種類，一価不飽和脂肪酸10種類と多価不飽和脂肪酸22種類が表示されている。それぞれに収載されている項目とその配列は，次のとおりである。なお，第3表は文部科学省ホームページのみで公開されている。

・第1表：可食部100 g当たりの脂肪酸成分表（水分，脂肪酸のトリアシルグリセロール当量で表した脂質，脂質，脂肪酸総量，飽和脂肪酸，一価不飽和脂肪酸，多価不飽和脂肪酸，n-3系多価不飽和脂肪酸，n-6系多価不飽和脂肪酸，各脂肪酸）
・第2表：脂肪酸総量100 g当たりの脂肪酸成分表（脂肪酸総量，飽和脂肪酸，一価不飽和脂肪酸，多価不飽和脂肪酸，n-3系多価不飽和脂肪酸，n-6系多価不飽和脂肪酸，各脂肪酸）
・第3表：脂質1 g当たりの脂肪酸成分表（脂肪酸総量，飽和脂肪酸，一価不飽和脂肪酸，多価不飽和脂肪酸，n-3系多価不飽和脂肪酸，n-6系多価不飽和脂肪酸，各脂肪酸）

（4）炭水化物成分表2020年版

1）炭水化物成分表の目的

　炭水化物は，生体内では主にエネルギー源として利用される重要な栄養成分である。これまで食品成分表では差引き法による炭水化物の値を収載していた。しかし，食品成分表2015年版で初めて，でん粉，糖類等を直接定量分析し，炭水化物成分表2015年版を作成した。これにともなって，利用可能炭水化物（単糖当量）が追加された。今回の改定では，追補2018年からAOAC2011.25法を用いて測定した食物繊維の値が追加され，本表では1,080食品が収載されている。

2）炭水化物成分表編および収載成分項目

　本炭水化物成分表は，本表および別表から構成されており，それぞれに収載されている項目とその配列は，次のとおりである。

・本表：可食部100 g当たりの炭水化物成分表（水分，利用可能炭水化物（単糖当量），各利用可能炭水化物およびその合計量（質量），各糖アルコール）
・別表1：可食部100 g当たりの食物繊維成分表（水分，プロスキー変法等に基づく各食物繊維，AOAC2011.25法に基づく各食物繊維）
・別表2：可食部100 g当たりの有機酸成分表（水分，各有機酸）

　　a．利用可能炭水化物　　でん粉（デキストリン，グリコーゲンを含む），ぶどう糖，果糖，ガラクトース，しょ糖，麦芽糖，乳糖，トレハロースが示されている。また，イソマルトース，マルチトールおよび80％エタノール可溶性の三糖類以上のオリゴ糖類は備考に記載されている。

　　b．糖アルコール　　ソルビトールおよびマンニトールが示されている。

　　c．食物繊維　　プロスキー変法等に基づく食物繊維として，水溶性食物繊維，不溶性食物繊維および食物繊維総量が，一方，AOAC2011.25法に基づく食物繊維として，低分子量水溶性食物繊維，高分子量水溶性食物繊維，不溶性食物繊維，難消化性でん粉および食物繊維総量が示されている。

　　d．有機酸　　ギ酸，酢酸，乳酸，シュウ酸，リンゴ酸，クエン酸およびグルコン酸など，カルボキシ基を1個から3個もつカルボン酸の22種類が示されている。

演習課題

❶ 特定保健用食品において，表示が許可されている機能性と食品成分について調べてみよう。

❷ 栄養機能性食品で許可されている栄養成分を調べてみよう。

❸ 機能性表示食品で表示が認められている機能性とその関連成分を調べてみよう。

❹ 食品成分表2020年版で新たに変更された点を列挙してみよう。

参考文献
・農林水産省：食事バランスガイド（https://www.maff.go.jp/j/balance_guide/）
・厚生労働省：国民健康・栄養調査（https://www.mhlw.go.jp/bunya/kenkou/kenkou_eiyou_chousa.html）
・農林水産省：統計情報（http://www.maff.go.jp/j/tokei/kouhyou/kensaku/bunya8.html）
・文部科学省：日本食品標準成分表2020年版（八訂），2020
・文部科学省：日本食品標準成分表2020年版（八訂）アミノ酸成分表編，2020
・文部科学省：日本食品標準成分表2020年版（八訂）脂肪酸成分表編，2020
・文部科学省，日本食品標準成分表2020年版（八訂）炭水化物成分表編，2020

第3章 食品の一次機能と化学

　生命活動を維持するため，食品の一次機能成分（栄養成分）の摂取が必須である。本章では，生体および食品にとってきわめて重要な水について学ぶ。さらに，五大栄養素として知られる，たんぱく質，炭水化物，脂質，ビタミン，ミネラル（無機質）について学習する。これらの成分を化学的に理解することにより，体を構成する成分としての食品成分の重要性や，生体内における役割，食品加工における安全性や品質への関わりなどについて，深く知ることになる。

1. 水　分 （moisture）

　私たち人間は，体に70％以上の水を含んでおり，体構造の維持や代謝など生命現象のあらゆる場面に水が関係している。例えば，成人では1日約2.5Lの水を必要とし，体重の14～15％の水を失うと死に直面する。また，食品のほとんどすべては生物物体を原料としており，食品の味や物性，加工や貯蔵などに，水は重要な役割を有している。

（1）水の構造と性質

1）水の特異な性質

　水は**エタノール**やヘキサンなどと比べて密度が大きく，重い。液体の水18g（1mol）は18mL，すなわち密度が$1 g/cm^3$であるのに対し，エタノールは$0.789 g/cm^3$，ヘキサンは$0.6548 g/cm^3$である。液体の状態では，**分子間力**といわれる引力でお互いを束縛しながら運動している状態であるが，水の分子間力がこれらよりも大きく，一定体積の中に詰まった状態で存在しているからである。また，18gの水蒸気は22.4Lであり，体積は液体のときの約1,200倍である。気体では分子が自由に激しく運動しており，ほとんど分子間力がない状態である。液体を加熱すると次第に運動が激しくなり，気体になろうとする圧力（蒸気圧）が高くなり，ついには大気圧と等しくなり沸騰する。この温度を沸点という。また，1molの液体を気体にするために必要なエネルギーを**気化熱**という。液体から気体になることは分子間力の束縛を逃れることであり，分子間力が大きいと沸点は高くなり，気化熱は大きくなる。どの物質にも**ファンデルワールス力**と呼ばれる分子間力が存在し，これは分子量と相関していることが知られている。水の沸点は100℃であるが，これは分

□**エタノール**
　沸点78.37℃，気化熱38.54kJ/mol；ヘキサン：沸点69℃，気化熱28.83kJ/mol

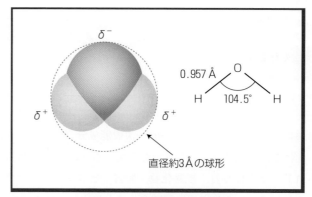

図3-1　水分子の形と極性

子量に比べて異常に高く，分子間力が異常に大きいことを示している。気化熱が
25℃で44 kJと大きいのは，分子間力が大きいためである。このほかにも，水は表
面張力，融解潜熱，溶解能などが大きい，3.98℃で最も密度が大きい，氷の体積が
水の体積よりも大きい，などの特異な性質を有している。

2）水 の 構 造

　水分子の形は直径約0.3 nm（3 Å）の球形と考えてよいが，水素-酸素-水素の結
合は直線状でなく，104.5度の角度をもっている（図3-1）。水素-酸素共有結合の
電子対は酸素の強い電気陰性度のため，酸素のほうに引きつけられて偏っており，
水素は正に，酸素は負に帯電している。このとき，分子が直線状でないため，正電
荷の中心は2つの水素の中間にあり，酸素にある負電荷と異なった位置に存在す
る。このように，正負の電荷の中心が異なることを**双極子**といい，双極子のある化
合物を**極性化合物**という。極性化合物は正と負の電荷の間に静電引力があり，分子
間力が大きくなる。また，正や負のイオンと**静電引力**で結合する。

3）水 素 結 合

　水分子の酸素は最外殻の電子を6個もち，これらが酸素原子を正4面体の中心と
して，その頂点方向に向かう4つの
軌道を形成している。このうち2個
の電子は2つの水素との共有結合に
使われ，残りは2つずつの対になっ
て，結合を形成していない2つの軌
道に存在する。このような電子対を
孤立電子対といい，周囲に強い負の
電場を作っている。水分子の水素は
正の電場となっており，これらが接
近すると静電引力により**水素結合**と
呼ばれる結合を生じる。水素結合の

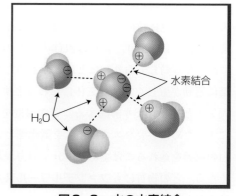

図3-2　水の水素結合

強さは共有結合の約1/10であるが，水と同程度の分子量をもつ物質のファンデルワールス力より大きい。これが水の分子間力を大きくしている。

　水素結合は，O—H…O—が直線に近いほど強く，方向性をもっている特徴がある。1つの水分子のまわりには，正4面体状に最大4つの水素結合をすることができる（図3-2）。水以外にも，酸素，窒素，ハロゲンなどの孤立電子対をもつ原子に水素原子が結合している分子や官能基（水酸基，アミノ基，フッ化水素など）は，水素結合をすることができる。

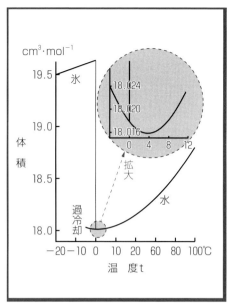

図3-3　水の体積（1 molの）
出典）野口駿：食品と水の科学，幸書房，1992

4）氷と液体の水

　水の結晶である氷は，同じ質量の水よりも約9％体積が増加するため（図3-3），水に浮く。低温で凍ると大木が裂けるほどの力で膨張し，あるいは岩石の間に浸みた水が凍ると風化の原因となる。また，野菜などを冷凍して解凍すると，自己消化を起こしドロドロになってしまう。ビスマスやゲルマニウムも結晶化でわずかに体積が増加するが，水のように激しく増加しない。

　結晶中の原子・分子の配列は規則正しく，その位置で振動することはできるが，ほとんど移動しない。氷の結晶構造は，水分子の酸素を正4面体の中心に置いた形をしており，全体が水素結合で結ばれている（図3-4）。この構造はかなりかさばった配列の仕方であり，すき間の多い並び方である。

　液体である水の分子も氷と同じような水素結合をして存在しているが，絶え間なく移動し，ある瞬間の集合と形は，次の瞬間には別の集合へと変化している。水が氷よりも体積が小さい理由は，全体がかさ高に結ばれているのではなく，バラバラであったり，集合の大きさの違う水分子の集まり（クラスターという）が瞬間的に姿を変えながら，全体として氷よりも密になっているからである（図3-5）。水が3.98℃で体積が最も小さいのは（図3-3），0℃からその温度までは氷様のかさ高な構造を多く残しているためである。

（2）食品中の水

　食品の原料の多くは生物体であり，細胞などの複雑な組織の中に水が存在している。また，食品には食塩のような解離性の無機イオン，酢酸やアミノ酸などの解離性の有機物，ぶどう糖のような非解離性の有機物，でん粉やたんぱく質などの高分

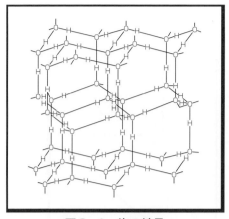

図3-4　氷の結晶

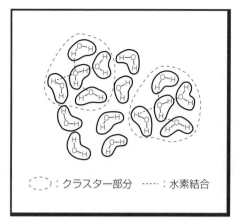

⸺⸺：クラスター部分　……：水素結合

図3-5　水の構造モデル例

子物質など多くの成分が存在し，それらが水と複雑な相互作用をしている。

1) 結合水と自由水

　水には極性があり，水分子は陽イオンに対しては負に帯電している酸素側を，陰イオンに対しては正に帯電している水素側を向けて静電引力により引きつけられる。例えば，食塩の成分である Na^+ に引きつけられた水分子は，純水中に比べ回転や移動などの運動性が低くなり，安定化する。これを**水和**という（図3-6）。また，炭水化物やたんぱく質には水酸基（-OH）やアミノ基（-NH₂）などがあり，水はこれらと水素結合をして運動性が束縛される。非常に狭いすき間に入り込んだ水の運動性も束縛されることが知られており，こうした何らかの要因で本来の熱力学的運動性が束縛された水を**結合水**という。水に溶けたたんぱく質や炭水化物では，しっかりと結合した水が表面を覆うように存在しており，これを**単分子層**の水という。また，そのまわりの数層の水も束縛を受けており，これらを**多層吸着**の水という（図3-7）。

　結合水のように食品成分との何らかの分子間力により束縛されている水は，蒸発

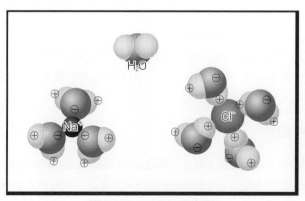

図3-6　イオンの水和

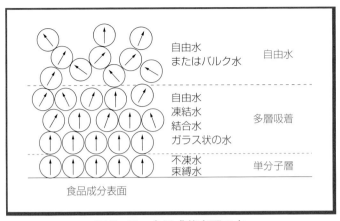

図3-7　食品成分表面の水

出典）上平恒：外科と代謝，栄養，16（1），5，1982

しにくく，結晶を形成するための移動が束縛されるので，凍りにくい水である。たんぱく質表面の単分子層の水は−80℃でも凍らないといわれる。これに対し，純水のように他の成分により運動性を束縛されていない水を**自由水**という（図3-7）。自由水は種々の溶質の溶媒となり，微生物などの繁殖に利用されるが，結合水は微生物などが利用できない水である。

2）水 分 活 性

　食品は乾燥しているほうが腐敗しにくいが，塩辛やジャムでは水分が多くても腐敗しない。この現象は食品中の水の状態と密接な関係がある。乾燥した食品や塩辛などの食品では微生物の利用できる自由水の割合が減少しているのである。このような食品中の自由水の存在割合（水の活性度）を示す指標に，**水分活性**（**Aw**：water activity）がある。

　水分活性はある温度での純水の蒸気圧に対する食品中の水の**蒸気圧**と定義されている。またこれは，その食品を入れた密閉容器中の**相対湿度**（関係湿度ともいう，RH：relative humidity）の1/100に等しい。

$$\text{Aw} = 食品の示す水蒸気圧 / 純水の水蒸気圧 = \text{RH}/100$$

　溶媒が水である場合，水蒸気圧は溶質の分子数の割合が高くなるほど水の分子数の割合が低くなるので低下する。また，水溶液中の水の運動が束縛されると蒸発しにくくなるので，水蒸気圧は低下する。つまり，溶液の濃度が高くなったり，結合水が増えると水分活性は低下する。食品を乾燥させたり，食塩や砂糖を加えたりすると，食品中の水溶液の濃度が高くなる。また，結合水も増加して自由水が少なくなるので，水分活性が低下するのである。

　例えば，食塩と砂糖はどちらも結合水をつくるが，食塩は1 molが58.5 g，砂糖は348 gであり，同じ重量では食塩のほうが分子数が多く，水分活性を低下させる効果が大きい。また食塩は，水溶液ではほぼ完全にNa^+とCl^-に解離して分子数が

◘**溶液の蒸気圧**
　ラウールの法則（Raoult's law）では，不揮発性溶質の希薄溶液において，蒸気圧降下率は溶質のモル分率に等しい。これはまた，その溶液の蒸気圧は溶媒の蒸気圧×溶媒のモル分率と等しいことを表している。任意のモル分率においてラウールの法則が成立する溶液を理想溶液という。理想溶液では各成分は互いに分子間力を及ぼさない。
　蒸気圧降下率ΔP，溶液の蒸気圧P，純粋な溶媒蒸気圧P_0，溶媒および不揮発性溶質のモル分率をそれぞれ，χ_0，χ_1とすると次のように表すことができる。
$$\Delta P = (P_0 - P)/P_0$$
$$= 1 - \chi_0 = \chi_1$$

倍となるので，効果が大きくなる。食品の保存に塩蔵が多いのはこの理由による。

3）食品の保存と水分活性

　食品を徐々に乾燥，あるいは乾燥食品を復水させたときの，食品中の水の状態を知る手段として使われているのが**水分吸着等温線**である。一定温度での水分量を縦軸，水分活性を横軸にしたグラフの吸着等温線は，2つの屈曲点をもつ逆S字型を示し，食品の性質により異なる軌跡を示す。図3-8で屈曲点Iまでの水分量は単分子層の水，I～II間の水分量が多層吸着の水とされる。

　水分吸着等温線と食品保存の要因の関係を図3-9に示した。微生物の生育，酵素活性，脂質の酸化など，食品を変質させる要因は，水分活性を低下させることで抑制される。食品の腐敗を起こす細菌はAw 0.93～0.94，酵母は0.88～0.90，カビは最も乾燥に強く0.82～0.88が増殖限界であり，それ以下の水分活性では増殖できない。また，脂質の酸化は水分活性が低下することで抑制されるが，単分子層以下の水分量では逆に活性化される。この理由は明らかではないが，単分子層の水が食品成分が直接酸素にさらされるのを妨げているとの説や，触媒となる金属イオンの働きを抑制するからであるとの説などがある。

　このように，乾燥，塩蔵，糖蔵などの食品保存は水分活性を低くするという共通

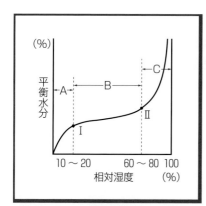

図3-8　一般的な吸着等温線と3つの領域

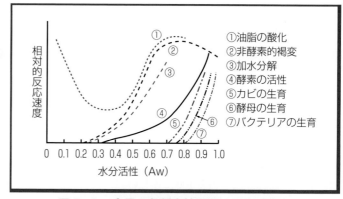

図3-9　食品の各種変性要因の反応速度と水分活性との関係

●しなびた野菜を50℃の湯で洗うと復活する●

　元早稲田大学社会システム工学研究所の研究室長だった平山氏によると，しなびて鮮度の落ちた野菜を50℃の湯に入れて洗うと，水洗いしたよりも，ぱりぱりの鮮度の良い状態に戻り，冷蔵庫での保管状態も良くなるという。湯の温度は48～52℃がよく，2分ぐらいで洗い，水切りしたら冷蔵庫で保管する。ヒートショックで葉の表面の気孔が開き，細胞に水分を取り込むからであるという。また，表面も殺菌され保蔵性も増す。

表3-1　主な食品の水分活性値

水分活性	食品例
1.00～0.95	新鮮肉，果実，野菜，シロップ漬の缶詰果実，調理したソーセージ，バター，低食塩ベーコン
0.95～0.90	プロセスチーズ，パン類，生ハム，ドライソーセージ，高食塩ベーコン
0.90～0.80	チェダーチーズ，ドライソーセージ，加糖練乳，フルーツケーキ
0.80～0.70	糖みつ，高濃度の塩蔵魚，ジャム，マーマレード
0.70～0.60	パルメザンチーズ，乾燥果実，コーンシロップ，小麦粉，豆類
0.60～0.50	チョコレート，はちみつ
0.40	乾燥卵，ココア
0.30	乾燥ポテトフレーク，ポテトチップス，ビスケット，クラッカー，ケーキミックス，緑茶，インスタントコーヒー
0.20	粉乳，乾燥野菜

の原理に基づくものである。また，冷凍においても自由水が凍って，結合水の割合が増加しており，優れた保存性は低温によるだけでなく，水分活性の低下も寄与しているのである。しかし，過度の乾燥や冷凍は脂質が酸化されやすいため，真空包装や脱酸素剤の利用，冷凍魚においてはグレーズ処理（魚体を氷で被う処理）などが行われている。

　主な食品の水分活性を表3-1に示す。通常生鮮食品は0.98以上の水分活性を示し，変質しやすい。これに対し，0.6～0.65以下の食品は乾燥食品であり，冷蔵や冷凍することなく長期保存が可能である。また，水分活性が0.65～0.85の食品は中間水分食品といわれ，復水せずに食べることができ，冷蔵などをせずに比較的長期保存のできる食品である。

2. たんぱく質とその変化

（1）たんぱく質とアミノ酸

　たんぱく質とはアミノ酸がペプチド結合でつながったものである。しかし，ただつながっただけではない。アミノ酸がつながったものを，毛糸にたとえるなら，その毛糸で編んだぬいぐるみのようなものがたんぱく質である。その形が重要であり，そこには形を保つための結合がある。たんぱく質の形は，鍵として働く場合や，鍵穴として働く場合など，生体内で重要な働きをする。食品に含まれるたんぱく質の重要性のひとつは，消化・吸収されることにより，生体内で合成されるたんぱく質の原料であるアミノ酸を提供することにある。また，たんぱく質の材料にならず，単独で存在するアミノ酸や，他の生体成分へ変化するアミノ酸など，さまざまなアミノ酸が存在する。

(2) アミノ酸の構造と性質

1) アミノ酸の化学構造と表示法

アミノ酸は**アミノ基**と**カルボキシ基**をもつ物質である。図3-10に示す4つの構造式は，すべてアミノ酸のL-アラニンを示したものである。(a) の構造式を，官能基ごとに簡略化したのが (b) である。アミノ基を-NH_2（またはH_2N-），カルボキシ基を-COOH，メチル基を-CH_3として表示してある。

図では平面的に見えるが，実際は立体的である。(c) は，破線-くさび形表記による表示である。実線を基点とすると，黒塗りのくさびはその手前に飛び出しており，破線は紙の向こう側に飛び出していることを意味している。(d) は中央部の炭素（C）と結合している水素（H）を省略した表示である。

2) α-アミノ酸，β-アミノ酸，γ-アミノ酸

図3-11に示したように，L-アラニンは，カルボキシ基が結合しているα（アルファ）の位置にある炭素にアミノ基が結合しているので，α-アミノ酸として分類される。β-アラニンはβ（ベータ）の位置の炭素にアミノ基が結合しているのでβ-アミノ酸である。同様に，γ-アミノ酪酸は，γ（ガンマ）の位置の炭素にアミノ基が結合しているγ-アミノ酸である。

3) D型とL型

図3-12で，一番左は，Fischer（フィッシャー）投影式によるグリセルアルデヒドの表示で，上段が**L型**，下段が**D型**である。左から2番目は，アラニンを同様（-COOHが一番上）に表示してある。このとき，L-グリセルアルデヒドの-OHと同

◘元素記号
C：炭素，H：水素，O：酸素，N：窒素

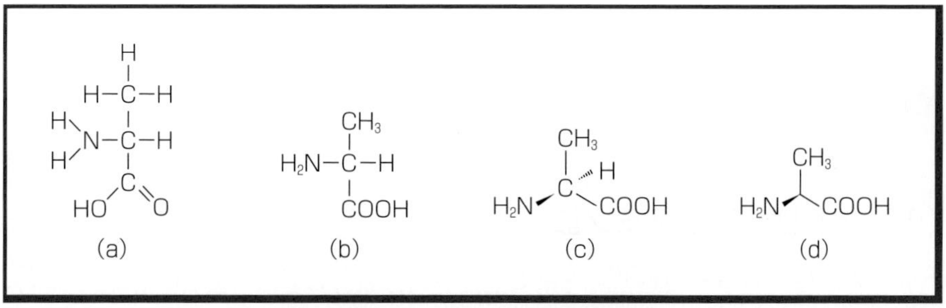

図3-10　L-アラニンの化学構造

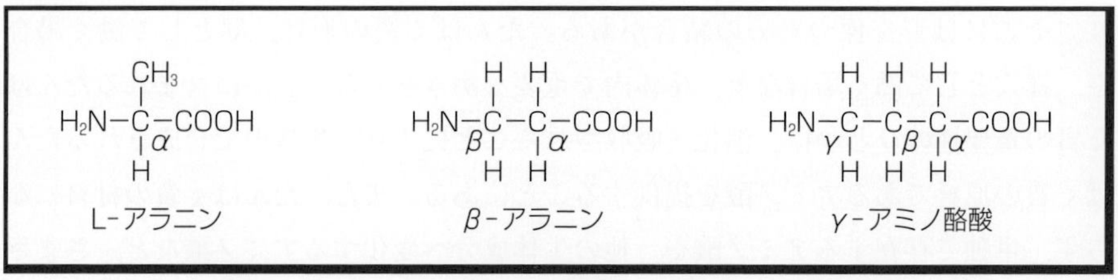

図3-11　アミノ基の結合位置によるアミノ酸の分類

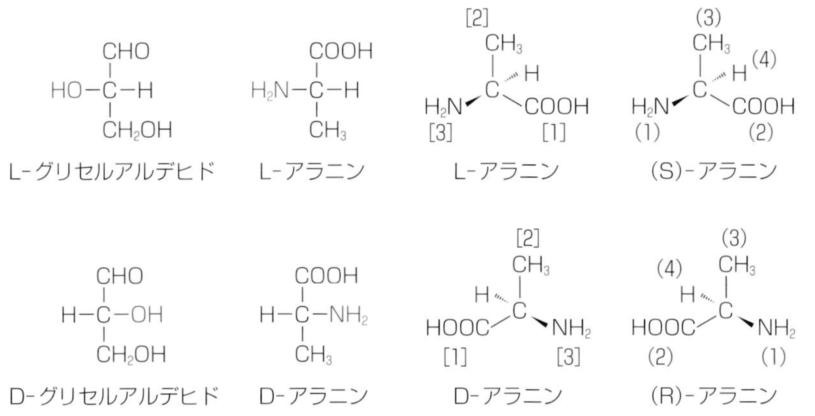

図3-12　アミノ酸における異性体の表現法

じく，左側に-NH₂があるものがL-アラニン，右側にあるものがD-アラニンである。左から３番目は，破線-くさび形表記である。水素を図の向こう側に置いたときに，［１］カルボキシ基（COOH），［２］アミノ酸側鎖（この場合はメチル基），［３］アミノ基（NH₂）の順序が左回りならL型，右まわりならD型である。この見分け方はCORNルールと呼ばれている。最後に一番右であるが，酸化度によって官能基に優先順位をつけ，（１），（２），（３），（４）の順序が左回りならS型，右回りならR型である。多くのL型アミノ酸はS型であるが，L-システインはR型である。

　D型のアミノ酸とL型のアミノ酸は別の物質である。図に示したとおり，鏡に映したような関係で，**鏡像異性体**（立体異性体の一種）とも呼ばれ，中心部の炭素には４つの異なる官能基（グループ）が結合している。このような炭素を**不斉炭素**といい，不斉炭素をもつ物質には立体異性体が存在する。

◻**異性体**
　元素の組成は一緒で，つながり方が違う物質。

４）双性イオンとしてのアミノ酸

　図3-13の中央にある構造のように，アミノ酸は，中性水溶液中ではカルボキシ基（-COOH）とアミノ基（-NH₂）が**イオン化**し，それぞれ-COO⁻，-NH₃⁺となり，**双性イオン**として存在する。pHが低くなるほど，カルボキシ基からの水素イオンの解離が抑えられる。また，pHが高くなるほどアミノ基への水素イオンの付加が

◻**イオン化**
　アミノ酸のアミノ基やカルボキシ基の一部は，水溶液中でイオン化している。

◻**双性イオン**
　＋のイオンの部分と，－のイオンの部分をもつ物質。

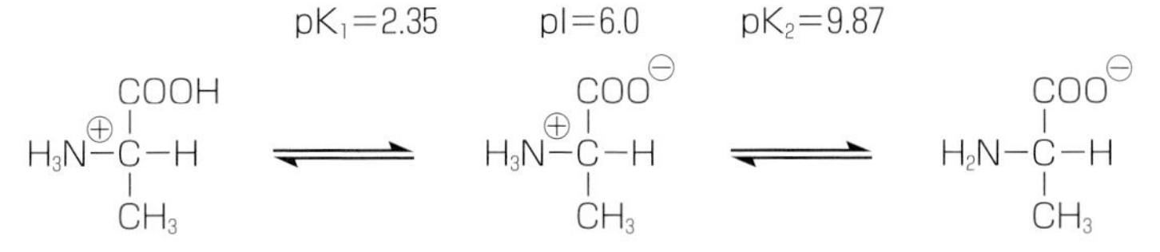

図3-13　水溶液中でのL-アラニンの挙動

抑えられる。–COO⁻と–NH₃⁺の数が等しくなるpH、すなわち、＋の電荷と−の電荷が等しくなるpHのことを**等電点**（pI）といい、解離定数pKの平均値として求めることができる。

（3）たんぱく質を構成するアミノ酸

1）L-*α*-アミノ酸

たんぱく質を構成するアミノ酸はL型の*α*-**アミノ酸**である。主要なものは20種類である。アミノ酸にはさまざまな分類法があるが、ここでは、中性アミノ酸、酸性アミノ酸、塩基性アミノ酸に大きく分類し、各アミノ酸について説明する。

2）中性アミノ酸（疎水性置換基含有）

図3-14に、疎水性置換基を含有する中性アミノ酸を示す。カッコ内に省略表記（3文字表記、1文字表記）を示してある。

◘**グリシン**
　アミノ酸であるが、食品添加物としても利用されている。

a．脂肪族アミノ酸　　グリシンは不斉炭素がないため、D型、L型の区別がない。アミノ基やカルボキシル基は親水的であるが、*α*-炭素に結合している水素は疎水的である。L-アラニンのメチル基（-CH₃）のような脂肪族炭化水素部分は疎水的である。L-バリン、L-ロイシン、L-イソロイシンは、枝分かれをした脂肪族炭化水素鎖をもっており、**分枝鎖アミノ酸**（あるいは分岐鎖アミノ酸、BCAAと略記）として知られている。

b．芳香族アミノ酸　　L-フェニルアラニンはベンゼン環をもつ芳香族アミノ酸である。

c．含硫アミノ酸　　L-メチオニンは硫黄を含む含硫アミノ酸の一種である。

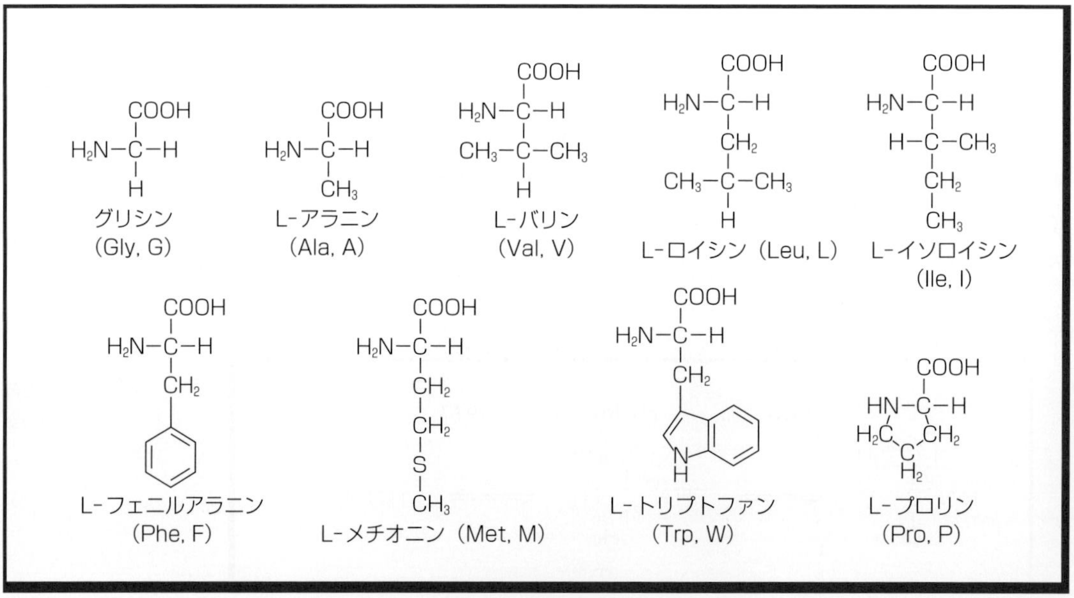

図3-14　疎水性置換基をもつアミノ酸

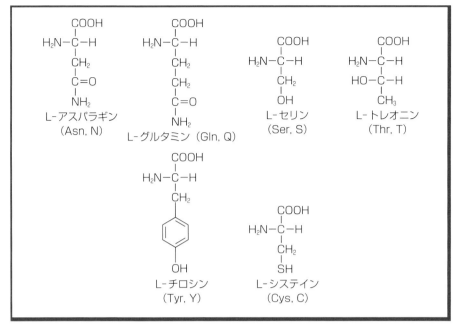

図3-15　極性置換基をもつアミノ酸

　　d．複素環式アミノ酸　　L-トリプトファンは，生体内でビタミンB群のひ
とつである**ナイアシン**に変換される。L-プロリンはアミノ基の窒素が分子内の環
構造の一部になっているため，アミノ基ではなくイミノ基となっている。アミノ酸
の検出反応であるニンヒドリン反応において，アミノ基を有する多くのアミノ酸は
紫色，あるいは紫系の発色をするが，L-プロリンの発色は黄色である。

3）中性アミノ酸（極性置換基含有）
　図3-15に，極性置換基を含有する中性アミノ酸を示す。
　　a．酸性アミノ酸の酸アミド　　L-アスパラギンとL-グルタミンは酸性アミ
ノ酸の酸アミド（-CO-NH_2）である。酸アミド部分の酸素（O）は，電荷が-であ
るため，水素結合に関与し，親水的である。
　　b．オキシアミノ酸　　L-セリン，L-トレオニン（L-スレオニン）はヒドロキ
シ基（水酸基）をもつオキシアミノ酸である。
　　c．芳香族アミノ酸　　芳香族アミノ酸であるL-チロシンのフェノール性
の-OHも水素も水素結合に関与する。
　　d．含硫アミノ酸　　L-システインはスルファニル基（チオール基，-SH）をも
つ。後述（p.45）するとおり，たんぱく質のジスルフィド結合（-S-S-）に関与する。

4）酸性アミノ酸
　図3-16に，酸性アミノ酸を示す。
　L-アスパラギン酸とL-グルタミン酸の側鎖のカルボキシ基は中性では解離し，
電荷が-となっているため，イオン結合に関与する。

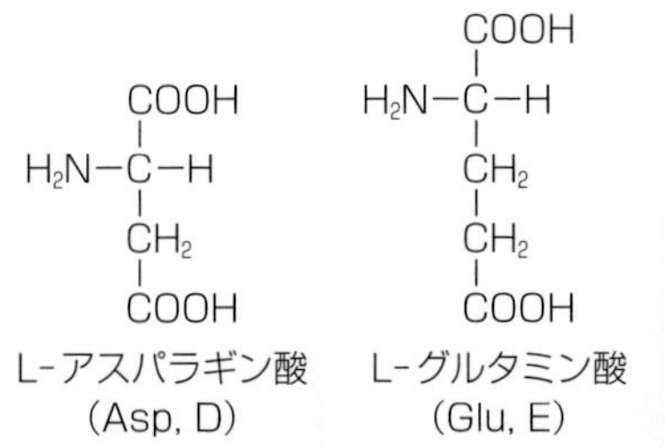

図3-16　酸性アミノ酸

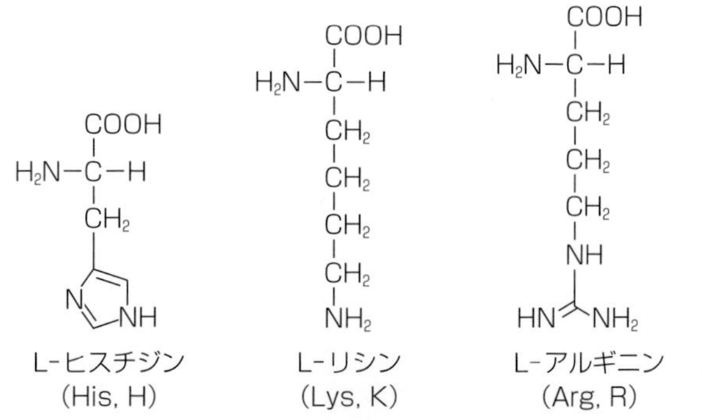

図3-17　塩基性アミノ酸

5）塩基性アミノ酸

　図3-17に，塩基性アミノ酸を示す。

　L-リシン（L-リジン）の側鎖のアミノ基は，中性では水素イオンが付加（プロトン化）し，電荷が＋となっているため，イオン結合に関与する。また，L-アルギニンやL-ヒスチジンは，側鎖に＋の電荷部分をもち，後述するとおり，π-カチオン相互作用に関与する。なお，L-ヒスチジンは，複素環式アミノ酸である。

6）その他

　たんぱく質を構成する基本的なアミノ酸は前述の20種類であるが，たんぱく質が作られた後，修飾を受け，別の構造になることもある。すなわち，新しいアミノ酸が組み込まれているのと同じことになる。

　ヒドロキシプロリンは，たんぱく質であるコラーゲンに存在するアミノ酸であるが，プロリンがヒドロキシ化されることで生成するアミノ酸である。また，たんぱく質は基本的にL-α-アミノ酸で構成されるが，たんぱく質が合成された後，一部はラセミ化という現象により，ごく一部ではあるが，D-α-アミノ酸に変化する場合もある。また，糖などによって，たんぱく質が修飾された場合も，もとのアミノ酸とは異なる構造になることになる。

●L-イソロイシンとL-トレオニン●

　4つの異なる官能基が結合している不斉炭素。L-イソロイシンには不斉炭素が2つある。アミノ基の結合しているα-炭素はS型，隣のβ-炭素もS型で官能基が配置している。この配置になっているのがL-イソロイシンである，配置が違えば別の物質である。L-トレオニンの場合は，S型とR型で配置している。

（4）たんぱく質の構造

1）ペプチド結合

　カルボキシ基（-COOH）とアミノ基（-NH$_2$）が脱水縮合したものは，アミド（カルボン酸アミド）である。アミドのカルボニル基と窒素の結合をアミド結合という。アミノ酸同士から生成されるアミド結合（-CO-NH-）のことを，特に，**ペプチド結合**と呼ぶ。また，アミノ酸がペプチド結合によって重合（つながって大きくなっていく）したものは**ペプチド**と呼ばれる。2個結合すればジペプチド，3個結合すればトリペプチド，数個（2～10程度）結合すればオリゴペプチド，多数結合すればポリペプチドである。

　図3-18は，グリシンとL-アラニンがペプチド結合でつながった場合を示している。グリシンのカルボキシ基とL-アラニンのアミノ基との間で，ペプチド結合が生成した場合は，グリシルアラニンとなる。アミノ酸の3文字表記を利用してH$_2$N-Gly-Ala-OHと略記される場合もある。アミノ基がある末端（アミノ末端，N末端）を左にし，省略記号を並べてある。末端のNH$_2$-はアミノ基があることを示し，-OHはカルボキシ基があることを示している。1文字表記を利用するのであればGAとなる。一方，L-アラニンのカルボキシ基にグリシンのアミノ基がつながった場合は，アラニルグリシンが生成する。H$_2$N-Ala-Gly-OHと略記される。1文字表記を利用すれば，AGと略記される。

2）たんぱく質の一次構造

　動物や植物の細胞内でL-α-アミノ酸がペプチド結合により重合し，たんぱく質が生合成される。アミノ酸の配列（つながる順序）のことをたんぱく質の**一次構造**という。いろいろなアミノ酸のカルボキシ基とアミノ基からペプチド結合が生成し，アミノ酸の鎖（ポリペプチド）ができる。このとき，アミノ酸ごとに異なる置換基が鎖の側面に露出することになる。これをたんぱく質構成するアミノ酸の側鎖

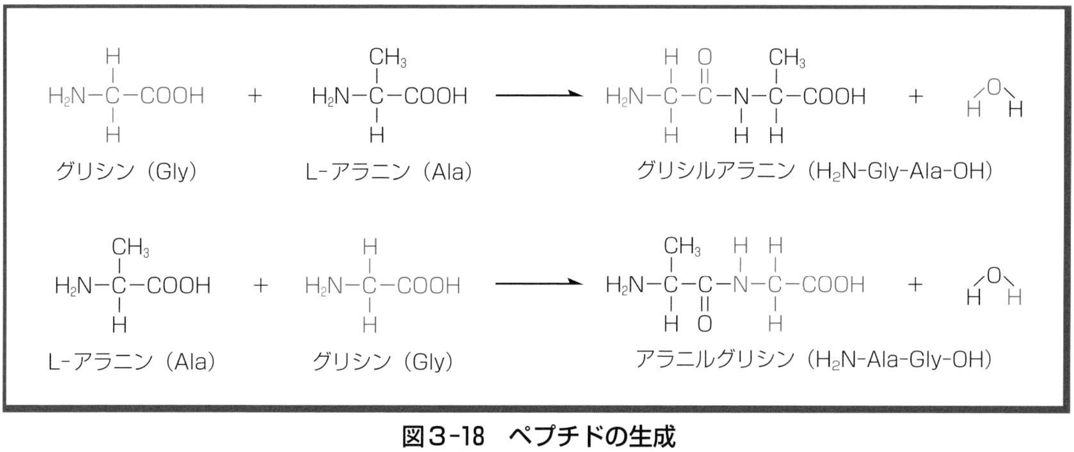

図3-18　ペプチドの生成

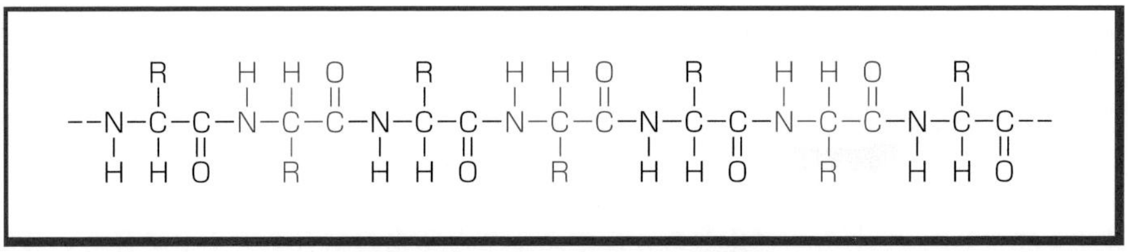

図3-19 ポリペプチドと側鎖

〈3文字表記〉
H₂N-Lys-Val-Phe-Gly-Arg-Cys-Glu-Leu-Ala-Ala-Ala-Met-Lys-Arg-His
 -Gly-Leu-Asp-Asn-Tyr-Arg-Gly-Tyr-Ser-Leu-Gly-Asn-Trp-Val-Cys
 -Ala-Ala-Lys-Phe-Glu-Ser-Asn-Phe-Asn-Thr-Gln-Ala-Thr-Asn-Arg
 -Asn-Thr-Asp-Gly-Ser-Thr-Asp-Tyr-Gly-Ile-Leu-Gln-Ile-Asn-Ser
 -Arg-Trp-Trp-Cys-Asn-Asp-Gly-Arg-Thr-Pro-Gly-Ser-Arg-Asn-Leu
 -Cys-Asn-Ile-Pro-Cys-Ser-Ala-Leu-Leu-Ser-Ser-Asp-Ile-Thr-Ala
 -Ser-Val-Asn-Cys-Ala-Lys-Lys-Ile-Val-Ser-Asp-Gly-Asn-Gly-Met
 -Asn-Ala-Trp-Val-Ala-Trp-Arg-Asn-Arg-Cys-Lys-Gly-Thr-Asp-Val
 -Gln-Ala-Trp-Ile-Arg-Gly-Cys-Arg-Leu-OH

〈1文字表記〉
KVFGRCELAAAMKRHGLDNYRGYSLGNWVCAAKFESNFNTQATNRNTDGSTDYGIL
QINSRWWCNDGRTPGSRNLCNIPCSALLSSDITASVNCAKKIVSDGNGMNAWVAWR
NRCKGTDVQAWIRGCRL

図3-20 卵白リゾチームのアミノ酸配列

と呼ぶ。また，個々のアミノ酸部分のことをアミノ酸残基という。

　図3-19は，ポリペプチドの側鎖の存在を示したものである。側鎖はRで示してあるが，アミノ酸ごとにRの化学構造は異なっている。この側鎖の性質が，たんぱく質の構造や水への溶解性，食品加工における特性など，さまざまな影響を与える。

　卵白のたんぱく質であるリゾチームの一次構造（アミノ酸配列）を図3-20に示した。上段はアミノ酸を3文字で表記（略記）し，下段は，アミノ酸を1文字で表記（略記）してある。リゾチームは129個のアミノ酸が結合しており，たんぱく質としては比較的小さな分子である。

3）たんぱく質の二次構造

　一次構造はたんぱく質のアミノ酸配列を示すものであるが，そのつながり方は直線的ではない。たんぱく質には，-C-CO-NH-C-CO-NH-C-CO-NH-C- という鎖部分（共通骨格）が存在する。ペプチド結合（-CO-NH-）の部分は平面的であるが，-C-の前後では折れ曲がりができる。この折れ曲がりが側鎖（R）の種類によりさまざまに制限されるため，たんぱく質は独特の形をもつようになる。

　図3-21は，たんぱく質のアミノ酸のつながり方をリボン状に表示したものである。左はリゾチーム，右はトリオースリン酸イソメラーゼである。構造をみると，部分的にらせん状になっている部分がある。これをα-ヘリックス（α-ヘリックス

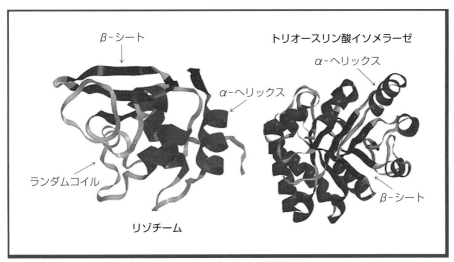

図3-21　リゾチームの立体構造（リボン表示）

構造）という。また、部分的に、ひだ折りのようなシート状の部分がある。これをβ-シート（β-シート構造、β-構造）という。このような部分的で、規則的な繰り返しのことをたんぱく質の**二次構造**という。なお、他の不規則な配列部分はランダムコイルと呼ばれる。

　二次構造の形成には水素結合が関与する。ペプチド結合において、C＝OのOは負に帯電し、NHのHは正に帯電している。そのため、ペプチド結合のC＝Oと、離れたペプチド結合のNHが水素結合でつながることができる。また、たんぱく質のペプチド結合（-CO-NH-）で、COとNHの間の結合は二重結合性の結合であるため、回転しにくい。このことも、水素結合の関与する二次構造が比較的安定な理由のひとつである。

　たんぱく質の二次構造であるα-ヘリックスは、らせん状（3.6アミノ酸残基ごとに1回転）である。図3-22に示すように、アミノ酸残基のNHの水素原子が、離れたアミノ酸残基のCOの酸素原子と水素結合を形成している。共通骨格（-C-CO-NH-C-CO-NH-C-CO-NH-C-）がらせん状で、側鎖Rが突き出ている構造である。

　一方、β-構造は、共通骨格が伸びた構造で、隣り合った鎖との間で水素結合を形成している。これにより、シート状の構造となる。鎖の向きが反対の逆平行β-構造と、同じ向きの平行β-構造とがある。

　たんぱく質を構成しているすべてのアミノ酸が二次構造を作るわけではない。α-ヘリックス構造になるか、β-構造になるかも、アミノ酸配列による側鎖の種類によって決まる。

4）たんぱく質の三次構造

　たんぱく質は、二次構造であるα-ヘリックスやβ-シートと、これらをつなぐ部分（ランダムコイル）を含めて、立体的な構造となる。これをたんぱく質の**三次構**

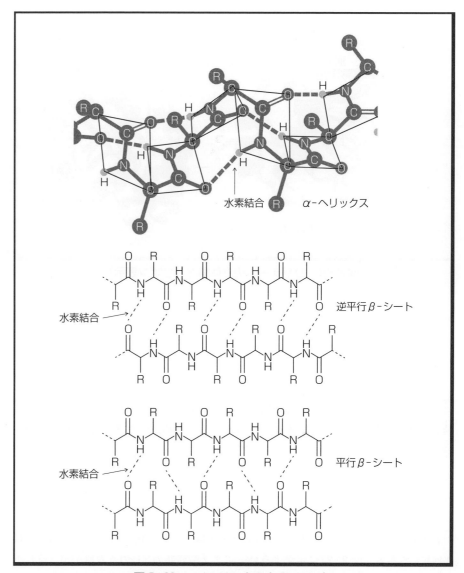

図3-22　α-ヘリックスとβ-シート

造と呼ぶ。たんぱく質は，水と水素結合する親水性の側鎖の表面への露出，親水性
側鎖が表面に露出した反面，疎水性側鎖の内側への集積（疎水効果），アミノ酸配列
としては離れているアミノ酸残基の側鎖間での架橋形成や相互作用（ジスルフィド
結合，イオン結合，カチオン-π相互作用）などによって，安定な立体構造になる。ま
た，たんぱく質が立体構造をとることによって，くぼみなどができ，特異的な機能
に関与するようになる。

　たんぱく質の立体構造は，たんぱく質の働き（機能）にとって重要である。加熱
や，酸，アルカリ，高圧などによって立体構造が壊れると，機能を示さなくなるこ
とがある。

5）分子内の結合

　ジスルフィド結合は代表的な架橋構造で，システイン残基のチオール基（スルファニル基，-SH）が，別のチオール基と酸化的にジスルフィド（-S-S-）を形成したものである。共有結合なので，結合は比較的強い。なお，二分子のシステインがジスルフィド結合で結合したものをシスチンという。

　リシン残基の側鎖であるアミノ基（$-NH_3^+$）は，グルタミン酸残基やアスパラギン酸残基の側鎖であるカルボキシ基（$-COO^-$）と**イオン結合**で結合する。また，セリン残基やトレオニン残基のヒドロキシ基（-OH）のHは，グルタミン残基やアルギニン残基のアミド基（$-CONH_2$）のOと**水素結合**で結合する。

　ヒスチジン残基やアルギニン残基の正電荷を帯びたH原子は，フェニルアラニン残基やチロシン残基，トリプトファン残基のわずかに負に帯電しているベンゼン環π電子雲と，**カチオン-π相互作用**で結合する。さらに，イソロイシン残基やバリン残基は**疎水効果**（疎水結合）によって集積する。

6）たんぱく質の等電点

　たんぱく質のグルタミン酸やアスパラギン酸の側鎖は，中性水溶液中ではカルボキシ基（-COOH）がイオン化しそれぞれ$-COO^-$となる。一方，リシンの側鎖はアミノ基（$-NH_2$）がイオン化し$-NH_3^+$となる。同様にアルギニンのグアニジル基やヒスチジンのイミダゾール基もイオン化する。たんぱく質には，これらのイオン性側鎖が存在するため，全体として双性イオンとなる。pHが低くなるほど，カルボキシ基からの水素イオンの解離が抑えられる。また，pHが高くなるほどアミノ基への水素イオンの付加が抑えられる。たんぱく質全体として，$-COO^-$と$-NH_3^+$の数が等しくなるpH，すなわち，＋の電荷と－の電荷が等しくなるpHのことを**等電点**（pI）という。等電点が塩基性のたんぱく質を**塩基性たんぱく質**，酸性のものを**酸性たんぱく質**という。等電点では，水分子の結合（水和）が少なくなるため溶解度が低くなり，また，pHの変化（電荷の変化）によって立体構造が変化し，沈殿が起こる。

7）たんぱく質の四次構造

　たんぱく質の**四次構造**とは，複数個のポリペプチド鎖が，非共有結合によって集

　●ジスルフィド結合●

　たんぱく質を構成しているアミノ酸の鎖で，システインの-SHと，別のたんぱく質のシステインの-SHとの間で，-S-S-という橋渡しができる。このジスルフィド結合によって，たんぱく質は，網やハンモックのような状態になる。パンの製造ではパンの弾力性に関係し，豆腐の製造では豆腐の硬さに影響する。パーマで髪型を変化させるのにも関係している。生活に身近な結合である。

合体を形成している場合を指す。赤血球に存在するたんぱく質であるヘモグロビン
は，四次構造をもつたんぱく質である。ヘモグロビンは，２種類のポリペプチドが
２個ずつ結合した集合体であり，サブユニットと呼ばれる４つの部分からできてい
る。四次構造をもつたんぱく質は，さらに複雑な形となる。

（5）たんぱく質・アミノ酸の役割

1）人体における役割
たんぱく質の生理機能を表3-2に示した。

2）必須アミノ酸（不可欠アミノ酸）
たんぱく質は消化吸収されることにより，生体内にアミノ酸を供給する点で重要
である。生体内で合成できないアミノ酸を**必須アミノ酸**（不可欠アミノ酸）と呼び，
イソロイシン，ロイシン，リシン（リジン），メチオニン，フェニルアラニン，トレ
オニン（スレオニン），トリプトファン，バリン，ヒスチジンの９種類は，必ず食物
からの摂取が必要である。また，必須アミノ酸以外のアミノ酸の摂取も重要である。

3）アミノ酸スコアと制限アミノ酸
たんぱく質の栄養価の評価のひとつに，**アミノ酸スコア**（アミノ酸価）がある。
食品たんぱく質中の必須アミノ酸を定量し，国際機関（1973年にFAO/WHO，1985
年と2007年にFAO/WHO/UNU）から提唱されているアミノ酸評点パターンと比較し
て，基準量に達していない必須アミノ酸の割合（%）を示すものである。その際，最
も低い値をアミノ酸スコアとしている。また，100より低いアミノ酸を**制限アミノ
酸**といい，最も不足している順に，第一制限アミノ酸，第二制限アミノ酸と呼ぶ。

表3-2　たんぱく質の役割

分類・役割	例
構造たんぱく質	コラーゲン・エラスチン・ケラチン
貯蔵たんぱく質	オボアルブミン・カゼイン
運搬たんぱく質	ヘモグロビン・ミオグロビン（酸素）・リポたんぱく質（脂質）・トランスフェリン（鉄イオン）
ホルモン	インスリン
受容体（レセプター）	グルコーストランスポーター・アミノ酸トランスポーター
収縮たんぱく質（運動たんぱく質）	アクチン・ミオシン（筋収縮）
防御たんぱく質	免疫グロブリン（抗体）・フィブリノーゲン・トロンビン（血液凝固）
酵素	ペプシン・トリプシン・キモトリプシン・α-アミラーゼ・リパーゼ・リボヌクレアーゼ（消化酵素）

表3-3　アミノ酸の味

	L体	D体		L体	D体
グリシン	甘味		チロシン	微苦味または無味	甘味
アラニン	甘味	強甘味	プロリン	弱甘味	微苦味
バリン	苦味または無味	強甘味	グルタミン	弱うま味	甘味
ロイシン	苦味	強甘味	アスパラギン	苦味または無味	弱甘味
イソロイシン	苦味	甘味	グルタミン酸ナトリウム	うま味	微甘または無味
セリン	微甘味	強甘味	アスパラギン酸ナトリウム	微苦味	無味
トレオニン	微甘味（後味悪い）	弱甘味	リシン塩酸塩	弱甘→苦味	弱甘味
システイン	苦味または甘味	甘味または苦味または酸味	アルギニン塩酸塩	微苦味（後味良い）	弱甘味
メチオニン	苦味	甘味	ヒスチジン	苦味	甘味
フェニルアラニン	微苦味	甘味			

出典）牟田口祐太ほか：乳酸発酵とD-アミノ酸生産，化学と生物，53（1），18-26，2015を一部改変

4）遊離アミノ酸の呈味

　たんぱく質に組み込まれた形ではなく，単独で存在するアミノ酸を遊離アミノ酸という。生体中のアミノ酸の大部分はL型であるが，近年，低濃度のD-アミノ酸の検出も可能になり，さまざまな食品で検出されている。遊離アミノ酸の味を表3-3に示す。L型とD型とでは味が異なることが知られている。なお，グリシンにはD型，L型の区別はない。

　加熱食品においては，遊離アミノ酸と還元糖をともに加熱することによって，**ア ミノカルボニル反応（メイラード反応）**（2巻第2章4.食品成分間反応参照）が起こる。

●遊離アミノ酸と食品の加熱●

　アミノ酸を得るためには，たんぱく質の摂取が効率的である。食品中の遊離アミノ酸は，アミノ酸の摂取という役割だけでなく，糖をともに加熱することで，香りや焼き色になる役割もある。アミノカルボニル反応（メイラード反応）と呼ばれる反応により，アミノ酸から，甘い香りや，花のような香り，ポテトの香りなど，さまざまな香りが生み出される。加熱食品では，たくさんの香り成分が合わさった複雑な香りを感じているのである。

この反応は着色や香気を生成する反応であり，食品のおいしさに関与する。

5）他のアミノ酸

β-アラニンはビタミンB群のひとつであるパントテン酸の原料である。食肉に存在するペプチドであるカルノシン（β-アラニル-L-ヒスチジン）やアンセリン（メチル-β-アラニル-L-ヒスチジン）の構成成分でもある。これらのペプチドは，抗疲労効果の研究で注目されている。**γ-アミノ酪酸**はGABAという略称でも知られ，降圧作用などが研究されている。アリイン（アリル-L-システイン-スルホキシド）はにんにくに含まれている含硫アミノ酸である。たまねぎには，プロペニル-L-システイン-スルホキシドや，プロピル-L-システイン-スルホキシドが含まれている。また，ねぎには，プロピル-L-システイン-スルホキシドや，メチル-L-システイン-スルホキシドなども含まれている。

（6）たんぱく質の分類

1）単純たんぱく質

基本的にアミノ酸だけで構成されるたんぱく質である。各種溶液への溶解性により，アルブミン，グロブリン，グルテリン，プロラミンなどに分類される（表3-4）。

表3-4　単純たんぱく質の分類

分　類	特　徴	例
アルブミン	可溶：水・塩溶液・希酸・希アルカリ 熱で凝固，飽和硫酸アンモニウム溶液で沈殿	オボアルブミン（卵白），ラクトアルブミン（牛乳），ロイコシン（こむぎ），レグメリン（だいず・あずき）
グロブリン	不溶：水，可溶：塩溶液・希酸・希アルカリ 熱で凝固，50％飽和硫酸アンモニウム溶液で沈殿	オボグロブリン（卵白），グリシニン（だいず），ミオシン（筋肉）
グルテリン	不溶：水・中性塩溶液，可溶：希酸・希アルカリ	グルテニン（こむぎ），オリゼニン（こめ）
プロラミン	不溶：水・中性塩溶液，可溶：希酸・希アルカリ ・70〜90％エタノール	ツェイン（とうもろこし），グリアジン（こむぎ），ホルデイン（おおむぎ）
硬たんぱく質	不溶：水・中性塩溶液・希酸・希アルカリ ・70〜90％エタノール	ケラチン（角・爪・毛），エラスチン（靭帯），コラーゲン（骨・爪），フィブロイン（絹）
ヒストン	可溶：水・塩溶液・希酸，塩基性たんぱく質	グロビン（血液），ヒストン（胸腺など）
プロタミン	可溶：水・塩溶液・希酸，塩基性たんぱく質	サルミン（さけ），クルペイン（にしん）

表3-5　複合たんぱく質の分類

リンたんぱく質	カゼイン（牛乳），ビテリン（卵黄）
糖たんぱく質	オボムコイド（卵白），オボムチン（卵白），ムチン（唾液）
リポたんぱく質	リポビテリン（卵黄），キロミクロン，HDL，LDL，VLDL（血液）
色素たんぱく質	ヘモグロビン（血液），ミオグロビン（筋肉），フィコシアニン（海藻），フィコエリトリン（海藻）
核たんぱく質	ヌクレオヒストン（核）
金属たんぱく質	カタラーゼ（赤血球　ほか），リポキシゲナーゼ（だいず　ほか），ポリフェノールオキシダーゼ（りんご　ほか）

2）複合たんぱく質

　アミノ酸以外の成分が結合しているのが複合たんぱく質である。リンたんぱく質，糖たんぱく質，リポたんぱく質，色素たんぱく質，核たんぱく質，金属たんぱく質などに分類される（表3-5）。

3）誘導たんぱく質

　コラーゲンは動物に含まれるたんぱく質で，部分的に架橋された三重らせん構造が特徴である。動物性の食品素材を加熱すると，らせんがほどけ，別々のたんぱく質のかたまりになる。これがゼラチンである。ゼラチン溶液はゼリー状に固まり（ゲル化），独特の食感を示すため，デザートやグミの加工などに利用されている。このように，たんぱく質から調製されたたんぱく質を誘導たんぱく質と分類する。

（7）酵　　　素

1）酵素の性質

　酵素は，生体の化学反応の触媒になるたんぱく質である。酵素の特徴として，基質特異性，最適温度，最適pHがある。基質特異性は，特定の化合物，あるいは特定の官能基に対して反応し，化学反応を触媒することである。酵素たんぱく質の立体構造と，活性中心と呼ばれる酵素反応をするアミノ酸の種類と配置が関係することから，「鍵と鍵穴」にたとえられることがある。活性中心として補因子（金属イオンなど）を必要とするものがある。また，補酵素と呼ばれる低分子化合物を必要とする酵素もある。水溶性ビタミンの多くは補酵素の原料となるものが多い。

　酵素反応は，温度が低すぎると反応速度が遅く，温度上昇にともない酵素活性は増大するが，温度が高すぎると，たんぱく質の変性によって，酵素反応速度が低下する。そのため，酵素反応には見かけ上の最適温度がある。この最適温度は一定ではなく，活性を測定する時間によっても変わる。また，酵素反応に最適なpHもある。pHによって酵素たんぱく質を構成しているアミノ酸側鎖のイオン化の状態が

□触媒
　化学反応の速度を変化させる物質。

表3-6 酵素の分類

分類	主な酵素	特徴
酸化還元酵素	グルコースオキシダーゼ	グルコースの酸化，酸素の除去
	アスコルビン酸オキシダーゼ	アスコルビン酸の酸化
	リポキシゲナーゼ	不飽和脂肪酸の酸化
	ポリフェノールオキシダーゼ	ポリフェノールを酸化
	アルコールデヒドロゲナーゼ	植物中でアルデヒド類を還元し，香り成分を生成
転移酵素	トランスグルタミナーゼ（γ-グルタミルトランスフェラーゼ）	グルタミン残基とリシン残基の縮合など
	シクロデキストリングルカノトランスフェラーゼ	シクロデキストリンを生成
加水分解酵素	α-アミラーゼ	でん粉のα-1,4結合をランダムに加水分解
	β-アミラーゼ	でん粉のα-1,4結合を末端から加水分解
	グルコアミラーゼ	でん粉のα-1,4結合，α-1,6結合をグルコース単位で分解
	セルラーゼ	セルロースのβ-1,4結合をランダムに加水分解
	ヘミセルラーゼ	キシラン，ガラクタンなどのヘミセルロースを加水分解
	ラクターゼ（β-ガラクトシダーゼ）	ラクトースを加水分解
	インベルターゼ	スクロースを加水分解
	ナリンギナーゼ	ナリンジンを分解，プルニン，ナリンゲニンと糖を生成
	ヘスペリジナーゼ	ヘスペリジンを分解，ヘスペレチンと糖を生成
	アントシアナーゼ	アントシアニンを分解，アントシアニジンと糖を生成
	ミロシナーゼ（チオグルコシダーゼ）	グルコシノレートを分解
	グルタミナーゼ	L-グルタミンを加水分解し，L-グルタミン酸を生成
	ペプシン	プロテアーゼとしてたんぱく質を消化
	トリプシン	プロテアーゼとしてたんぱく質を消化
	キモトリプシン	プロテアーゼとしてたんぱく質を消化
	キモシン	凝乳酵素，κ-カゼインを開裂し，チーズ製造に利用
	カテプシン	肉の熟成に関与するプロテアーゼ
	パパイン	パパイアのプロテアーゼ
	フィシン	いちじくのプロテアーゼ
	ブロメリン	パインアップルのプロテアーゼ
	アクチニジン	キウイフルーツのプロテアーゼ
	リパーゼ	脂肪を分解し脂肪酸を生成，脂肪におけるエステル交換反応にも利用
	AMPデアミナーゼ	5′-AMPを加水分解して5′-イノシン酸を生成
	リボヌクレアーゼ（RNase）	RNAを分解
リアーゼ	アリイナーゼ	にんにくのアリインを分解
異性化酵素	グルコースイソメラーゼ	グルコースを異性化し，フルクトースを生成
リガーゼ	DNAリガーゼ	DNA鎖を結合

変わるためである。

2）主 な 酵 素

　酵素は，触媒する反応の種類により，6群に大別される。また，食品と関連の深い酵素について特徴を表3-6に記した。

3. 炭水化物とその変化

　炭水化物（carbohydrate）は，糖質（saccharide）とも呼ばれる化合物群の総称であり，主に植物での光合成によって作られる。その多くは組成式が$C_m(H_2O)_n$と炭素に水が結合したように表されることから，炭水化物と呼ばれる。しかし，炭水化物であってもこの組成式に従わないもの（例：デオキシリボース，ウロン酸など）や，この組成式に合致しても炭水化物に分類されないもの（例：乳酸，酢酸など）もある。炭水化物は，その最小単位である**単糖**が互いに結合することにより，**オリゴ糖**（単糖が2〜10個程度結合したもの）や**多糖**（それ以上結合したもの）など，分子量が小さなものから大きなものまで存在する。

　炭水化物は，生体にとって**エネルギー源**としての役割が重要であり，食品から多く摂取する炭水化物として単糖であるグルコースやフルクトース，二糖であるスクロース（しょ糖）やラクトース（乳糖），多糖であるでん粉などがエネルギー源として利用される。セルロースも摂取量の多い炭水化物であるが，ヒトでは消化されないためエネルギー源とはならず，食物繊維となる。

　炭水化物には**甘味**を示す単糖や二糖，粘性・粘弾性やゲル化など食品加工・調理において重要な性質をもつ多糖など，さまざまな特徴をもつ化合物が存在する。また，メイラード反応では，還元糖がアミノ酸と反応することで褐変を生じるなど，食品成分間の反応にも関与する。

　炭水化物は，生体にとってのエネルギー源としてのみならず，組織骨格の形成（植物細胞壁におけるセルロースや甲殻類外骨格におけるキチンなど），近年では，糖鎖として細胞表層において情報伝達や分子認識などの生命現象に関与していることも明らかになっている。

（1）単　　　糖

　糖類は語尾に「ose」をつけて命名・分類される。まず，炭水化物の最小単位である単糖は，カルボニル基（アルデヒド基またはケト基）をもつ多価アルコール（複数の水酸基をもつ分子）であり，アルデヒド基をもつものを**アルドース**，ケト基をもつものを**ケトース**と分類する。一方で，単糖は構成する炭素原子の数によっても，トリオース（三炭糖），テトロース（四炭糖），ペントース（五炭糖），ヘキソース（六炭糖）などに分類される。

1）D型とL型

　単糖には，直鎖型と環状構造が存在するが，単糖の基本構造を理解するために，まず，直鎖型構造から理解するとよい。単糖は，不斉炭素原子を分子内にもつため，光学異性体が存在する。不斉炭素原子の数が1個増えるにともなって異性体の数は2倍に増えるため，単糖の異性体は，炭素数の増加に従って非常に多くなり複雑である。単糖の異性体は，最も炭素数の少ないアルドースであるグリセルアルデヒドの立体配置を基準に，**D型とL型**に分類されており，これらの立体配置をわかりやすく理解するために，**フィッシャー投影式**が用いられている。フィッシャー投影式では，左右方向へ出ている結合は上向き，上下方向に出ている結合は下向きとなった立体を反映している（図3-23）。直鎖型の単糖をフィッシャー投影式でカルボニル基が上になるように配置した際に，カルボニル炭素から最も遠くにある不斉炭素原子（末端のアルコール炭素は不斉炭素原子ではないので注意）に結合する水酸基が，右側にある化合物をD型，左側にある化合物をL型とする。D型とL型は**鏡像異性体**の関係である。天然に存在する単糖の大部分はD型であり，L型のものはごくわずかである（図3-24）。

2）ヘミアセタール，ヘミケタールと環状構造

　アルデヒドやケトンは，アルコールと反応してヘミアセタール，またはヘミケタールを生成する（図3-25）。炭素数5個以上の単糖は，実際には図3-24に示したアルデヒド型やケトン型のような直鎖状構造で存在することは少なく，多くがヘミアセタール型やヘミケタール型のような環状構造で存在している。グルコースでは，アルデヒド基が4位の水酸基と反応すると五員環のヘミアセタールを，5位の水酸基と反応すると六員環のヘミアセタールを生じる。これらは環内に酸素原子を有する化合物であるフランとピランにちなんで，それぞれ**フラノース**（五員環となったもの），**ピラノース**（六員環となったもの）と呼ばれる。グルコースでは，五員環型をグルコフラノース，六員環型をグルコピラノースと呼ぶ（図3-26）。

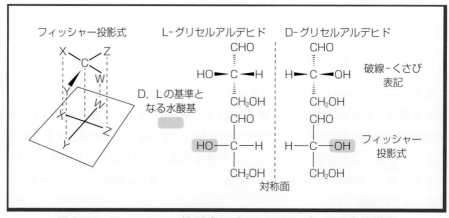

図3-23　フィッシャー投影式とグリセルアルデヒドの立体構造

五炭糖

```
        CHO              CHO              CHO
    H-C*-OH          H-C*-OH          H-C*-OH
   HO-C*-H           H-C*-OH         HO-C*-H
    H-C*-OH          H-C*-OH         HO-C*-H
      CH₂OH            CH₂OH            CH₂OH
   D-キシロース       D-リボース      L-アラビノース
```

六炭糖

```
        CHO              CHO             CH₂OH
    H-C*-OH          H-C*-OH          C=O
   HO-C*-H          HO-C*-H          HO-C*-H
    H-C*-OH          H-C*-OH          H-C*-OH
    H-C*-OH          H-C*-OH          H-C*-OH
      CH₂OH            CH₂OH            CH₂OH
   D-グルコース      D-ガラクトース    D-フルクトース
```

＊は不斉炭素原子を示す

図3-24　主な五炭糖と六炭糖の直鎖状構造

```
   O                              HO   O-R′            O                              HO   O-R₃
   ‖        +R′-OH                  \ /                ‖        +R₃-OH                   \ /
R-C-H      ────────→              R-C-H             R₁-C-R₂    ────────→               R₁-C-R₂
           ←────────                                           ←────────
 アルデヒド              ヘミアセタール                 ケトン                    ヘミケタール
```

図3-25　ヘミアセタールとヘミケタール

3）アノマーと変旋光

　単糖が直鎖型から環状構造をとると，カルボニル炭素は不斉炭素原子となって，新たに２つの異性体を生じる。この２つの異性体をアノマー，それぞれをα型（α–アノマー）とβ型（β–アノマー）と呼んでいる。α–アノマーでは，環を形成した際に生じる**グリコシド性水酸基**（ヘミアセタール水酸基またはヘミケタール水酸基）が，環を形成する前の直鎖型構造においてD型・L型の基準となった水酸基と同じ側に位置する（図3-27）。β–アノマーでは，グリコシド性水酸基が逆側に位置している。α–アノマーとβ–アノマーは，直鎖型（アルデヒド型またはケト型）を介して相互変換し，平衡状態となる。不斉炭素原子をもつ化合物の中には，光学活性な（光の偏光面を回転させる性質をもつ）ものがあり，その性質は化合物に特有な比旋光度として表される。しかし，純粋なα-D-グルコースの比旋光度は水溶液中では徐々に低下し，やがて＋52°で一定となる。これは，α-D-グルコースが比旋光度の異なるβ-D-グル

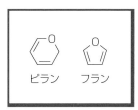

ピラン　フラン

図3-26　ピランとフラン

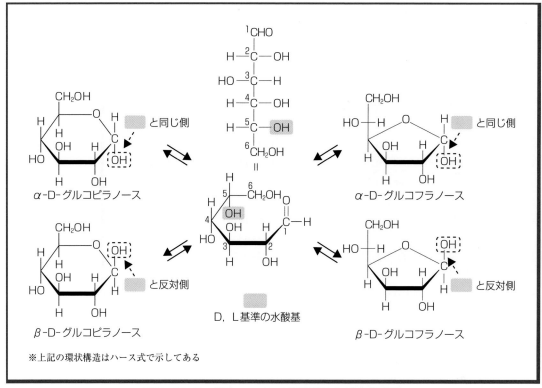

図3-27　D-グルコースの直鎖型および環状構造

コースへ変換し，平衡状態となったためである。この現象を**変旋光**と呼び，平衡時のα型とβ型の比率で比旋光度が決まる。

　このように，グリコシド性水酸基は直鎖型に戻るため，グリコシド性水酸基をもつ糖の水溶液はアルデヒド基やケト基に由来する還元性を示す。すなわち，フェーリング液の還元（**フェーリング反応**）や**銀鏡反応**を示す。よって，直鎖型をとりうる糖は還元糖と呼ばれる。グリコシド性水酸基が，他の水酸基と結合してアセタールやケタールになると，還元性はなくなる（この結合を**グリコシド結合**と呼ぶ）。よって，オリゴ糖や多糖においてはグリコシド性水酸基を介して結合するため，末端の糖以外は還元性を示さない（還元性を示す末端の糖を還元末端と呼ぶ）。なお，グリコシド性水酸基が非糖質由来の水酸基とグリコシド結合した場合，これを**配糖体**と呼び，非糖質部分を**アグリコン**と呼ぶ。天然界にはさまざまな化合物が配糖体の形で存在している。

4）食品中の主な単糖

　a．ペントース（五炭糖）　食品中に単糖として五炭糖が含まれる例は少なく，主に多糖の構成成分，あるいは核酸の構成成分として含まれる。キシロースやアラビノースはだいずの多糖として多く含まれている。アラビノースは他の単糖と異なり，L型が多い特徴をもつ。また，リボースやデオキシリボースは，それぞれ

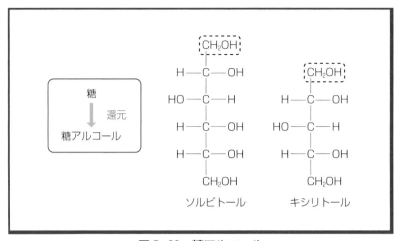

図3-28　糖アルコール

リボ核酸（RNA）やデオキシリボ核酸（DNA）の構成成分である。

　　b．ヘキソース（六炭糖）　　グルコースやフルクトースは，果実類やはちみつなどに単糖の形で豊富に存在する。その他のヘキソースも低濃度ではあるが，単糖の形で幅広い食品に含まれている。グルコースはでん粉の構成糖であり，フルクトースは主要な甘味料であるスクロースの構成糖でもある。ガラクトースは，ラクトースやラフィノースなどのオリゴ糖，寒天など紅藻類の多糖を構成している。

　　c．単糖誘導体　　糖アルコールは，カルボニル基を還元することで得られる（図3-28）。ソルビトール，キシリトールは，それぞれグルコース，キシロースを還元して作られる。エネルギーとして利用されるが，吸収されにくいため，低カロリー甘味料として利用される。また，口内細菌による酸への代謝を受けにくいことから，虫歯になりにくい（低う蝕性）甘味料として活用されている。糖アルコールの製造には，化学反応による還元，または微生物発酵が用いられている。**ウロン酸**は，カルボニル基から最も離れた炭素がカルボキシル基となった化合物であり，グルコース，ガラクトースのウロン酸はそれぞれ，グルクロン酸，ガラクツロン酸となる。グルクロン酸は，動物体内において，毒物と結合することによって水溶性の高い抱合体を形成し，毒物を体外へ排泄しやすくする解毒代謝反応にも利用される。グルコサミンやガラクトサミンは，グルコースやガラクトースの2位の水酸基がアミノ基に置き換わったアミノ糖である。また，DNAの構成成分である2-デオキシリボースは，リボースの2位の酸素原子が脱離したものである。

（2）オリゴ糖（少糖）

　単糖が2個から10個程度まで結合したものを，総称して**少糖**あるいは**オリゴ糖**という。2個結合したものを二糖，3個結合したものを三糖と呼ぶ。食品中の主要なオリゴ糖は，ほとんど二糖である。単糖同士の結合はグリコシド結合である。す

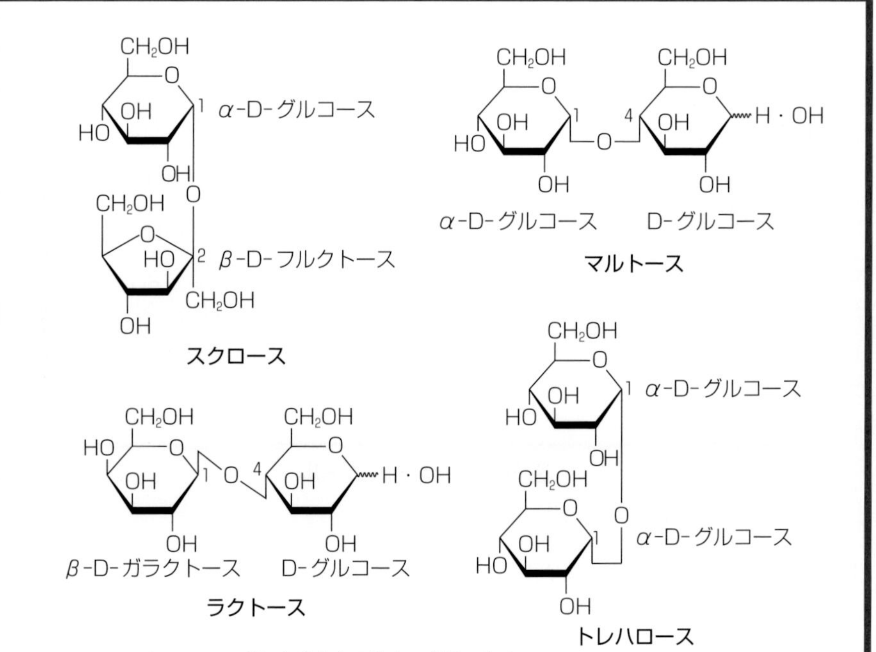

※ ～H・OHはα，βのいずれも存在する場合の表記である

図3-29　主な二糖の構造

なわち，グリコシド性水酸基が別の単糖の水酸基（グリコシド性水酸基であってもなくてもよい）と反応して，アセタールまたはケタールとなって生じる結合である。２つの単糖の間の結合様式は，結合に関わるグリコシド性水酸基の炭素位置番号と，アノマー型および結合の相手となる単糖の水酸基位置に従って表記される。例えば，β型のグリコシド性水酸基（１位）と４位の水酸基の結合であればβ-1, 4結合，α型グリコシド性水酸基同士であればα-1, 1結合などと示される。オリゴ糖や多糖の結合様式は，糖類の構造や消化性などにおいて重要である。主な二糖について以下に示した（図3-29）。

1）スクロース（しょ糖）

スクロースは，甘味料として広く用いられる二糖であり，工業的にはサトウキビやビート（テンサイ）から製造される。グルコースの１位（α）とフルクトースの２位（β）が，グリコシド性水酸基同士で結合した構造（α1→β2結合）である。よって，還元末端がない**非還元糖**である。

2）マルトース（麦芽糖）

マルトースは，グルコース２分子がα-1, 4結合により結合した化合物である。でん粉の基本構造でもあり，麦芽（おおむぎの芽）に含まれる加水分解酵素（アミラーゼ）が，でん粉を分解して生成することから麦芽糖とも呼ばれる。

3）ラクトース（乳糖）

ラクトースは，哺乳動物の乳汁に含まれており，乳糖とも呼ばれる。β-ガラクトースがグルコースとβ-1,4結合した構造である。乳児における重要なエネルギー源となる。また，乳製品を摂取すると下痢を起こしてしまう症状は乳糖不耐症といい，ラクトースを分解する酵素ラクターゼの働きが低いことが原因とされている。

4）トレハロース

トレハロースは，マルトースと同じくグルコース2分子が結合したものであるが，α型のグリコシド性水酸基同士が結合（α-1,1結合）しているため，**非還元糖**である。微生物中に多く存在し，食品ではきのこ類や酵母に含まれる。保水力が高く，また，でん粉からの大量生産が可能となったこともあり，食品や化粧品に応用されている。

5）その他のオリゴ糖

スクロースにもう1分子のガラクトースが結合した三糖であるラフィノース，さらにもう1分子のガラクトースが結合した四糖であるスタキオースは，ビートやだいずなどに含まれるオリゴ糖である。ラクトースにガラクトースを数分子結合させたガラクトオリゴ糖，スクロースのフルクトース部分にフルクトースを数分子結合させたフルクトオリゴ糖，スクロースのグルコース部分にグルコース数分子を結合させたカップリングシュガーなどが機能性オリゴ糖として開発されている。これらのオリゴ糖は，ヒトの消化酵素ではあまり消化されないため低カロリーであり，低う蝕性，腸内細菌叢改善作用などの機能性も有している。シクロデキストリンは，6～8分子のグルコースがα-1,4結合によって環状に結合した機能性オリゴ糖である。グルコースが6分子結合したものをα-シクロデキストリン，7分子結合したものをβ-シクロデキストリン，8分子結合したものをγ-シクロデキストリンと呼ぶ。水酸基が外側に向いているので，外側が親水性で内側が疎水性となり，疎水性物質を包接することができる。この性質を利用して，疎水性物質の水溶化，水などに不安定な化合物の安定化などに用いられている。

（3）多　　　　糖

1）で　ん　粉

でん粉は，穀類，いも類，豆類の主要成分として多く含まれ，ヒトのエネルギー源として最も重要な栄養素のひとつである。通常は主食，準主食として利用されている。でん粉は，植物中ではアミロプラストと呼ばれる細胞小器官に蓄えられており，顕微鏡で観察すると顆粒状に見えることからも，でん粉粒と呼ばれている。でん粉は，**アミロース**と**アミロペクチン**からなり，いずれもグルコースがα-1,4結合によって直鎖状に重合した構造を基本としているが，アミロペクチンではところどころにα-1,6結合がみられ，これにより枝分かれした構造となっている（図3-30）。通常，でん粉にはアミロースが20％前後含まれているが，もち種ではほとんど含

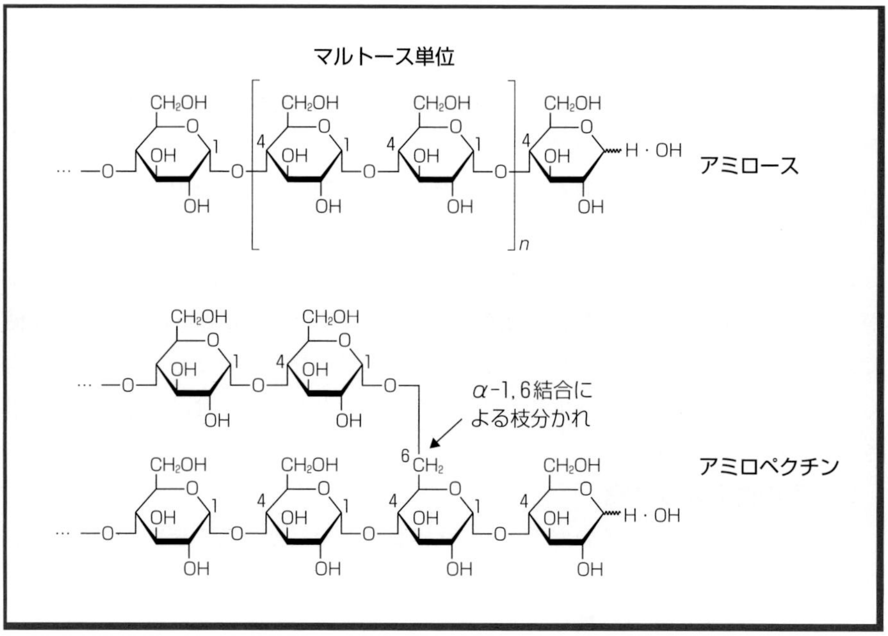

マルトース単位

アミロース

α-1, 6結合に
よる枝分かれ

アミロペクチン

図3-30　アミロースとアミロペクチン

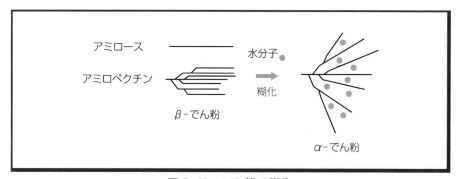

アミロース

アミロペクチン

水分子

糊化

β-でん粉

α-でん粉

図3-31　でん粉の糊化

まれず，大半がアミロペクチンである。α-1, 4結合による直鎖状構造は，らせん状
の構造をとっており，グルコース6分子で1個のらせんを巻いている。ヨウ素は，
このらせんの中に入り込むことで呈色（**ヨウ素-でん粉反応**）するが，らせんの数に
よって色が異なる。直鎖状のアミロースはらせんが長いため青色を呈するが，アミ
ロペクチンでは，枝分かれによってらせん部分が短いため紫色となる。
　でん粉は，植物から取り出した生の状態（生でん粉）では**β-でん粉**と呼ばれるミ
セル構造をもつ密な構造をとってでん粉粒を形成しており，硬く消化されにくい
が，水とともに加熱すると水を吸って膨張し，でん粉粒はくずれて糊のようになる
（図3-31）。これをでん粉の**糊化**といい，この状態のでん粉を糊化でん粉と呼ぶ。
また，生でん粉から糊化でん粉への変化を**α化**ともいう。糊化（α化）されたでん

粉は，膨張することで消化酵素が入り込みやすくなり，分解を受けやすい立体構造
となる。α化したでん粉は冷却されると，ミセルが再構成され水に不溶な*β*-でん
粉の性質に戻る。これをでん粉の**老化**（*β*化）と呼び，時間がたつとでん粉を含む
食品が硬くなるのはこのためである。α-でん粉は，急速に冷凍したり乾燥させる
ことで老化を防ぐことができるため，インスタント食品やせんべいなどにも応用さ
れている。

2）セルロース

　セルロースは，植物の細胞壁を構成する成分であり，自然界において最も多く存
在する多糖である。セルロースは，でん粉のアミロースと同じくグルコースが直鎖
状に結合した構造であるが，*β*-1,4結合により重合している点がアミロースと異な
る（図3-32）。ヒトの消化酵素は，アミロースの*α*-1,4結合は分解できるが，*β*-1,4
結合は分解できないため，セルロースをエネルギー源として利用できない。セル
ロースはらせん状のアミロースとは異なり，シート状の構造をとり，強い繊維を
作っている。綿や紙はセルロースからできている。

　セルロースの一部の水酸基をカルボキシメチル基に置換し，ナトリウム塩

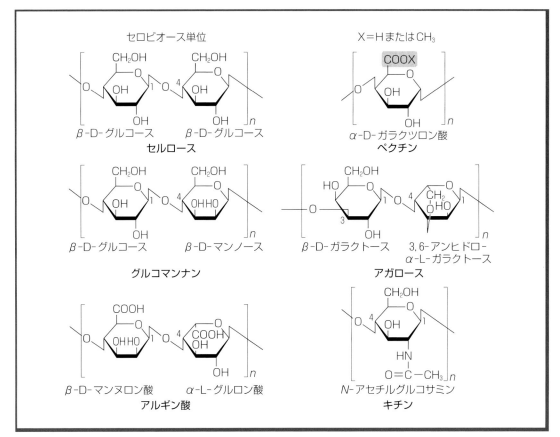

図3-32　主な多糖の構造

（-OCH₂COONa）としたものがカルボキシメチルセルロース（CMC）であり，粘性が高いことから増粘剤などに用いられる。

3）ペクチン

ペクチンは，果実類に多く含まれる多糖であり，ガラクトースのウロン酸であるガラクツロン酸がα-1,4結合で重合した化合物である（図3-32）。しかし，実際にはカルボキシル基の一部がメチルエステルとなっており，その重合度（分子量）やメチルエステル化度は，果実の成熟度によって変化し，これに応じて呼び方も変わる。未熟な果実では，重合度もメチルエステル比率も高い**プロトペクチン**と呼ばれる形で存在する。適度に熟してくると酵素の働きで重合度が低下するとともに，メチルエステルがはずれ，遊離のカルボキシ基ができてくる（メチルエステルはある程度残っている）。この状態を**ペクチニン酸**と呼び，いわゆるペクチンとは，主にペクチニン酸のことを指す。また，すべてのメチルエステルが遊離のカルボキシ基となったものを**ペクチン酸**と呼ぶ。ペクチン（ペクチニン酸）中のメチルエステル（メトキシ基）の割合が7％以上（重量比）のものを**高メトキシペクチン**，それ以下のものを**低メトキシペクチン**という。高メトキシペクチンは，酸性条件でスクロースと加熱することでゲル化することから，ジャムなどへの加工に利用される。低メトキシペクチンは，カルシウムイオンによってゲル化するため，低糖ジャムや牛乳を用いたゼリー状食品などに応用されている。

4）グリコーゲン

グリコーゲンは，でん粉のアミロペクチンとよく似た枝分かれ構造をもつα-グルコースの重合体であるが，その枝分かれはアミロペクチンよりもはるかに多い。植物に含まれるでん粉に対して，動物でん粉とも呼ばれ，肝臓や骨格筋で作られ蓄積される。グルコースを貯蔵する役割があり，必要に応じて分解されグルコースを供給する。

5）グルコマンナン

こんにゃくいもの主成分であり，グルコースとマンノースが約2：3の割合でβ-1,4結合した多糖である（図3-32）。カルシウムによってゲル化する性質を利用

●草食動物と栄養●

　牛や馬などの草食動物は，植物に含まれるセルロースを分解することでエネルギー源としているため，草ばかりを食べても生きていける。草食動物がセルロースをエネルギー源にできるのは，消化管内にセルロースを分解することができる微生物がいるためである。私たちヒトがもともともっている消化酵素は，セルロースを分解してエネルギーにすることはできない。ヒトの腸内細菌の中にもセルロースを分解できるものが存在するが，その量はわずかであるため，栄養学的な意義は大きくないと考えられている。

してこんにゃくが作られる。また，吸水性と粘性も非常に高い。ヒトの消化酵素で
ほとんど分解されないことから，低カロリーの食品として知られている。

6）寒　　天

　てんぐさなどの紅藻に含まれる多糖で，加熱により溶解し，冷却するとゲル化す
る性質をもつ。主成分は**アガロース**であり，ガラクトースと3,6-アンヒドロ-L-
ガラクトースがβ-1,4結合で結合したアガロビオースを基本単位として，アガロビ
オースがα-1,3結合で重合した特徴的な直鎖状の構造をとっている（図3-32）。寒
天には，アガロペクチンという多糖も含まれており，これはアガロース分子内に硫
酸基やカルボキシル基（ガラクツロン酸）をもつものである。

7）カラギーナン

　紅藻に含まれる多糖で，アガロースと同じくガラクトースと3,6-アンヒドロ-L-
ガラクトースからなる重合体であるが，硫酸基を多く含む点が異なる。カルシウム
イオンやカリウムイオンでゲル化するκ型とι型，ガラクトースのみの重合体でゲ
ル化しないλ型などがある。ゲル化剤，増粘剤，安定化剤などに用いられる。

8）アルギン酸

　こんぶなどの褐藻の構成成分で，D-マンヌロン酸とL-グルロン酸がβ-1,4結合
で重合した構造である（図3-32）。分子内には，2つの糖が交互につながっている
部分と，それぞれの糖が連続してつながっている部分がある。水に不溶であるが，
ナトリウム塩は水に溶けるため，海藻から抽出する際にはアルカリを加えて加熱し
て可溶化する。増粘剤や安定化剤として用いられる。また，Ca^{2+}，Mg^{2+}などの2
価の陽イオンによりゲル化するので，人工イクラなどの製造に用いられる。

9）キ　チ　ン

　甲殻類の外骨格やきのこ類などに含まれる多糖である。**キチン**は，グルコースの
2位の水酸基がアセチル化されたアミノ基に置き換わったN-アセチルグルコサミ
ンの重合体で，β-1,4結合でつながっている（図3-32）。キチンを濃いアルカリ水
溶液中で加熱することにより，脱アセチル化したものが**キトサン**である。しかし，
脱アセチル化は通常完全には進行せず，7割程度が脱アセチル化されたものが一般
に用いられている。キチンはほとんどの溶媒に溶けないが，キトサンになると希酸
に溶けるようになる。

10）食 物 繊 維

　食物繊維とは，ヒトの消化酵素によって分解されない難消化性成分のことをい
う。多くの多糖類が食物繊維に該当する。水に溶ける水溶性食物繊維と，水に溶け
ない不溶性食物繊維に分けられる。ヒトが摂取する食物繊維の大部分はセルロース
である。食物繊維はその定義からも基本的には消化されない成分であるが，腸内細
菌によって一部分解され，短鎖脂肪酸や有機酸が生成することで，わずかではある
がエネルギー源ともなりうる。近年，食物繊維の多彩な機能性が注目されており，
積極的な摂取が推奨されている。

4. 脂質とその変化

　脂質（lipid）とは，一般的に水に不溶であり，エーテル，クロロホルム，ベンゼンなどの有機溶媒に可溶な生物由来の有機化合物と定義される。しかし，この定義では非常に広範囲の化合物が含まれるため，一般的には，長鎖の脂肪酸や炭化水素鎖をもつ生体由来の化合物，またはその誘導体を脂質として扱うことが多い。脂質の多くは脂肪酸がエステル結合した分子であり，ケン化（アルカリによる脂肪酸エステルの加水分解）により脂肪酸を遊離する。一方で，ステロール類，脂肪族アルコールなど，脂肪酸エステルを含まない脂質成分はケン化反応を受けないことから，不ケン化物としても分類される。脂肪酸を含む脂質は，単純脂質と複合脂質に大別される。単純脂質は，脂肪酸とアルコール類（グリセロールやコレステロール）のみがエステル結合したものである。複合脂質は，脂肪酸とアルコール類以外に，リン酸，窒素，糖，たんぱく質などが含まれるため，単純脂質に比べて極性が高い（表3-7）。

表3-7　脂質の分類

単純脂質	トリアシルグリセロール
	ステロールエステル
	ワックス（ろう）
複合脂質	グリセロリン脂質
	スフィンゴリン脂質
	グリセロ糖脂質
	スフィンゴ糖脂質
不ケン化物	ステロール
	テルペノイド
	脂肪族アルコール
	脂肪族ビタミン
	カロテノイド

（1）脂質の構造

1）脂　肪　酸

　脂質（脂肪）を構成する重要な化合物で，カルボキシ基をもつことから脂肪酸と呼ばれている。食品中に含まれる脂肪酸は，その炭化水素鎖が12以上の長鎖で，かつ直鎖・偶数のものが大部分である。炭化水素鎖に二重結合をもつものを**不飽和脂肪酸**，もたないものを**飽和脂肪酸**と呼ぶ。不飽和脂肪酸は，さらに二重結合の数によっても分類され，1個であれば**モノエン酸**，2個以上のものを**ポリエン酸**（あるいは多価不飽和脂肪酸）と呼ばれる。ドコサヘキサエン酸（DHA）やエイコサペンタエン酸（EPA）などに代表されるさらに二重結合が多いものは，高度不飽和脂肪酸とも呼ばれる。天然の脂肪酸では，二重結合はほぼすべてシス型であり，分子は折れ曲がった構造をとっている。この折れ曲がり構造により分子同士の空間が大きくなるため，二重結合が多くなるほど脂肪酸の融点は低くなり，室温でも液体で存在する。一方，飽和脂肪酸は直鎖状であるため，通常は室温で固体である（図3-33）。

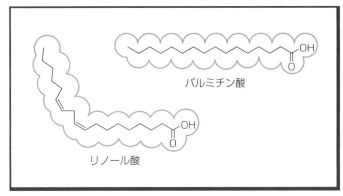

図3-33　脂肪酸の分子構造

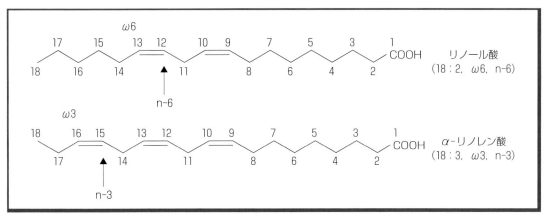

図3-34　不飽和脂肪酸の二重結合位置の表記法

　不飽和脂肪酸の二重結合位置は，数ある不飽和脂肪酸を系統的に分類するうえで重要であり，その表記法が国際的に定められている。脂肪酸に含まれる炭素は，カルボキシ基の炭素を1位として順に番号がつけられており，例えば，9-10位間と12-13位間に2つ二重結合をもつリノール酸は炭素数が18であることから，18：2（⊿9,12）と表記できる。しかし，分類がより便利になることから，カルボキシ基と反対側のメチル基末端から二重結合までを数える表記法が広く用いられている。n-X法では，メチル基末端からいくつ離れた炭素に二重結合位置があるかを示す（nは炭素数を意味する）。この方法では，二重結合位置はカルボキシ基から数えた二重結合位置であることに注意する（リノール酸ならば9位と12位である）。つまり，リノール酸では，n-6，すなわち18−6＝12位にメチル基末端に最も近い二重結合が存在することになる。また，カルボキシ基から数えた炭素番号にとらわれずに，メチル基末端からメチル基の炭素も含めて何番目の炭素に最初の二重結合があるかを示す表記が，ω3やω6などの表記である。結果的に，いずれの表記法でも同じ数字で表記されることになるので混同しやすいが，上述のとおり，n-X表記とω表記はその定義が異なることを理解しておきたい（図3-34）。食品中に含まれる主な脂肪

表3-8　食品中に含まれる主な脂肪酸

	系　統　名	慣　用　名	構　造 (略号)	主な所在
飽和脂肪酸	ブタン酸（butanoic acid）	酪酸（butyric acid）	4：0	バター
	ヘキサン酸（hexanoic acid）	カプロン酸（caproic acid）	6：0	バター，やし油
	オクタン酸（octanoic acid）	カプリル酸（caprylic acid）	8：0	バター，やし油
	デカン酸（decanoic acid）	カプリン酸（capric acid）	10：0	バター，やし油
	ドデカン酸（dodecanoic acid）	ラウリン酸（lauric acid）	12：0	やし油
	テトラデカン酸（tetradecanoic acid）	ミリスチン酸（myristic acid）	14：0	バター，やし油
	ヘキサデカン酸（hexadecanoic acid）	パルミチン酸（palmitic acid）	16：0	一般動植物油
	オクタデカン酸（octadecanoic acid）	ステアリン酸（stearic acid）	18：0	一般動植物油
	エイコサン酸（eicosanoic acid）	アラキジン酸（arachidic acid）	20：0	落花生油
モノエン酸	9-ヘキサデセン酸 (9-cis-hexadecenoic acid)	パルミトオレイン酸 (palmitoleic acid)	16：1, n-7	一般動植物油
	9-オクタデセン酸 (9-cis-octadecenoic acid)	オレイン酸（oleic acid）	18：1, n-9	一般動植物油
	13-ドコセン酸（13-cis-docosenoic acid）	エルシン酸（erucic acid）	22：1, n-9	なたね油
ポリエン酸	9, 12-オクタデカジエン酸 (9, 12-cis-octadecadienoic acid)	リノール酸（linoleic acid）	18：2, n-6	一般植物油
	9, 12, 15-オクタデカトリエン酸 (9, 12, 15-cis-octadecatrienoic acid)	α-リノレン酸（α-linolenic acid）	18：3, n-3	あまに油，えごま油
	5, 8, 11, 14-エイコサテトラエン酸 (5, 8, 11, 14-cis-eicosatetraenoic acid)	アラキドン酸（arachidonic acid）	20：4, n-6	肝臓，卵黄
	5, 8, 11, 14, 17-エイコサペンタエン酸 (5, 8, 11, 14, 17-eicosapentaenoic acid)	エイコサペンタエン酸 (eicosapentaenoic acid, EPA)	20：5, n-3	魚油
	4, 7, 10, 13, 16, 19-ドコサヘキサエン酸 (4, 7, 10, 13, 16, 19-docosahexaenoic acid)	ドコサヘキサエン酸 (docosahexaenoic acid, DHA)	22：6, n-3	魚油

酸の系統名，慣用名，および構造について表3-8に示した。

2）単 純 脂 質

　脂肪酸とアルコールのみがエステル結合したもので，アルコールがグリセロールであり，グリセロールの3つの水酸基すべてに脂肪酸がエステル結合したものが**トリアシルグリセロール**（トリグリセリドとも呼ぶ）である（図3-35）。食品では脂肪（fats）や油脂（oils）と呼ばれることが多い。トリアシルグリセロールは食用油脂の大部分を占めるが，ごくわずかに，モノアシルグリセロールとジアシルグリセロールも存在する。油脂の物性は，構成する脂肪酸の種類によって大きく異なる。動物性油脂では飽和脂肪酸が多く含まれるため常温で固体状であるのに対し，植物性油脂では不飽和脂肪酸が多く常温で液体状となる。魚油にはn-3系の高度不飽和脂肪酸であるEPAやDHAが特徴的に多く含まれる。脂肪族アルコールに脂肪酸がエステル結合したものがワックス（ろう）であり，植物の葉や果皮などに含まれる。不

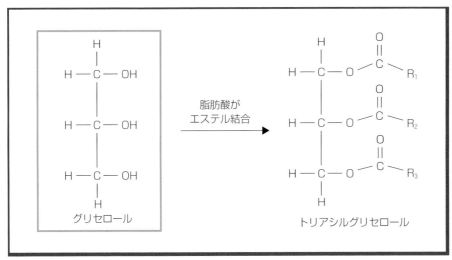

図3-35　トリアシルグリセロールの構造

ケン化物であるステロール類に脂肪酸がエステル結合したものがステロールエステルである。動物血液中のコレステロールは，大部分がコレステロールエステルとして存在している。

3）複合脂質

アルコールと脂肪酸だけでなく，リン酸，窒素，糖などをもつ脂質を**複合脂質**と呼ぶ。このうち，リン酸を含むものを**リン脂質**，糖を含むものを**糖脂質**と大別している。また，アルコール部分がグリセロールである場合とスフィンゴシンである場合を区別して，**グリセロリン脂質**や**グリセロ糖脂質**，**スフィンゴリン脂質**や**スフィンゴ糖脂質**と分類する（図3-36）。これらのうち，食品中にはグリセロリン脂質が

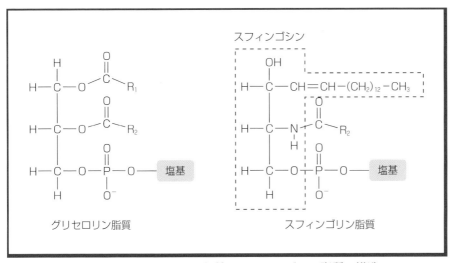

図3-36　グリセロリン脂質とスフィンゴリン脂質の構造

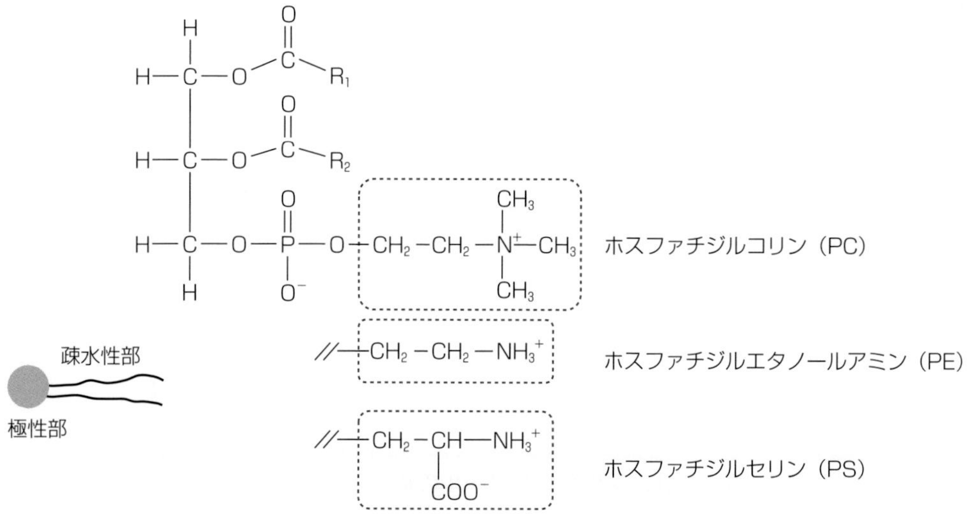

図3-37　主要なグリセロリン脂質の構造

　多く，その構造はグリセロールの3位にリン酸が結合し，さらに，塩基やアミノ酸などが結合している。リン酸にコリンが結合した**ホスファチジルコリン**，エタノールアミンが結合したホスファチジルエタノールアミン，アミノ酸であるセリンが結合したホスファチジルセリンなどが代表的である（図3-37）。ホスファチジルコリンは**レシチン**とも呼ばれており，だいずや卵黄に多く含まれる。スフィンゴシンのアミノ基に脂肪酸が結合したものがセラミドで，この1位の水酸基にリン酸とコリンが結合したものがスフィンゴミエリンであり，脳組織に多くみられる。グリセロ糖脂質は，ジアシルグリセロールに単糖やオリゴ糖が結合したものであり，スフィンゴ糖脂質は，セラミドの1位水酸基に単糖やオリゴ糖が結合したものである。複合脂質は，疎水性の脂肪酸部分と親水性のリン酸，塩基，糖などをもつため両親媒

●コレステロールと健康●

　血液中のコレステロール量が多くなると，血管の内側に蓄積して動脈硬化が進行し，脳卒中や心筋梗塞などの危険度が高まるといわれている。このため，コレステロールを摂取しすぎないほうがよいと考えられ，コレステロールの吸収を阻害する食品の開発などの取り組みも行われてきた。植物ステロールには，小腸からのコレステロールの吸収を阻害する作用があり，特定保健用食品としても複数の製品が認可されている。コレステロールは体内でも合成されるため，目標量を設定するのは難しいが，「日本人の食事摂取基準（2020年版）」（厚生労働省）では，脂質異常症の重症化予防の目的から，200 mg/日未満に抑えるのが望ましいとされている。

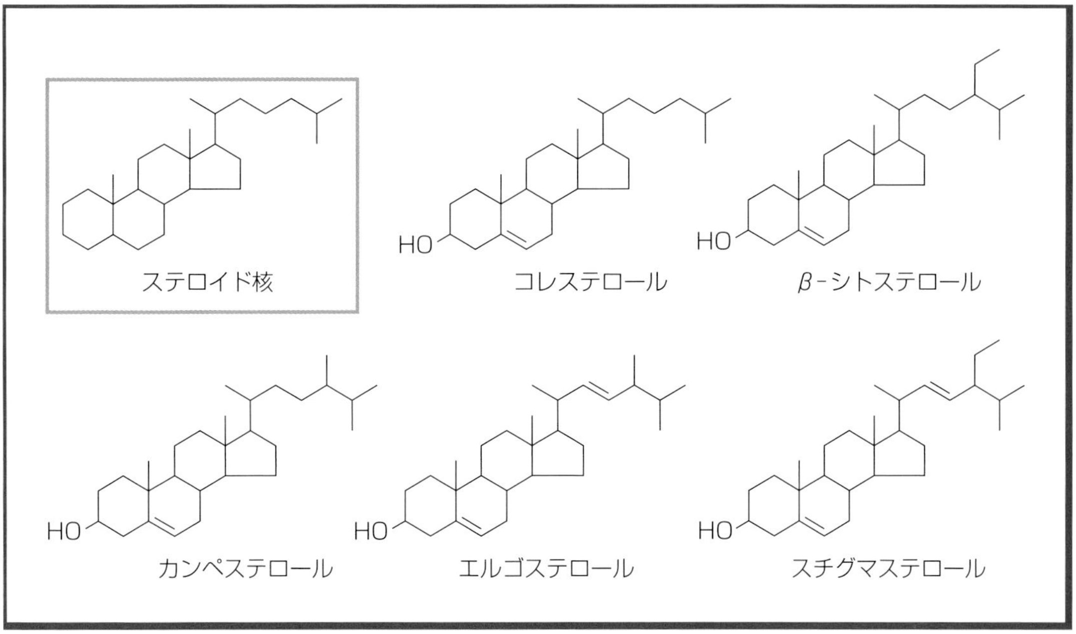

図3-38　主要なステロールの構造

性であり，このため乳化作用をもつ（図3-37）。特にレシチンは，乳化剤として広く用いられている。

4）不ケン化物

　不ケン化物とは，分子内に脂肪酸をもたない，すなわちケン化されない脂質であり，ステロール，テルペノイド，脂肪族アルコール，脂溶性ビタミン，カロテノイドなどがこれに含まれる。ステロールとは，ステロイド核と呼ばれる基本構造（図3-38）の3位に水酸基をもった化合物の総称であるが，動物と植物でその種類が異なる。動物ではほとんどがコレステロールであり，植物ではβ-シトステロール，カンペステロール，スチグマステロールなどである。菌類には，ビタミンD_2の前駆体（プロビタミン）ともなるエルゴステロールが含まれる。植物ステロールには，コレステロール吸収阻害作用をもつことが知られており，機能性食品としても活用されている。

（2）油脂の構造と性質

1）油脂の物理的・化学的性質と評価試験法

　油脂の主成分であるトリアシルグリセロールには，構成する脂肪酸の種類や組み合わせによってさまざまな分子種が存在する。油脂の脂肪酸や分子種の組成は，それぞれの油脂の原料によって異なるため，これにともなって油脂の物理的・化学的性質も変化する。このような油脂の性質は加工や調理での油脂の利用において重要であり，これを評価するために，以下に示すさまざまな試験法が活用されている。

a．ヨウ素価（iodine value, IV）　　不飽和脂肪酸の二重結合はハロゲンと結合する性質をもつため，これを利用して油脂を構成する脂肪酸の不飽和度を示す指標としてヨウ素価（IV）が用いられる。IVは，油脂100 gに付加するヨウ素の量をグラム数で表したものである。一般に，IVが130以上の植物油脂を乾性油，100から130のものを半乾性油，100以下のものを不乾性油に分類している。乾性油は二重結合が多いため，空気中の酸素と反応することで脂肪酸部分が酸化され，さらに重合するなどしてやがて流動性を失い固化する。すなわち，不飽和度（二重結合の多さ）の違いによって固化のされやすさが異なる。

b．ケン化価（saponification value, SV）　　水酸化カリウムや水酸化ナトリウム溶液中で油脂を加熱すると，エステル結合が加水分解されて脂肪酸塩（石鹸）を遊離する。これをケン（鹸）化といい，油脂1 gを完全にケン化するために必要な水酸化カリウムのミリグラム数をケン化価（SV）と定義している。構成脂肪酸の分子量が小さければ1 g中の分子数は大きくなり，SVは大きくなる。つまりSVは，油脂の構成脂肪酸の平均分子量の目安となる。

c．過酸化物価（peroxide value, PV）　　油脂を構成する脂肪酸のうち，不飽和脂肪酸は空気中の酸素によって自動酸化され過酸化物を生じる。この過酸化物は，ヨウ化カリウム（KI）と反応してヨウ素分子（I_2）を生じる。この反応を利用して，油脂1 kgとヨウ化カリウムとの反応で生成するヨウ素のミリグラム当量を表したものが過酸化物価（PVあるいはPOV）である。めんを油脂で処理した即席めんや，油脂を用いた菓子類では，PVは30を超えないように定められている。

d．酸価（acid value, AV）　　油脂1 gに含まれる遊離脂肪酸を中和するために必要な水酸化カリウムのミリグラム数と定義される。油脂の酸化とともに脂肪酸エステルが加水分解されて遊離脂肪酸が生じる。新鮮な油脂ではAVはきわめて低い値であるが，長期保存したものやフライなど加熱したものではその値は顕著に増加する。過酸化物価と同じく，油脂の品質を示す指標である。即席めんや菓子類で3.0以下と定められている。

e．融点（melting point）　　定められた方法で固体脂を加熱したときに，透明な液体となる温度を融点といい，一般的に構成脂肪酸の分子量が大きいほど高く，不飽和度が高いほど低くなる。

　また，これら以外にも比重，粘度などの物理的特性や発煙点や引火点などの性質も，油脂を扱ううえで重要となる。

2）油脂の構造と性質を利用した食品の加工

　油脂によって脂肪酸組成には特徴があり，また，脂肪酸組成が類似していてもグリセロールの3つの水酸基への結合位置の違いによって，油脂の融点や結晶構造に違いがみられる。このような油脂の構造と性質との関係は，食品の製造や加工にも広く利用されている。

a．油脂の結晶型　　固体状の油脂は条件によって異なる結晶型を作る。チョ

コレートの原料となるカカオバターは，大部分がステアリン酸，オレイン酸，パルミチン酸の３種の脂肪酸で構成されており，35℃あたりで速やかに溶けるチョコレート特有の性質を与えている。また，温度を調節しながら融解と結晶化を繰り返すことで均一な結晶にそろえるテンパリングという作業は，チョコレートの適切な口どけや食感につながる重要な工程である。

b．乳　化　　一般的に油脂と水は混じり合わず２層に分離するが，疎水性と親水性をもつ両親媒性物質が存在すると，ミセルと呼ばれる会合した顆粒構造を形成し，溶媒系に分散し，乳濁状の液体（**エマルション**）となる。分離する２つの液体をエマルションにすることを**乳化**といい，乳化作用のある両親媒性物質を乳化剤という。水と油脂でエマルションを形成する場合に，油滴が水に分散するO/Wエマルション（水中油滴）型と，水滴が油に分散するW/Oエマルション（油中水滴）型の２つの型をとりうる。だいずや卵黄のレシチンなど複合脂質は，脂肪酸部分による疎水性と，リン酸や糖部分による親水性を両方もつため，良い乳化剤として広く用いられる。

c．エステル交換　　食用油脂の主成分であるトリアシルグリセロールの構成脂肪酸を入れ替えることで，油脂に含まれる分子種組成を変えることが可能となる。これを**エステル交換**という。エステル交換反応には，ナトリウムメトキシドなどを用いる化学的な方法と，酵素触媒による方法などがある。反応条件によって，ランダムに交換を起こさせる場合と，特定の脂肪酸のみの交換を起こさせる場合がある。分子種の組成が変化することにより融点も変化するため，食用油脂の食感を改良することができる。

d．水素添加　　マーガリンやショートニングは，液体状の植物油がもつ不飽和脂肪酸の二重結合に水素を付加させて飽和脂肪酸へと変換して作られている。飽和脂肪酸が多くなることによって融点が高くなり固体状となる。この反応を水素添加と呼ぶが，この反応の副産物としてトランス型の脂肪酸（**トランス脂肪酸**）が生じる。うしなどの反芻動物では胃に存在する微生物の働きでトランス脂肪酸ができるため，これらの肉や乳・乳製品にはトランス脂肪酸が存在するが，天然の不飽和脂肪酸のほとんどがシス型であるため，トランス脂肪酸の安全性が指摘されている。トランス脂肪酸の摂取は，心疾患のリスクを高めることが懸念されており，アメリカでは，2006年より加工食品に含まれるトランス脂肪酸量の表示が義務づけられている。日本では，欧米諸国と比べてトランス脂肪酸摂取量が少なく，WHO/FAO専門委員会が勧告している１日当たりの総エネルギー摂取量の１％未満となっていることから，通常の食生活においてトランス脂肪酸の健康への影響は小さいと考えられている。一方で2011年に，消費者庁によってトランス脂肪酸量の表示に関するガイドラインが示され，事業者による積極的な開示が求められている。

（3）脂質の酸化

　構成脂肪酸として不飽和脂肪酸を含む脂質は，保存や加工の際に空気中の酸素によって酸化される。これによって，不快なにおいや味の変化，粘度の増加など油脂の品質が低下してしまう。これを油脂の劣化あるいは変敗などという。油脂の酸化は非酵素的に生じる場合と，酵素によって生じる場合がある。

1）自 動 酸 化

　空気中に放置された脂質が非酵素的に空気中の酸素によって酸化される反応を**自動酸化**といい，ラジカルと呼ばれる不対電子をもった分子によって連鎖的に進行する（ラジカル連鎖反応）。ラジカル反応は，開始反応（initiation），進行反応（propagation），停止反応（termination）の3段階に大きく分けられ，脂質の自動酸化反応もこれらの段階により進行する（図3-39）。開始反応においては，2つの二重結合に挟まれたメチレン基の水素原子が脂肪酸から引き抜かれることでラジカルとなる。よって，二重結合を2つ以上もつ不飽和脂肪酸が自動酸化を受け，二重結合の数が多いほど酸化されやすくなる。このため，魚油に含まれるEPAやDHAなどの高度不飽和脂肪酸は，きわめて酸化されやすい。一方で，二重結合を1つしかもたないオレイン酸は自動酸化されにくい。この開始反応は，光や放射線，金属などの要因によって生じた活性酸素種と呼ばれる反応性の高い酸素種などによって引き起こされるものと考えられている。

　進行反応においては，生じた**脂質ラジカル**（L・）に酸素分子が結合することにより，**脂質ペルオキシラジカル**（LOO・）が生成する。脂質ラジカルは，両隣の二重結合と共鳴し，リノール酸であれば9位あるいは13位にラジカルを与え，この位置に酸素分子が結合する（図3-40）。LOO・は，他の不飽和脂肪酸から水素原子を引き抜くことで，一次生成物である**脂質ヒドロペルオキシド**（LOOH）となるが，一方で，新たに脂質ラジカルが生じるため，この反応は連鎖的に進行する。LOOHは，その日本語から脂質過酸化物とも呼ばれる。やがて，一連の連鎖反応はラジカ

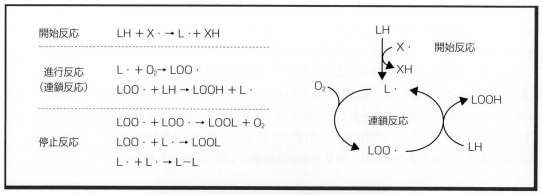

図3-39　不飽和脂肪酸の自動酸化反応機構

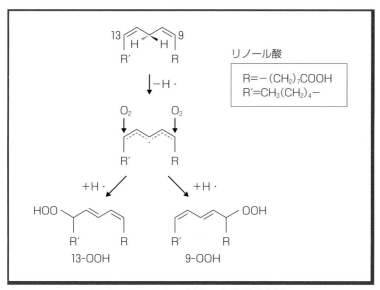

図3-40　リノール酸の自動酸化反応

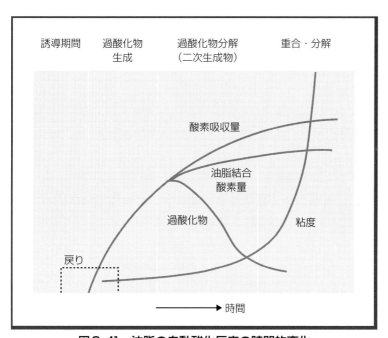

図3-41　油脂の自動酸化反応の時間的変化

出典）太田静行：油脂の食品の劣化とその防止，幸書房，1977

ル同士が反応して非ラジカルになることによって停止する。

　油脂の自動酸化過程（図3-41）においては，誘導期間と呼ばれる脂質過酸化物が
ほとんど生成していない期間を経て，ラジカル連鎖反応にともなう過酸化物の生成
が上昇する。生じた脂質ヒドロペルオキシド（過酸化物）は，金属などの影響によ
りさらなる酸化反応を経ながら分解し，二次生成物であるアルデヒドやケトンを生

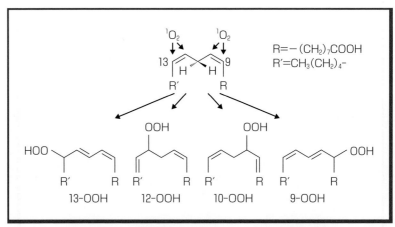

図3-42　一重項酸素によるリノール酸の酸化反応

成する。これらの初期段階においては「戻り」と呼ばれる酸化臭をともなう。これは，魚に特有のにおいに似ているため「魚に戻った」ということで「戻り」と呼ばれている。これは二次生成物であるアルデヒドやケトンによるものであると考えられている。さらに酸化が進行すると，過酸化物同士で重合体を生成し，油脂の粘度も著しく上昇する。

2）光増感酸化

　油脂が酸化される要因のひとつとして光があげられる。低波長紫外線（～315 nm）は，高いエネルギーをもち自動酸化を誘導する。一方で，油脂中にクロロフィルや色素などの光増感剤が混在していると，長波長紫外線（315～400 nm）や可視光（400 nm以上）のエネルギーを受け取った増感剤が，三重項酸素と呼ばれる通常の酸素分子を**一重項酸素**へ変換する。一重項酸素は，二重結合への反応性がきわめて高く（活性酸素），不飽和脂肪酸へ速やかに付加して脂質ヒドロペルオキシドを生じる。リノール酸の自動酸化では，9あるいは13位に酸素が結合した異性体が生成するが，一重項酸素は二重結合の両端に直接作用するため9, 10, 12, 13位の各異性体が同程度生成するのが特徴である（図3-42）。

3）リポキシゲナーゼ酸化

　リポキシゲナーゼは，不飽和脂肪酸に酸素分子を付加して脂質ヒドロペルオキシドを生成する酵素であり，動植物に広く含まれている。豆類をはじめとする植物性食品において，リポキシゲナーゼによってリノール酸やリノレン酸が酸化されると，青臭さの原因となるアルデヒド類が生じる。自動酸化や光増感酸化とは異なり，リポキシゲナーゼによる酵素酸化では，付加する酸素の位置や立体構造に特異性がみられる。

4）熱　酸　化

　食品の加熱調理において油脂を高温で熱することがある。例えば，揚げ物では食用油脂を160～180℃などに加熱することで，泡立ち，着色，不快臭などをともな

う油脂の劣化が起きる。油脂の加熱でも自動酸化と同様の連鎖的な酸化反応が進行し，脂質ヒドロペルオキシドが生成するが，高温条件では，アルデヒドやケトンへの分解や重合により，加熱後の油脂中には脂質ヒドロペルオキシドはほとんど蓄積しない。また，揚げ物をする際には，食品に含まれる水分とともに高温で加熱することで，脂肪酸エステルの加水分解が起こり，**遊離脂肪酸**が生成する。油脂の物性を評価する酸価は，このように生成した遊離脂肪酸の量を反映するものである。

5）油脂の酸化測定法

油脂の酸化劣化を評価する方法として，過酸化物価と酸価のほか，アルデヒドやケトンを測定する方法があり，チオバルビツール酸（TBA）法やカルボニル価の測定が広く用いられている。近年では，各種クロマトグラフィーにより，油脂が酸化された際に生じるさまざまな分子種を直接測定することも可能となってきている。

6）油脂の酸化防止

油脂の酸化を防ぐ方法として，物理的な方法と化学的な方法がある。物理的な方法では，酸化反応に関わる因子を物理的に取り除くために，低温貯蔵や包装（真空パック，光の遮断，脱酸素剤）による方法が用いられる。化学的な方法としては，抗酸化剤が広く用いられる。ラジカル分子に水素を与え安定化させる働きをもつものは，ラジカル捕捉剤とも呼ばれる。ブチルヒドロキシトルエン（BHT）やブチルヒドロキシアニソール（BHA）は，代表的なラジカル捕捉型の合成抗酸化剤であり，ビタミンC（L-アスコルビン酸）やビタミンE（トコフェロール）は食品中にも含まれる代表的な天然抗酸化剤である。トコフェロールには，α，β，γ，δの4種類の異性体が存在する。ビタミンEとしての活性はαが最も強いが，抗酸化力は逆であり，$\delta > \gamma > \beta > \alpha$の順となる。また，側鎖に二重結合をもつトコトリエノールもビタミンE同族体である。なお，これらのラジカル捕捉型の抗酸化剤は，一般的に一重項酸素に対する消去活性は弱く，食品ではβ-カロテンなどのカロテノイドが一重項酸素の消去能が高い。また，油脂の酸化反応を促進させる金属をキレートする作用をもつクエン酸なども，抗酸化剤として働く。

5. ビタミンとその変化

ビタミンとは，ヒトが正常な生理機能を営むために必要不可欠であるが，その必要量を体内で作れないので体外から取り入れなければならない有機化合物のうち，必要量が微量であるものの総称である。ビタミンは，発見順にアルファベット順でA，B，C，D，Eと名づけられているが，例えば，同じビタミンB因子でも，多くの異なった作用を示すことがわかってきたため，B$_1$，B$_2$などと分けられるようになった。ただし，ビタミンKだけは，生理作用由来の命名である。ビタミンは溶解性の違いから，**水溶性ビタミン**と**脂溶性ビタミン**に分類されており，水溶性ビタミンは，8種のビタミンB群とビタミンCの9種類，脂溶性ビタミンは，ビタミンA，

ビタミンD，ビタミンE，ビタミンKの4種類である。

（1）水溶性ビタミン

　ビタミンB群（B_1，B_2，B_6，B_{12}，ナイアシン，葉酸，パントテン酸，ビオチン）とビタミンCが水溶性であり，調理や加工時に煮汁やゆで汁などへ溶け出しやすく，煮汁などを利用しない場合は損失となる。また，ヒトの体内では，余剰の水溶性ビタミンは尿中に溶けて排出されるので，多量に摂取しても過剰症はあまりない。ビタミンB群はいずれも補酵素として機能しており，さまざまな酵素反応に寄与している。

1）ビタミンB_1

　ビタミンB_1の化合物名は**チアミン**であるが，食品に含まれるビタミンB_1はリン酸エステル化された**チアミンリン酸エステル**が主である（図3-43）。摂取されたチアミンリン酸エステルは，消化管でチアミンとなり吸収され，体内で再びリン酸エステル化される。チアミン二リン酸エステル（チアミンピロリン酸，TPP）は，糖代謝酵素や分枝鎖アミノ酸代謝の補酵素として関与している。ビタミンB_1は，熱や酸には安定だが，アルカリ性では不安定である。欠乏症として，脚気（末梢神経障害）やウェルニッケ脳症（中枢神経障害）があり，幼児では，激症型急性B_1欠乏症である，乳児脚気の発症が知られている。乳児脚気は，食欲不振，嘔吐，緑便，筋硬直発作などが起こり，治療が遅れると12〜24時間以内に死亡することもある。ビタミンB_1は，豚肉，だいず，らっかせい，小麦玄穀，ごま，玄米などに多く含

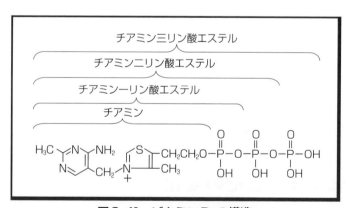

図3-43　ビタミンB_1の構造

●Vitaminの由来●

　最初に分離されたビタミンが窒素を含んだアミンであったため，「生命に必要なアミン（vital amine）」として「vitamin」と名づけられた。ビタミンFなど当初ビタミンだと考えられていたものの中には，のちに脂肪酸であることがわかり，ビタミンの定義から外れたものもある。

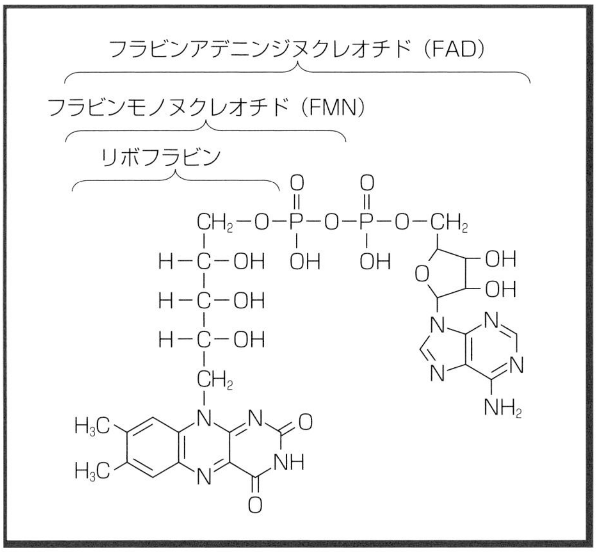

フラビンアデニンジヌクレオチド（FAD）

フラビンモノヌクレオチド（FMN）

リボフラビン

図3-44　ビタミンB$_2$の構造

まれるが，玄米を精米した白米では，ビタミンB$_1$はかなり失われている。

2）ビタミンB$_2$

　ビタミンB$_2$の化合物名は**リボフラビン**であり，生体内では，リン酸が1分子結合したフラビンモノヌクレオチド（FMN），さらに，FMNにアデノシン一リン酸（AMP）が結合したフラビンアデニンジヌクレオチド（FAD）として存在している（図3-44）。食品中にはFADが多く含まれるが，FMNやFADはヒトの消化管でリボフラビンとなり吸収され，体内で再びFMNやFADに変換される。FMNやFADは酸化還元反応などに補酵素として機能しており，糖質，たんぱく質，脂質などの代謝に関与している。ビタミンB$_2$は光やアルカリには不安定だが，熱や酸には安定である。欠乏症として口唇炎，脂漏性皮膚炎など皮膚や粘膜の炎症がある。ビタミンB$_2$はレバー，牛乳，納豆，卵黄，脱脂粉乳などに多く含まれる。

3）ナイアシン

　ナイアシンは，**ニコチン酸**と**ニコチンアミド**を合わせた総称（図3-45）であり，生体内では，ニコチンアミドアデニンジヌクレオチド（NAD）やNADにリン酸が1分子結合したニコチンアミドアデニンジヌクレオチドリン酸（NADP）となり，さまざまな酸化還元酵素の補酵素として機能している。ナイアシンは，ヒトの体内でも必須アミノ酸であるトリプトファンから合成されるが，量的に十分ではないため，食品からの摂取が不可欠である。ナイアシンは，安定性の高いビタミンであり，熱，光，酸素，酸，アルカリに対し安定である。欠乏症としてペラグラ（皮

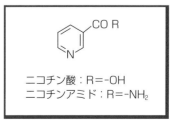

ニコチン酸：R=-OH
ニコチンアミド：R=-NH$_2$

図3-45　ナイアシンの構造

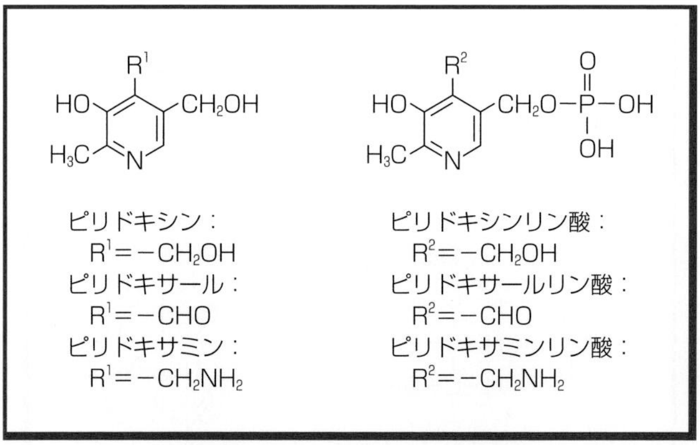

図3-46　ビタミンB₆の構造

膚炎，下痢，口内炎，神経障害，精神異常など）を引き起こす。ナイアシン欠乏時には血液中のNAD量は低下するが，NADP量はあまり変化しないため，血液中NAD/NADP比はナイアシン欠乏状態の指標となる。ナイアシンは，かつお，たらこ，インスタントコーヒーなどに多く含まれる。なお，食品成分表での**ナイアシン当量**（Niscin equivalents：NE）は，次の式により算出される。

　　ナイアシン当量（mgNE）＝ナイアシン（mg）＋1/60×トリプトファン（mg）

　なお，食品中のトリプトファン量が未知の場合は，たんぱく質の1％をトリプトファンとみなし，次の式により算出される。

　　ナイアシン当量（mgNE）＝ナイアシン（mg）＋1/60×｛たんぱく質（g）×1000×1/100｝

4）ビタミンB₆

　ビタミンB₆は，**ピリドキシン，ピリドキサール，ピリドキサミン**と，それぞれのリン酸エステルの計6種の総称である（図3-46）。これら6種は体内で相互に変換される。植物性食品はピリドキシンとピリドキシンリン酸が，動物性食品はピリドキサールとピリドキサールリン酸がそれぞれ多く含まれている。リン酸エステルはヒトの消化管でリン酸が外されてから吸収されるが，体内で再びリン酸エステルとなる。ピリドキサール5′-リン酸（PLP），およびピリドキサミン5′-リン酸（PMP）の形で非常に多くの酵素の補酵素として機能する。ビタミンB₆が触媒する酵素反応は，各種アミノ基転移反応，脱炭酸反応，脱水反応，縮合反応など多岐にわたる。ビタミンB₆は光により分解されやすいが，酸には安定である。欠乏症として脂漏性皮膚炎などが知られている。ビタミンB₆は，動物性および植物性食品に広く含まれているが，ヒトでの利用効率に違いがあり，動物性食品からの摂取がより効率的であるといわれている。ビタミンB₆を多く含む食品として，ピスタチオ，にんにく，まぐろ，とりささ身肉，レバーなどがある。

5）ビタミンB₁₂

　ビタミンB₁₂は，**コバラミン**と呼ばれる複雑な構造の化合物群で，コリン環の中

心に1つのコバルト原子を配位した共通構造をもつテトラピロール系化合物である。生体内では，補酵素としてメチル基転移反応などに関与している。熱には安定であるが，アルカリ性溶液中で加熱すると分解する。摂取されたビタミンB_{12}は，胃で分泌される糖たんぱく質（内因子）と結合し，小腸の一部である回腸から吸収される。欠乏症として葉酸不足をともなうことで**巨赤芽球性貧血**が起こる。ビタミンB_{12}は，魚貝類やレバーなど動物性食品に多く含まれている。ビタミンB_{12}は微生物によってしか生合成されないため植物性食品にはほとんど含まれていないが，あまのり，あおのりなどには多く含まれている。これはのりに付着している微生物に由来すると考えられている。

◘**巨赤芽球性貧血**
赤芽球とは，骨髄中に含まれる分化途中の血液細胞で，成熟すると赤血球となる。巨赤芽球性貧血とは，骨髄中に大型の巨赤芽球と呼ばれる細胞が生じ，正常な赤血球が作られなくなることで起こる貧血のことである。

6）葉　　酸

葉酸は，プテロイン酸に1～7個のグルタミン酸が結合した**プテロイル（ポリ）グルタミン酸**で，5,6,7,8-テトラヒドロ葉酸（THF）とその誘導体として食品中に存在する。THFは葉酸補酵素と呼ばれ，核酸塩基合成，グリシンやセリンなどのアミノ酸代謝，ヒスチジン代謝などに関与している。光，熱，酸素に対して不安定であり，分解されやすい。欠乏症としては，巨赤芽球性貧血や妊娠初期の胎児神経管形成不全がある。葉酸を大量に摂取すると，発熱，紅斑，かゆみ，呼吸障害などを起こすことが知られている。葉酸は，だいず，レバー，ほうれんそう，ブロッコリー，あまのり，あおのり，わかめなどに多く含まれている。

7）パントテン酸

パントテン酸は食品中で補酵素A（コエンザイムA，CoA）の構成成分として存在しており，ヒトの消化管内においてパントテン酸などに分解されて吸収される。体内で再びコエンザイムAとなり，糖代謝や脂肪酸代謝に関与している。酸やアルカリ，熱に対して不安定である。パントテン酸の欠乏は，細胞内のコエンザイムA濃度低下を引き起こし，エネルギー代謝に異常をきたす。明確な欠乏症はあまりないが，動物実験ではパントテン酸欠乏により，成長停止，体重減少，突然死，皮膚・毛髪・羽毛の障害などがみられている。パントテン酸は，レバー，子持ちかれい，納豆，鶏卵，らっかせい，ブロッコリーなどに多く含まれる。

8）ビオチン

ビオチンは，硫黄を含んだビタミン（図3-47）で，食品中ではリシンに結合しているものが多い。消化管内で遊離のビオチンとなり吸収されるが，体内で再びたんぱく質と結合し，糖新生，脂肪酸合成，アミノ酸代謝に補酵素として関与する。多くの食品に含まれることや，腸内細菌による合成もあるため欠乏症は起こりにくいが，欠乏すると，皮膚炎，脱毛，神経障害などを引き起こす。卵白たんぱく質であるアビジ

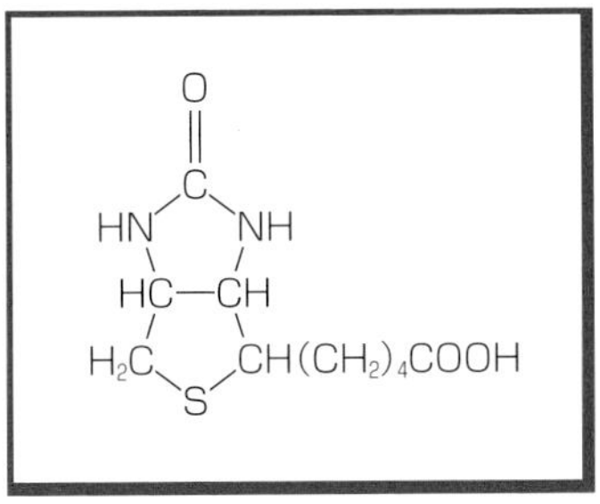

図3-47　ビオチンの構造

ンが消化管でビオチンと結合し，ビオチンの吸収を阻害することが知られており，極端な生鶏卵の偏食者では，皮膚炎，脱毛，食欲不振などの症状がみられることがある。ビオチンは，きくらげ，まいたけ，レバー，だいず，卵黄，らっかせい，ブロッコリー，カリフラワーなどに多く含まれている。

9）ビタミンC

水溶性ビタミンのうち，唯一ビタミンB群に属さないのがビタミンCである。ビタミンCには，還元型の**アスコルビン酸**と，酸化型の**デヒドロアスコルビン酸**とがある（図3-48）。アスコルビン酸には強い還元力があり，食品中の油脂やビタミンAなどの酸化防止剤として利用されている。ビタミンCは，次のような生理機能を有している。

① 抗酸化作用：スーパーオキシド，ヒドロキシラジカル，過酸化水素，一重項酸素といった活性酸素種の消去剤として機能する。

② コラーゲンの形成：ヒトのコラーゲン合成過程において，正常な三次構造の形成に作用する。

③ 生体異物の代謝：体内に進入したさまざまな異物を解毒するシトクロームP-450という酵素たんぱく質の維持に関与する。

④ コレステロール／脂肪酸の代謝：脂肪酸の分解やコレステロールから胆汁酸への合成に関与する。

⑤ アミノ酸，ホルモンの代謝：副腎髄質や神経組織で，チロシンからノルアドレナリンを生成する酵素に必要とされる。

⑥ 鉄の吸収を促進：3価の鉄イオンを還元し，2価の鉄イオンに保つことで吸収を促進する。

⑦ 消化管内での発がん物質のひとつである**ニトロソアミン**の生成を抑制する。

そのほかにも，免疫能力の増強，抗腫瘍作用，抗動脈硬化作用，抗血圧作用，抗ヒスタミン作用，白内障予防などが報告されている。ビタミンCは，熱，光，アルカリによって分解されやすい。また，にんじんなどの野菜にはアスコルビン酸を酸化するアスコルビン酸オキシダーゼが含まれるため，調理加工上注意が必要である。欠乏すると壊血病（毛細血管からの出血など）を引き起こすことが知られている。

◘ニトロソアミン
ニトロソアミンは，加工肉に発色剤として含まれる亜硝酸塩がアミン類と反応して生成され，発がん性が指摘されている。また，野菜類に含まれる硝酸塩が還元されると亜硝酸となるため，野菜栽培時の化学肥料の過剰投与が問題となっている。

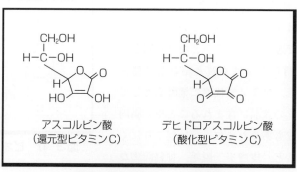

図3-48 ビタミンCの構造

ビタミンCは果実類，野菜類，緑茶，じゃがいもなどに多く含まれる。

（2）脂溶性ビタミン

　ビタミンA，ビタミンD，ビタミンEおよびビタミンKの4種のビタミンは，水には溶けにくく，有機溶媒に溶け，油脂に溶けやすい脂溶性を示す。体内に蓄積されやすく，過剰に摂取すると生体に害を及ぼすこともある。

1）ビタミンA

　ビタミンAとは，アルコール型のレチノール，アルデヒド型のレチナール，カルボン酸型のレチノイン酸の総称である（図3-49 a）。また，体内でレチノールに代謝されるものとして，**β-カロテン，α-カロテン，β-クリプトキサンチン**などのカロテノイド系色素があり，これらはプロビタミンAと呼ばれる（図3-49 b）。ビタミンAは熱には比較的安定である一方，光には不安定である。ビタミンAはヒトの眼の網膜にある桿体細胞や錐体細胞において**ロドプシン**を形成している。そのほかにもビタミンAには，上皮組織の維持，細胞増殖・分化の制御などの生理作用もある。欠乏症として，夜盲症，感染抵抗力の低下，角膜乾燥症などが知られている。レチノイン酸をヒトに過剰に投与すると，脳圧亢進による頭痛やめまいなどの副作用が出ることが知られているが，食品からプロビタミンAである*β*-カロテンを過剰に摂取しても，必要に応じて体内でビタミンAに変換されるため，過剰症は起こらない。ビタミンAはレバー，うなぎ，卵黄など動物性食品に多く含まれ，*β*-カロテンは緑黄色野菜に多く含まれている。食品成分値での**β-カロテン当量**（*β*-Carotene equivalents）や**レチノール活性当量**（Retinol activity equivalents：RAE）は，それぞれの式に従って算出される。

$$β\text{-カロテン当量}（μg）＝β\text{-カロテン}（μg）＋1/2×α\text{-カロテン}（μg）＋1/2×β\text{-クリプトキサンチン}（μg）$$

$$\text{レチノール活性当量}（μgRAE）＝\text{レチノール}（μg）＋1/12×β\text{-カロテン当量}（μg）$$

▢ロドプシン
　ロドプシンは，オプシンと呼ばれるたんぱく質とレチナールとから構成される。ロドプシンが光を受けると，レチナールの立体構造が変化し，オプシンとの結合が切れる。この刺激が信号となり視神経に伝達される。外れたレチナールは，酵素反応を経て再びオプシンと結合する。レチナールが不足すると，レチノールが酸化されて補われる。

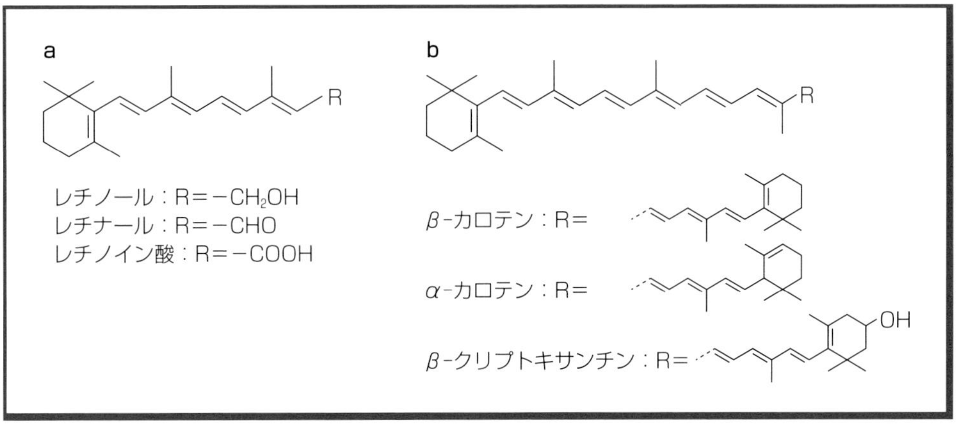

a
レチノール：R＝−CH₂OH
レチナール：R＝−CHO
レチノイン酸：R＝−COOH

b
β-カロテン：R＝
α-カロテン：R＝
β-クリプトキサンチン：R＝

図3-49　ビタミンAの構造

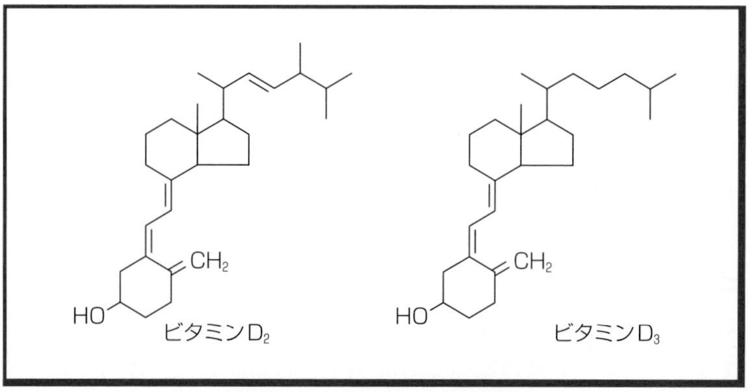

図3-50　ビタミンDの構造

2）ビタミンD

　ビタミンD（カルシフェロール）には，きのこ類に含まれるビタミンD₂（エルゴカルシフェロール）と動物由来のビタミンD₃（コレカルシフェロール）とがある（図3-50）。ビタミンDはヒトの体内でも合成され，**エルゴステロール**（プロビタミンD₂）からビタミンD₂が，また，コレステロールより生成した7-デヒドロコレステロール（プロビタミンD₃）からビタミンD₃が生成される。この合成反応は，紫外線照射により誘導されると考えられている。ビタミンDは熱に対して安定であり，調理・加工に対して比較的安定である。ビタミンDは小腸でのカルシウム吸収を促進し，体内では血液中のカルシウム濃度を一定に保つ働きがある。欠乏すると，くる病，骨軟化症などを引き起こし，過剰症として，高カルシウム血症や腎障害などがある。ビタミンD₂は乾しいたけ，乾燥きくらげに多く含まれ，ビタミンD₃はうなぎ，かつお，煮干し，いわしなどに多く含まれるが，多くの食品中にはビタミンDはわずかしか含まれていない。

3）ビタミンE

　ビタミンEとして，α-トコフェロール，β-トコフェロール，γ-トコフェロール，δ-トコフェロールの4種が知られており（図3-51），ビタミンEとしての活性を比較すると，それぞれ100：40：10：1である。ビタミンEは光，過酸化物，アルカリ性によって酸化されやすい。生理作用は生体内の抗酸化作用であり，不飽和

●ビタミンDとくる病●

　ビタミンDは，1922年，E. V. McCollumにより，くる病を予防する因子として発見された。くる病とは骨の石灰化障害で，特に，乳幼児の骨格異常を指している。その後，紫外線照射された食品や動物体内にくる病を予防する因子の存在が明らかとなり，光照射反応によって前駆体から生成する物質であることが示された。

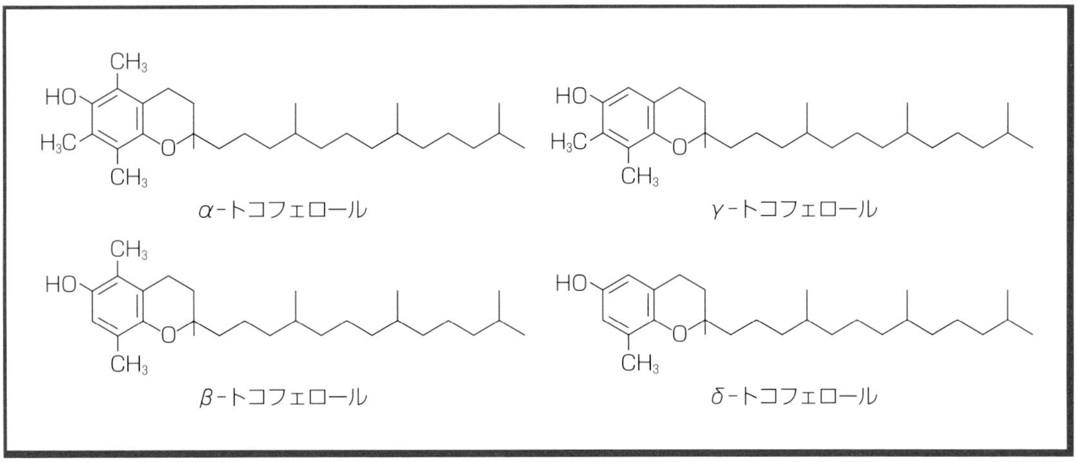

図3-51　ビタミンEの構造

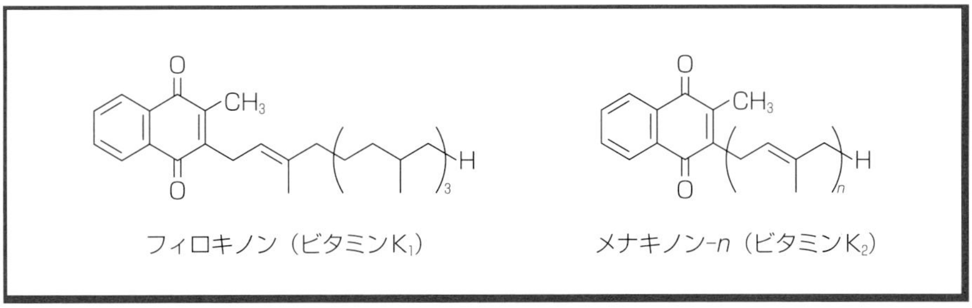

（α-トコフェロール　γ-トコフェロール　β-トコフェロール　δ-トコフェロール）

図3-52　ビタミンKの構造

（フィロキノン（ビタミンK₁）　メナキノン-n（ビタミンK₂））

脂肪酸の過酸化を防ぎ，細胞膜脂質や血漿リポたんぱく質を正常に保つ働きがある。また，酸化防止剤として加工食品に広く使われている。欠乏症や過剰症は通常の食生活では認められないが，欠乏症として，赤血球が溶血しやすくなることが知られている。ビタミンEは，アーモンド，らっかせい，小麦胚芽，マーガリン，植物油などに多く含まれている。

4）ビタミンK

食品に含まれるビタミンKには，植物由来の**フィロキノン**（ビタミンK₁）と，微生物由来の**メナキノン類**（ビタミンK₂）とがある（図3-52）。これらは熱，酸素および酸には安定であるが，光やアルカリ性には不安定である。ビタミンKの生理作用は，プロトロンビンの生成を介した血液凝固促進，骨の形成促進である。欠乏によ

●ビタミンKの命名由来●

ビタミンKは，1935年，H. C. P. Damによりにわとりのひなの出血を予防する因子として発見され，血液凝固を意味するドイツ語（koagulation）から命名された。

り，血液凝固障害，新生児の出血症，骨形成障害を引き起こすが，ビタミンKはさまざまな食品中に含まれていることや，腸内細菌がビタミンKを産生しているため，一般的には欠乏症は起こりにくい。また，過剰症も通常は認められないが，血栓症などの治療のため抗凝血薬を服用している場合は，ビタミンKを多く含む納豆の摂取は控えたほうがよいとされている。新生児では，母乳中のビタミンK含量が低く，腸内細菌によるビタミンK_2産生量も低いことなどから，ビタミンKの補給が必要であると考えられている。ビタミンKを多く含む食品は，納豆（ビタミンK_2）のほか，緑黄色野菜（ビタミンK_1）がある。

6. ミネラル（無機質）とその変化

ミネラル（無機質）は，人体に含まれる元素のうち，酸素，炭素，水素，窒素を除いた元素の総称であり，カルシウム，リン，カリウム，硫黄，塩素，ナトリウム，マグネシウムの7種で99％以上を占めている（表3-9）。そのほかに微量元素（微量ミネラル）として，鉄，亜鉛，銅，マンガン，ヨウ素，セレン，クロム，モリブデン，フッ素，コバルトなどがある。ミネラルは，生命活動に必要なさまざまな生理作用，酵素反応や代謝等に寄与しているが，体内では合成されないため，食品から摂取する必要がある。ミネラルは，食品の保存や調理加工時の色の変化にも関与している。なす果皮などに含まれるアントシアニン色素は，鉄などの金属と結合すると色調が変化し安定化する。また，緑色野菜に含まれるクロロフィル色素にはマグネシウムが結合しており，野菜を酢に漬けるなど

表3-9　ヒト体内のミネラル存在比

ミネラル	存在比（%）
カルシウム	50.8
リン	29.4
カリウム	6.7
硫黄	5.1
塩素	3.7
ナトリウム	2.9
マグネシウム	1.1
鉄	0.2
その他	0.1

すると，そのマグネシウムが水素に置換され，緑褐色に変化する。ミネラルは食品のゲル化にも関与しており，豆乳にマグネシウム（にがり）を加えることで，大豆たんぱく質を凝固させ，豆腐となる。一方，鉄や銅などの金属イオンは油脂などの酸化を促進し，食品の劣化を引き起こすことが知られている。このため，金属キレート剤としてクエン酸，酒石酸，リンゴ酸，リン酸，フラボノイドなどを酸化防止剤とともに添加することで，油脂などの酸化を防いでいる。

（1）カルシウム（Ca）

カルシウムは，人体に最も多く含まれるミネラルで，99％程度は骨と歯に存在している。残り約1％は血液や細胞内にイオンとして存在する。食品から摂取された

カルシウムは主に小腸で吸収されるが，その吸収率は比較的低く，成人では25～30%程度である。カルシウムの吸収は食品中の他の成分による影響を受けやすく，ビタミンDやクエン酸，**カゼインホスホペプチド**などはカルシウムの吸収率を高める。一方，ほうれんそうに多く含まれるシュウ酸，だいずなどに含まれるフィチン酸は，カルシウムと結合して吸収を阻害する。カルシウムは最も摂取が不足しているミネラルで，欠乏症として，骨粗鬆症，高血圧，動脈硬化などがある。カルシウムを多く含む食品は，牛乳，乳製品，小魚類，ひじき，だいず，ごま，モロヘイヤなどである。牛乳や乳製品ではカルシウムの吸収率は高いが，ひじきや小魚類などでは吸収率が悪い。2価の陽イオンであるカルシウムを，多糖類であるペクチンやアルギン酸に加えるとゲル化するため，ゼリーや人工イクラの製造などに利用されている。

> **◻カゼインホスホペプチド**
> カゼインホスホペプチド（CPP）は，乳たんぱく質のカゼインがトリプシンにより分解されて生じるペプチドである。リン酸化されたアミノ酸が多く，カルシウムと結合することでカルシウムの可溶性を保ちその吸収を高める。

（2）リ ン（P）

ヒト生体内に含まれるリンの85%が，カルシウムと結合して骨や歯に存在している。残りのリンは，リン脂質，核酸，ATPなどのリン酸化合物として含まれており，生体内で細胞膜の構成成分，遺伝情報，エネルギー代謝などに重要な働きをもつ。リンは食品全体に多く含まれ，さらに，食品添加物として加工食品にも多く含まれているため，通常の食生活において欠乏症は起こりにくい。リンを過剰に摂取すると，同時に摂取したカルシウムと結合し不溶化させてしまうため，カルシウム吸収が阻害される。また，長期間高濃度のリンを摂取し続けると，腎機能の低下や副甲状腺ホルモンの応答低下の原因となることが知られている。

（3）カリウム（K）

カリウムは細胞内液の主要な陽イオンであり，細胞内の浸透圧維持に重要な役割を果たしている。また，細胞内外での電位差の維持による筋肉収縮・神経の興奮伝導にも関与している。カリウムは，野菜や果物，海藻類，いも類などに多く含まれている。通常の食生活ではカリウム欠乏は起こらないが，ナトリウムの体外への排出を促すためにカリウムの摂取は多めにしたほうがよく，ナトリウム/カリウムの摂取比率は2以下が適正とされている。

（4）ナトリウム（Na）

ナトリウムは，細胞外液の主要な陽イオンであり，細胞浸透圧，酸・塩基平衡の調節，水分量の維持，細胞内外の電位差の維持などに重要な役割をもっている。欠乏症としては，疲労感，頭痛，食欲不振などがあるが，通常の食生活ではナトリウムが不足することはなく，むしろ，日本人の食生活では過剰摂取が問題となっている。食塩の過剰摂取によって高血圧や胃がんの危険性が高まることが示唆されており，食塩摂取量は成人で7～8 g/日以下とすることが望ましい。

（5）マグネシウム（Mg）

ヒト生体内のマグネシウムの6割程度は骨に存在している。残りの4割程度は筋肉や臓器，血液などに存在し，たんぱく質や核酸の合成や代謝に関与している。マグネシウムが欠乏すると，骨中のマグネシウムが溶け出し不足分を補う。しかし，マグネシウムの長期的な欠乏は，骨形成阻害，神経過敏症，高血圧，虚血性心疾患などを引き起こす。マグネシウムはだいず，インスタントコーヒー，ココア，海藻類などに多く含まれている。

（6）鉄（Fe）

ヒト生体内の鉄は，約70%がたんぱく質と結合したヘム鉄として，残り約30%は無機鉄である非ヘム鉄として存在する。ヘム鉄は，赤血球のヘモグロビンと筋肉中のミオグロビンの構成成分である。ヘモグロビンとミオグロビンはともに，ポルフィリン環の中心に2価鉄イオン（Fe^{2+}）がキレートしたヘムを含んでおり，酸素を運搬する機能をもつたんぱく質である。食品から摂取された鉄はFe^{2+}の形で十二指腸から小腸上部において吸収されるが，3価鉄イオン（Fe^{3+}）の形ではほとんど吸収されない。また，鉄の吸収率は，同時に摂取する他の成分により大きく変わる。たんぱく質，アミノ酸，ビタミンCは鉄吸収を促進し，フィチン酸，タンニン，シュウ酸などは吸収を阻害する。特にビタミンCはFe^{3+}を還元し，吸収されやすいFe^{2+}の形へ変換する。鉄欠乏症として，貧血，無力感，食欲不振などがあり，鉄欠乏性貧血は女性や妊婦に多い。通常の食品において過剰摂取が生じる可能性はないが，サプリメント，鉄強化食品および貧血治療用の鉄製剤の不適切な利用にともなって，便秘や胃部不快感などの過剰症を起こす可能性がある。鉄を多く含む食品は，レバー，だいず，緑黄色野菜，海藻類などである。

（7）亜　鉛（Zn）

> **◘スーパーオキシドジスムターゼ**
> 活性酸素であるスーパーオキシドを酸素と過酸化水素へ変換する酸化還元酵素であり，活性中心に銅，亜鉛，マンガンなどの金属イオンをもつ。酸化ストレスを減少させる役割をもつ。

亜鉛はヒト体内の主に骨格筋，骨，皮膚，肝臓，脳，腎臓などに分布し，たんぱく質と結合して触媒作用や構造維持作用などの生理作用をもつ。また，新しい細胞の形成に必要で，特に，舌の味蕾形成に不可欠である。亜鉛欠乏症として，皮膚炎や味覚障害，慢性下痢などがある。加工食品にはリン酸のような亜鉛の吸収を阻害したり，排出を促したりする成分が含まれており，加工食品の摂りすぎによる味覚障害も問題となっている。亜鉛自体の毒性はきわめて低く，通常の食生活では過剰症は起こりにくいと考えられるが，多量の亜鉛の継続的摂取は，銅の吸収阻害による銅欠乏，**スーパーオキシドジスムターゼ**活性の低下，貧血，汎血球減少，胃の不快感などを引き起こす。亜鉛は魚介類や肉類に比較的多く含まれ，特に貝類のかきに多く含まれている。

（8）銅（Cu）

　銅は，ヒト生体内において約50％は筋肉や骨，約10％は肝臓中に分布する。ヘモグロビンを合成する際に，銅を含む酵素が機能している。そのため，銅欠乏状態ではヘモグロビンの合成が低下し貧血を起こすことがある。銅を含む食品は，いかやたこなどの軟体動物やえびなどの甲殻類，レバー，だいずなどである。

（9）マンガン（Mn）

　マンガンは，スーパーオキシドジスムターゼなどの酵素の構成成分として機能しており，骨代謝，たんぱく質・炭水化物・脂質の代謝，抗酸化作用等に関与する。ヒトのマンガン欠乏症は研究が不十分であるが，通常の食生活では起こらないと考えられている。マンガンは豆類，種実類などに多く含まれる。

（10）ヨウ素（I）

　ヨウ素は，ヒト生体内において70〜80％は甲状腺に存在し，甲状腺ホルモンを構成している。甲状腺ホルモンは交感神経を刺激し，体の新陳代謝を活発にする働きがある。ヨウ素は海藻類や魚介類などの海産物に含まれ，特にこんぶに多く含まれている。ヨウ素が不足すると甲状腺腫を発症することが知られているが，日本では，比較的，海藻類，魚介類を多く摂取しているため通常では不足しない。

（11）その他の微量ミネラル

　微量ミネラルとして，抗酸化システムや甲状腺ホルモン代謝において重要である**セレン**（Se），インスリンの作用を増強させるペプチドに必要な**クロム**（Cr），肝臓や腎臓にある酵素の補酵素として機能する**モリブデン**（Mo）などがある。また，食事摂取基準が定められていないミネラルとして，ビタミンB_{12}に含まれる**コバルト**（Co），歯や骨の構成に関わる**フッ素**（F），アミノ酸の構成成分である**硫黄**（S），胃酸の構成要素である**塩素**（Cl）などがある。

演習課題

❶ 水分活性の測定法について調べてみよう。

❷ 食品が湿気ることと，水分活性の関係について考えてみよう。

❸ 非酵素的褐変は，中間水分食品で強く起こり，それ以上に水分活性が高くなると，低下するのはなぜか調べてみよう。

❹ アルブミンは純水に溶けることができるのに，70〜90%のエタノールに溶けることができない。このような現象がなぜ起こるのか考えてみよう。

❺ D-グルコースの直鎖状および環状構造を書き，単糖の構造について整理しよう。また，主な二糖の構造を書いて炭水化物の結合様式についてまとめてみよう。

❻ 脂質の分類と構造について表に整理しよう。また，油脂の酸化反応についてまとめてみよう。

❼ 日本食品標準成分表を用いて各ビタミンを多く含む代表的な食品を一覧にし，ビタミン含有量をまとめてみよう。

❽ 微量ミネラルと生理作用について詳しく調べてみよう。

参考文献

・岸恭一，木戸康博：タンパク質・アミノ酸の新栄養学，講談社サイエンティフィク，2007
・菅原龍幸監修：Nブックス 新版 食品学Ⅰ 第2版，建帛社，2016
・McMurry, J., Begley, T.：マクマリー 生化学反応機構―ケミカルバイオロジー理解のために―，東京化学同人，2007
・日本蛋白質構造データバンク（PDBj）ホームページ
・並木満夫，中村良，川岸舜朗，渡邊乾二編：現代の食品化学 第2版，三共出版，1992
・加藤保子，中山勉編：食品学Ⅰ，南江堂，2011
・厚生労働省：日本人の食事摂取基準（2020年版）策定検討会 報告書，2020
・中河原俊治編著：食べ物と健康Ⅱ 食品の機能，三共出版，2014
・久保田紀久枝，森光康次郎編：新スタンダード栄養・食物シリーズ5 食品学―食品成分と機能性―，東京化学同人，2016
・医歯薬出版編：日本食品成分表2015年度版（七訂）本表編，医歯薬出版，2016
・日本ビタミン学会編：ビタミン総合事典，朝倉書店，2010

第4章 食品の二次機能と化学

食べることが大事，食べるためにはおいしいことが大事。おいしさに関係する食品の二次機能成分（嗜好成分）は重要である。本章では，色，味，においに関する成分について学ぶ。さらに，食感に影響を与える食品の物性と，これらの評価法となる官能評価について学習する。二次機能を化学的に理解することにより，おいしさに関与する食品成分の重要性や，生体における感覚応答，食品加工における品質への関わりなどについて，深く知ることになる。

1. 色の成分とその変化

（1）クロロフィル

野菜（葉茎菜）の緑色は，食品の彩りに重要であるが，緑色に見えるのは植物の葉緑体の成分として，**クロロフィル**が含まれているからである。クロロフィルは脂溶性の緑色色素で，**ポルフィリン環**をもつ成分である（図4-1）。

中心部には，マグネシウムが存在（マグネシウムイオンが配位）しており，青緑色のクロロフィルaと黄緑色のクロロフィルbがある。矢印で表した結合は配位結合

> 🔹**ポルフィリン環**
> 4個のピロールが環状になった構造。

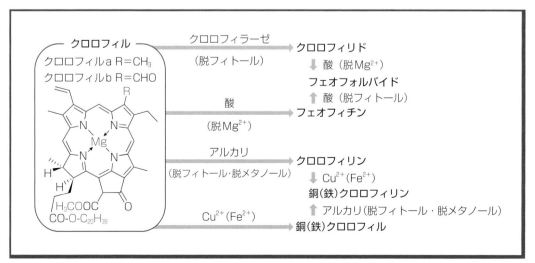

図4-1　クロロフィルの変化

である。疎水性の強いフィチル基（フィトールがエステル結合している）により，水にほとんど溶けず，ジエチルエーテルやエタノールなどの有機溶媒に溶けやすい。

　図4-1に示すように，クロロフィラーゼ（酵素）により，フィトールが外れ，**クロロフィリド**を生成する。また，クロロフィルを酸性（水素イオンが多い）の溶液に浸漬させると，マグネシウムイオンが外れ，水素イオンが付加し，**フェオフィチン**（褐緑色・黄褐色）が生成する。クロロフィリドやフェオフィチンから，褐色の**フェオフォルバイド**が生成する。

⬧フェオフォルバイド
　光過敏症の原因と考えられている。

　アルカリ性の水溶液で煮ると，クロロフィルからフィトールとメタノールが外れ，水溶性の**クロロフィリン**（緑色）になる。また，クロロフィルを銅イオン（または鉄イオン（Ⅱ））を含む溶液中で加熱すると**銅クロロフィル**（または鉄クロロフィル，鮮緑色）となる。クロロフィリンや銅クロロフィルから，**銅クロロフィリン**（または鉄クロロフィリン）が生成する。

（2）ヘムたんぱく質

　まぐろの刺身（赤身）が赤いのも，生の牛肉（赤身）が赤いのもヘムたんぱく質が存在するからである。ヘムたんぱく質とは，**ヘム**を結合したたんぱく質である。ヘムは赤色色素であり，クロロフィルと同様に，ポルフィリン環をもっている。

　図4-2に示すように，中心部には，鉄が存在（鉄イオン（Ⅱ）が配位）している。矢印で表した結合は配位結合である。ヘムが結合しているたんぱく質として，酸素と結合する筋肉部のミオグロビン，酸素と結合する赤血球のヘモグロビン，ミトコンドリアのチトクロムなどがある。特に，ミオグロビンは食肉の色調に深く関わっている。また，まぐろの刺身（赤身）では，ミオグロビンに加え，ヘモグロビンの影響も大きい。

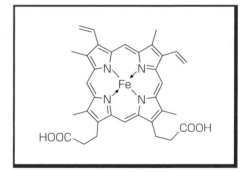

図4-2　ヘム

　図4-3に食肉の色の変化を示す。生の食肉において，ミオグロビン（暗赤色，ヘムにある鉄の状態はFe^{2+}）に酸素が結合すると，鮮赤色のオキシミオグロビン（Fe^{2+}）になる。やがて，中心部のヘムが酸化されると褐赤色のメトミオグロビン（Fe^{3+}）になる。これらの状態を含み，生肉を加熱すると，メトミオクロモーゲン（煮た肉の色，Fe^{3+}）の色となる。一方，一般的なハムやソーセージは，もとの肉色よりも明るい色調である。これは，亜硝酸ナトリウムなどの添加により生成される一酸化窒素（NO）が，ミオグロビンやメトミオグロビンに結合した後，赤色のニトロソミオグロビン（Fe^{2+}）となり，さらに，加熱によって桃赤色のニトロソミオクロモーゲン（Fe^{2+}）へと変化するためである。

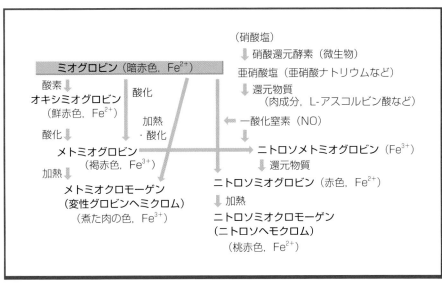

図4-3　食肉の色

（3）カロテノイド

　カロテノイドは植物や藻類が作る黄橙色や赤色の色素である。食物連鎖によって動物に蓄積するものもある。炭素と水素から構成されるカロテン類（図4-4）と，酸素原子を含むキサントフィル類（図4-5）に分類される。

◘カロテノイド
　抗酸化（酸化防止）作用を有するものが多い。

1）カロテン類

　リコペン（リコピン）は，深赤色である。多くの植物では，カロテノイドを合成する原料（前駆体）として使われるため，含まれている量は少ない。トマト，金時

◘前駆体
　生合成される物質の前段階での生成物。

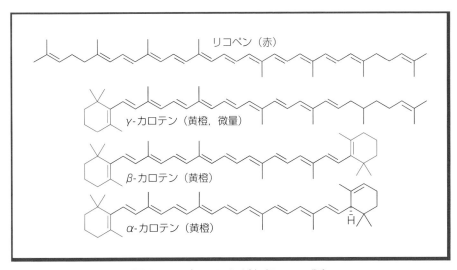

図4-4　カロテノイド（カロテン類）

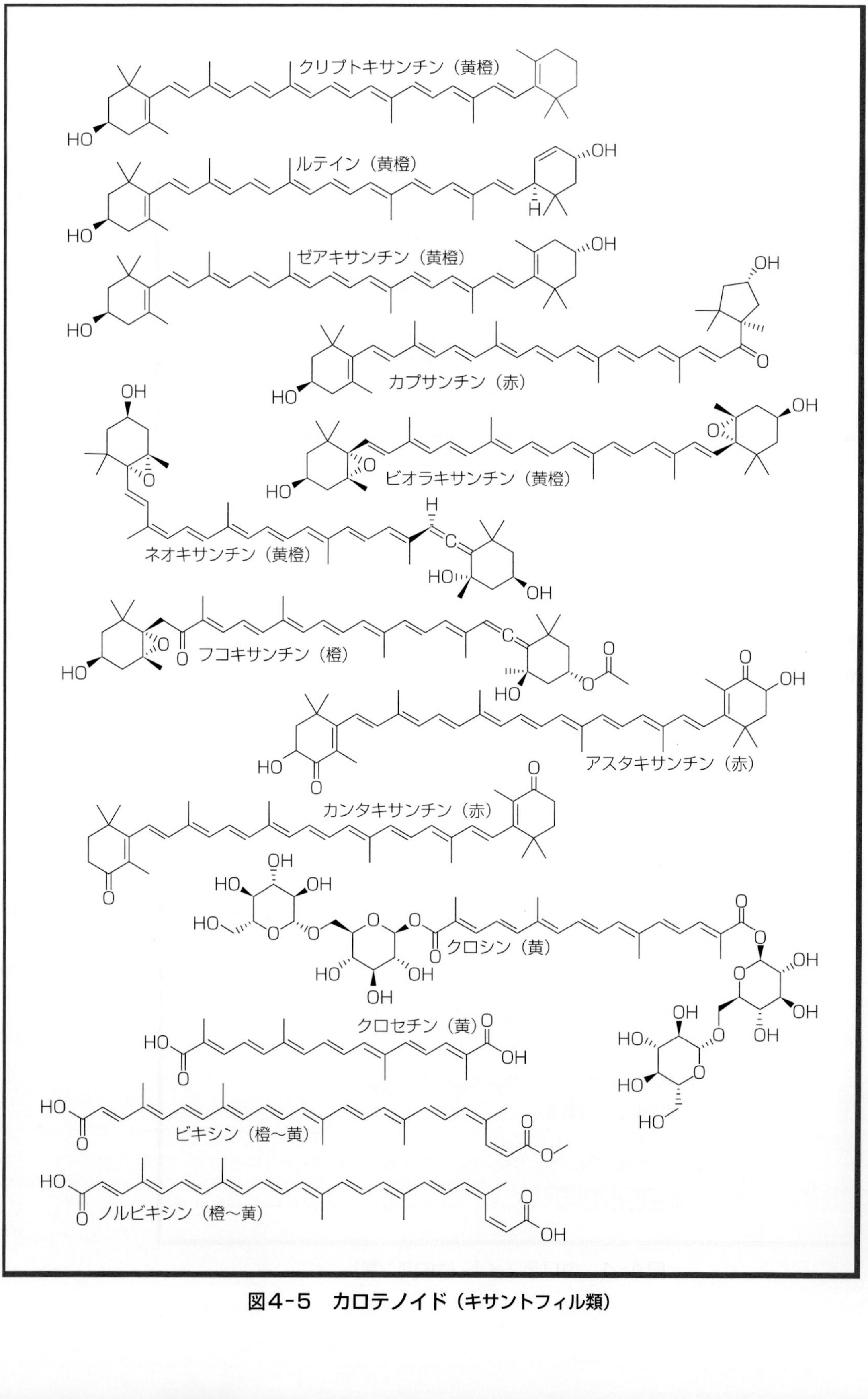

図4-5　カロテノイド（キサントフィル類）

にんじん，すいかなどには比較的多く含まれ，それぞれの食品の色の成分となっている。酸化を抑える性質（抗酸化性）があり，健康への寄与について研究が進められている。

　植物の中で，リコペンからγ-カロテンが生成する。γ-カロテンも前駆体であるため，含まれている量は少ない。γ-カロテンからβ-カロテンやα-カロテンが生成する。植物内で局在することがあり，葉ではβ-カロテンが多く，花ではα-カロテンが多いものも知られている。α-カロテンは黄橙色の色素で，ルテインとともに，黄色の食用菊の花色にも関与している。また，β-カロテンも黄橙色の色素であるが，この成分を多く含む野菜は，緑黄色野菜として分類されている。

2）キサントフィル類

　キサントフィル類はカロテン類から生成される。主なキサントフィルを図4-5に示した。

　β-**クリプトキサンチン**（黄橙）は，うんしゅうみかんなどに多い。

　ルテイン（黄橙）は，植物成分として一般的である。黄色の食用菊には，α-カロテンに加え，ルテインおよび複数の誘導体（構造の一部が変わったもの）が含まれている。ルテインは，生体組織での蓄積が認められており，抗酸化作用など，生体での役割も期待されている。

　ゼアキサンチン（黄橙）は，ルテインと同様，植物成分として一般的である。卵黄にはにわとりの餌の成分が移行するため，ルテインやゼアキサンチンは，卵黄の色にも関与している。ビオラキサンチンやネオキサンチンも黄橙色である。

　カプサンチン（赤・赤橙）は，とうがらし，赤ピーマン，パプリカの成分として知られている。フコキサンチン（橙）はこんぶ，わかめなど，褐藻類に含まれている。生わかめにおいて，たんぱく質と結合して赤色化し，褐色に寄与している。加熱によってたんぱく質が変性すると橙色となり，わかめは緑色の外観をもつ。

　アスタキサンチン（赤）は，えびやかに，ロブスターの色素，あるいはまだいの皮の色として知られている。えびやかにが生の状態では，たんぱく質と結合しているため暗青色であるが，加熱によりたんぱく質が変性し，アスタキサンチンが遊離すると，赤色が認められるようになる。さけは餌であるえびなどから摂取したアスタキサンチンが筋肉のアクトミオシンと結合しているため，ピンク色に見える。なお，アスタキサンチンを酸化させたアスタシンという色素も赤色である。

　カンタキサンチンは赤色色素で，魚類，甲殻類，食用きのこ，緑藻類に微量に含まれている。さけの筋肉には，カンタキサンチン-アクトミオシンも微量に存在する。

　サフランやくちなしの実は，食品の着色（サフランライスやくりきんとんなど）に用いられているが，黄色色素の**クロシン**が含まれている。多くのカロテノイドが脂溶性なのに対して，クロシンは水溶性なのが特徴である。クロシンは，糖のゲンチビオースが結合した配糖体であるが，色をもつのは糖以外の部分である。糖を取り

　除いた構造のものをクロセチンという。クロセチンも水溶性の黄色色素である。

　ビキシンは，ベニノキの種子から得られるアナトー色素に含まれている。ビキシンは脂溶性で，水に不溶であるが，メチルエステルを加水分解すると，水溶性のノルビキシンへ変化する。ノルビキシンのカリウム塩とナトリウム塩は水溶性アナトーとして利用されている。

3）プロビタミンＡとしてのカロテノイド

　生体内でビタミンＡに変換される物質をプロビタミンＡと呼ぶ。β-カロテンはビタミンＡであるレチノール，レチナール，レチノイン酸と同じ環構造をもち，β-カロテン-15, 15'-オキシゲナーゼによって2分子のレチナールに変換される。β-クリプトキサンチン，α-カロテン，γ-カロテンの片側の環構造も同様で，1分子のレチナールに変換される。

（4）フラボノイド

1）フラボノイドの分類

フラボノイド
　抗酸化（酸化防止）作用を有するものが多い。

　フラボノイドは植物内で生合成される。アミノ酸のL-フェニルアラニンを原料にして，trans-ケイヒ酸，4-クマル酸を経て，フラボノイドの一種であるカルコンが生成する。カルコンから，フラバノン，フラボン，イソフラボン，ジヒドロフラボノール（フラバノール），フラボノール，アントシアニジン，ロイコアントシアニジン，フラバン-3-オール（カテキン），3-デオキシアントシアニジンなど，さまざまなフラボノイドが作られる。無色，淡黄色，黄色，赤色，赤紫色などの成分がある。図4-6に示すように，炭素数6の環状構造（A環）-炭素数3-炭素数6の環状構造（B環）になっている。これがフラボノイドの基本構造である。

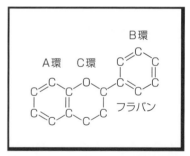

図4-6　フラボノイドの基本構造

●白い花●

　カロテノイドは黄色など，花の色としても重要である。黄色い菊の花には，α-カロテンやルテインなどのカロテノイドが存在している。これら黄色系の色素が，花の色になっている。それでは白い菊の花は，どのようになっているのだろう。実は白い菊の花でも，黄色系のカロテノイドは作られている。しかし同時に，カロテノイドを分解するたんぱく質も作られているため，多くのカロテノイドは分解され，色素ではない成分に変わってしまっているのである。

2）フラバノン，フラボン，イソフラボン，ジヒドロフラボノール，フラボノール

フラバノン（無色）はカルコンから生合成され，フラバノンからフラボノールに変換される。また，フラバノンからフラボンが作られ，フラバノンとカルコンから，イソフラボンが作られる。いわゆる「フラボノイド」（狭義のフラボノイド）とは，これらの成分のことである。

フラボノイドは，糖の結合した**配糖体**と，糖のない遊離型（アグリコン）として存在している。一般的な条件で，フラボンは淡黄色または無色，フラボノールは黄色であるが，配糖体になると淡色化するもの，無色になるものなどがある。フラバノンやジヒドロフラボノール，イソフラボンは無色である。そのため，フラボノイド（狭義）自身の食品の色への寄与は限られている。ただし，カロテノイドやアントシアニンなど，他の色素の補色成分として食品の色に関与することもある。表

表4-1　代表的なフラボノイド

	アグリコン（枠内の一番上） 配糖体（糖結合部位を表示）	所　在
フラボン	アピゲニン（R_1 = H） アピイン（R_2 = アピオシルグルコシド）	パセリ
	ルテオリン（R_1 = OH） ルテオリン配糖体（R_2 = アピオシルグルコシド）	パセリ ピーマン
フラボノール	ケンフェロール（R_1 = R_2 = H） アストラガリン（R_3 = ルチノシド）	茶 かきの葉
	クエルセチン（R_1 = OH, R_2 = H） ルチン（R_3 = ルチノシド） クエルシトリン（R_3 = ラムノシド）	たまねぎ そばの実 ピーマン
	ミリセチン（R_1 = OH, R_2 = OH） ミリシトリン（R_3 = ラムノシド）	くるみ やまもも
フラバノン	ナリンゲニン（R_1 = R_2 = H） ナリンギン（R_3 = ラムノグルコシド）	グレープフルーツ グレープフルーツ
	ヘスペレチン（R_1 = OH, R_2 = CH$_3$） ヘスペリジン（R_3 = ルチノシド）	うんしゅうみかん うんしゅうみかん
イソフラボン	ダイゼイン（R_1 = R_2 = H） ダイジン（R_3 = グルコシド）	だいず だいず
	ゲニステイン（R_1 = OH, R_2 = H） ゲニスチン（R_3 = グルコシド）	だいず だいず
	グリシテイン（R_1 = R_2 = OH） グリシチン（R_3 = グルコシド）	だいず だいず

4-1に食品中の代表的なフラボノイドについて示した。また，アルカリ性では濃黄色となる。

3）アントシアニン

　アントシアニンは，果実，野菜，花などにおいて，赤，赤紫などの色調を示す色素である。糖が結合した配糖体として存在していることが多く，糖が結合していないものを**アントシアニジン**という。

　図4-7に示すように，3,5,7,3′,4′,5′の位置に結合している官能基により，さまざまなアントシアニジンがある。代表的なアントシアニジンとして，ペラルゴニジン類，シアニジン類，ペオニジン類，デルフィニジン類，ペチュニジン（ペツニジン）類，マルビジン類などがある。また，3位のヒドロキシ基が水素に置き換わった3-デオキシアントシアニジンを含む場合もある。

　植物中では，単独のアントシアニジンとしての存在は少なく，3位や5位（あるいは7位）のヒドロキシ基に糖が結合した配糖体として存在するものが多い。糖の種類としては，グルコースが多く，ラムノース，ガラクトースが結合したものもある。また，マロン酸，p-ヒドロキシ安息香酸，桂皮酸，p-クマル酸，カフェ酸などがエステル結合でつながる場合もある。赤や紫色を呈することが多いが，B環（図4-7の右上の環状構造）のヒドロキシ基（-OH）の数が多いほど深色化し，メトキシ基（-O-CH₃）の数が多いほど浅色化，また，糖が結合すると深色化するといわ

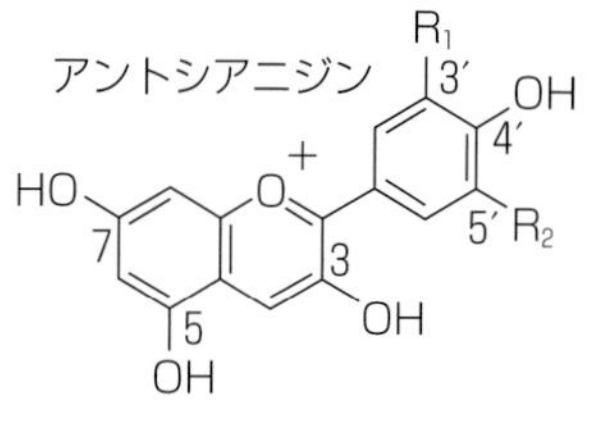

アントシアニジン

ペラルゴニジン R₁＝R₂＝H
シアニジン R₁＝OH，R₂＝H
ペオニジン R₁＝OCH₃，R₂＝H
デルフィニジン R₁＝R₂＝OH
ペチュニジン R₁＝OH，R₂＝OCH₃
マルビジン R₁＝R₂＝OCH₃

図4-7　アントシアニジンの基本構造

●花の色●

　アントシアニンは赤紫や青紫など，花の色としても重要である。植物の中は弱酸性であるが，アントシアニン溶液は弱酸性から中性では不安定なので，矛盾する。この理由として，①金属イオンと錯体を形成する，②キノイド塩基の濃度が高くなり，芳香環同士の疎水結合と，糖分子の親水性によって分子間で自己会合する，③共存するフラボンなどと疎水結合により分子が重なる，④糖と桂皮酸誘導体を有するアントシアニジンが，疎水結合によりサンドイッチ型配座となり，まわりを糖残基が取り巻くため，水和が阻害される，などが提唱されている。

れている。

　食品中の代表的なアントシアニンを表4-2にまとめた。食品には多数のアントシアニンが含まれていることが一般的である。

表4-2　代表的なアントシアニン

アントシアニジン	配糖体	一般名	食品	色調
ペラルゴニジン	-3-グルコシド	カリステフィン	いちご	赤橙
	-3,5-ジグルコシド	ペラルゴニン	ざくろ	
シアニジン	-3-グルコシド	クリサンテミン	黒大豆, あずき, ブルーベリー, チェリー, もも, 紫とうもろこし	赤紫
	-3,5-ジグルコシド	シアニン	赤かぶ	
	-3-p-クマロイルグルコシド-5-グルコシド	シソニン	紫しそ	
	-3-p-クマロイルグルコシド-5-マロニルグルコシド	マロニルシソニン	紫しそ	
	-3-ガラクトシド	イデイン	クランベリー, りんご	
	-3-ルチノシド	ケラシアニン	チェリー, さつまいも	
	-3-ゲンチオビオシド-5-グルコシド	ルブロブラシン	紫キャベツ	
ペオニジン	-3-グルコシド	オキシコクシシアニン	ぶどう	赤
	-3,5-ジグルコシド	ペオニン	赤たまねぎ, ぶどう	
デルフィニジン	-3-グルコシド	—	ぶどう	紫赤
	-3,5-ジグルコシド	デルフィン	ぶどう	
	-3-p-クマロイルルチノシド-5-グリコシド	ナスニン	なす	
	-3-ルチノシド	—	べいなす	
ペチュニジン	-3-グルコシド	—	ぶどう	赤紫
	-3,5-ジグルコシド	ペツニン	ぶどう	
マルビジン	-3-グルコシド	エニン	ぶどう	暗赤
	-3,5-ジグルコシド	マルビン	ぶどう	

　アントシアニンはpHによって色調が変化することが知られている。例えば，シアニジンは，酸性では赤色，中性では赤紫色，弱アルカリ性では青色になる。青色色素は不安定で，時間とともに分解する。また，強アルカリ性でも分解する。

　金属イオンの存在も，B環にヒドロキシ基を複数有するシアニジンやデルフィニジンの色調を変化させる。ミョウバンや鉄イオンとはキレートにより青色となる。なすや黒豆では好ましいとされる。一方，ももや赤飯での変色は品質の低下と判断される。

4）フラバン–3–オール（カテキン）

　フラバン–3–オール（カテキン）は，ロイコアントシアニジン，あるいはアントシアニジンから生成する。カテキンとして，（+）–カテキン，（−）–エピカテキン，ヒドロキシ基の1つ多い，（−）–エピガロカテキン，没食子酸がエステル結合した（−）–エピガロカテキンガレートなどがある（図4-8）。フラボンやフラボノール，アントシアニンには配糖体が存在するが，カテキンは配糖体になりにくい。野菜類，果実類に含まれているカテキンには，ガロカテキンは少ない。一方，茶葉では，（−）–エピガロカテキンガレート，（−）–エピガロカテキン，（−）–エピカテキンガレートなどの含有量が多い。（−）–エピカテキン（ガレート）と（−）エピガロカテキン（ガレート）がポリフェノールオキシダーゼによって酸化され，結合すると，赤色のテアフラビンとなり，紅茶の色調に関与する。

5）ロイコアントシアニジン

　ロイコアントシアニジン（フラバン–3,4–ジオール）は，無色の成分であり，アントシアニンやフラバン–3–オール（カテキン）の前駆体である。ジヒドロフラボノール（フラバノノン）から生成し，野菜類や果実類など，植物に広く存在する。図4-9に示すように，ロイコペラルゴニジン，ロイコシアニジン，ロイコデルフィニジ

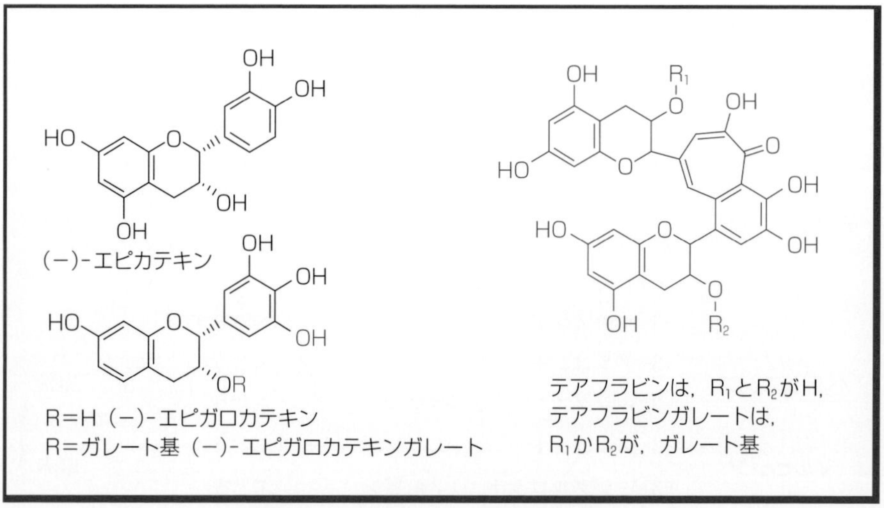

図4-8　カテキンとテアフラビン

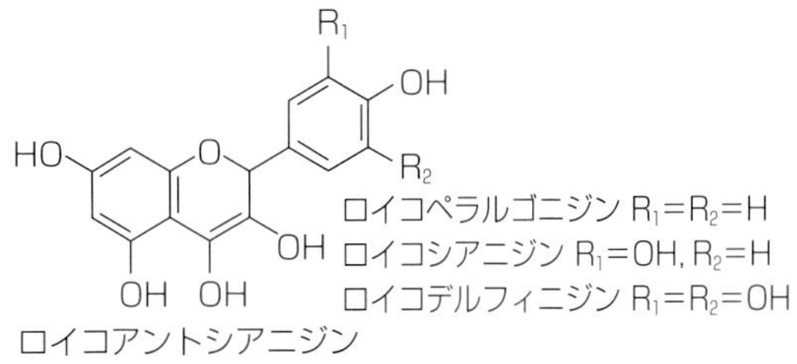

図4-9　ロイコアントシアニジン

ンがあり，それぞれ，アントシアニジンのペラルゴニジン，シアニジン，デルフィニジンとなる。ロイコシアニジンを低pHで長時間加熱するとシアニジンを生成することから，果実類の缶詰の赤変の原因として考えられている。

（5）クルクミン

　クルクミンは，香辛料の**ターメリック**（うこん）に含まれる脂溶性の黄色色素である。「カレーの色」として知られる。図4-10に示すように，エノール型とケト型に**異性化**するが，エノール型のほうが安定であると考えられている。食事から摂取したクルクミンは，生体内で無色のテトラハイドロクルクミンに代謝される。これらの成分の生理活性が注目され，研究が進められている。

（6）ベタレイン類

　赤ビートには，赤色色素として**ベタニン**とイソベタニンが含まれており，ベタレイン類として分類される。ベタニン，イソベタニンは，グルコースがエーテル結合でつながった配糖体であり，糖を加水分解したものをベタニジン，イソベタニジンという。

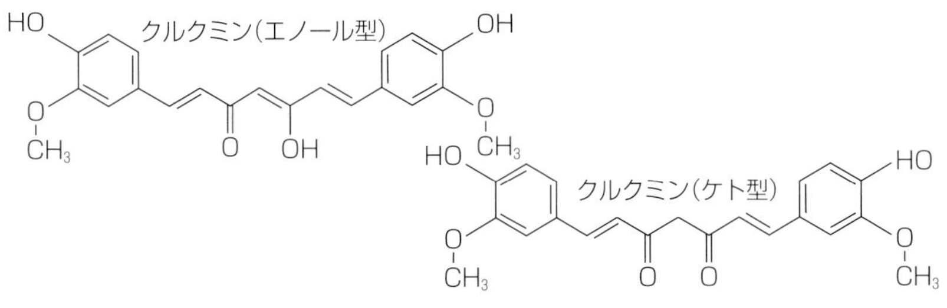

◘異性化
　元素組成は一種だが，結合の異なる異性体に変わること。

図4-10　クルクミン

（7）フィコビリン類

　紅藻（おごのり，てんぐさなど）は，緑色のクロロフィルに加え，色素たんぱく質である赤色の**フィコエリトリン**と青色の**フィコシアニン**が含まれている。これらの色素部分は，フィコエリトロビリンとフィコシアノビリンであり，フィコビリン類として分類される。フィコエリトリンの含有量によって，赤く見える紅藻と，赤く見えないものがある。

　フィコエリトリンは，色素たんぱく質であるため，熱に弱い。生の状態では赤く見える紅藻も，ゆでると緑色になる。加熱によって退色した結果，クロロフィルの緑色が認められるようになる。焼きのりも同様に，加熱によって，フィコエリトリンが変性し，緑色が認められる。また，ほしのりの赤変は，クロロフィルとフィコシアニンの退色による。スピルリナの抽出物であるスピルリナ青色素の主成分はフィコシアニンである。

（8）アントラキノン類

　サボテンに生育するエンジムシから抽出した**コチニール色素**は，食品の着色に利用されている。主成分は，**カルミン酸**で，酸性（pH3）では黄色，弱酸性（pH5.5）では赤橙色，弱アルカリ性（pH8）では紫赤色を呈する。また，ラックカイガラムシから抽出した**ラック色素**には，複数の色素（**ラッカイン酸** A，B，C）が含まれている。ラック色素の色調の特徴もコチニール色素に似ている。これらの化合物は，アントラキノン構造をもっている。

（9）紅麹色素

　微生物の**紅麹**（べにこうじ）から得られる色素も着色料として利用されている。この中には，モナスコルブリン（赤），ルブロパンクタチン（赤），アンカフラビン（黄），モナスシン（黄），モナスコルブラミン（紫），ルブロパンクタミン（紫），キサントモナシンA（黄），キサントモナシンB（黄）など，複数の色素成分を含んでいる。いずれも水に難溶の色素である。

2. 味の成分とその変化

（1）味の感覚（味覚）

　食品に含まれる成分は，舌や口腔内粘膜に化学的あるいは物理的な刺激を与え，口にした者にさまざまな味の感覚，すなわち**味覚**を感じさせる。一般に，唾液に溶けない成分は味覚を感じさせず無味である。

　味覚刺激のうち，舌の表面に分布する味蕾（みらい）と呼ばれる感覚器官により認識される

化学的な刺激を**基本味**という。基本味には，**甘味，酸味，塩味，苦味，うま味**の5つの味質がある。味蕾は味細胞がつぼみ状に集まった構造をしており，細胞膜上には**味覚受容体**と呼ばれるたんぱく質が発現している。味覚受容体の種類は味質の違いにより異なるが，同一の味質でも異なることがある。苦味の受容体は，ほかの味質の受容体に比べて種類が多い。呈味物質はおのおのの味質に対応する味覚受容体に特異的に作用し，味細胞の膜電位に変化を生じさせる。この変化が味神経を介して電気信号として大脳に伝えられることで，口にした者に味覚を感じさせる。カルシウム味や脂肪味を認識する味細胞の存在も報告されているが，味覚の受容機構に不明な点が多く，基本味としては認められていない。

　味覚刺激に分類されるものとしては**補助味**もあるが，味神経を介さなくても認識されるため，電気生理学的には味に分類されていない。補助味には，**辛味，渋味，えぐ味**などがある。辛味は舌表面や口腔内にある温度感受性受容体を介した化学・物理的な刺激であり，痛覚を介して知覚される。渋味は，口腔内粘膜の収 斂 や舌表面への唾液たんぱく質凝集物の接触などの物理的な刺激を通じて，えぐ味については渋味と同様に収斂などの物理的な刺激を通じて，主に触覚を介して知覚される。一方，渋味やえぐ味は，物理的な刺激だけでなく，味細胞に存在する苦味受容体などへの非特異的な結合を通じて，味神経を介して知覚されることも指摘されている。

◻ **味覚受容体**
　哺乳類の味覚受容体は，7回膜貫通型のGたんぱく質共役型受容体（甘味，苦味，うま味）とイオンチャネル型受容体（塩味，酸味）とに大きく分類される。

（2）味に対する嗜好性と感受性

　味に対する嗜好性や感受性は味質ごとに特徴があり，個体，年齢，性別，生理状態などにより異なるほか，環境や摂取する食品の状態により大きく影響を受ける。
　味に対する嗜好性は，動物とヒト（特に子ども）との間で高い相同性を示す（表4-3）。一般に，甘味，うま味，塩味に対する嗜好性は高く，酸味，苦味，渋味，辛味に対する嗜好性は低い。塩味や酸味は呈味成分の濃度が高すぎると嗜好性が低下する。嗜好性の違いは，味覚が，生きるうえで必要不可欠な有用成分（栄養素）

表4-3　味に対する嗜好性と生理的意義

味　質	分　類	代表物質	意　義	嗜好性		
				動物	子ども	成人
甘味	基本味	糖	エネルギー源	○	○	○
うま味	基本味	アミノ酸・核酸	たんぱく質源	○	○	○
塩味	基本味	塩化ナトリウム	ミネラル	○	○	○
酸味	基本味	酢酸	腐敗物	△	×	△
苦味	基本味	キニーネ	毒物	×	×	△
辛味	補助味	カプサイシン	刺激物	×	×	△
渋味	補助味	タンニン	不味（毒物？）	×	×	△

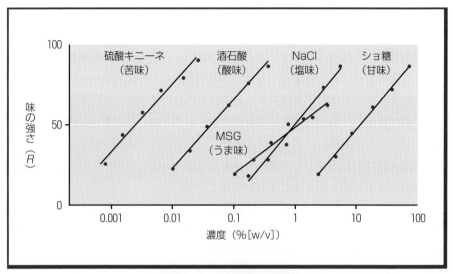

図4-11　基本味の閾値

出典）山口静子監修：うま味の文化・UMAMIの科学，丸善，1999

を摂取し，生体に危害を与える有害成分（毒物）を忌避するためのセンサーとして働くためとされるが，実際にヒトが摂取する食品には，この関係性が当てはまらないものも少なくない。例えば，酸味を呈する発酵食品，苦味を呈する茶，コーヒーなどのし好飲料や野菜，辛味を呈する香辛料など，食経験を通じて安全性が確認された食品は数多く存在する。また，エネルギー源となりにくい合成甘味料のように，味質と栄養の関係が前述の関係と一致しないものも広く利用されている。

　味に対する感受性を定量的に表すときに，**閾値**と呼ばれる指標が使われる。閾値には，**刺激閾値**と**弁別閾値**がある。刺激閾値とは，ある物質に対し味覚刺激を感知できる最小濃度である。弁別閾値とは，ある物質の感覚刺激の強さが増加したことを感知できる最小の値である。閾値の代わりに，等価濃度（特定の物質の味覚刺激を基準として，それと等価の味覚刺激を与える濃度）が指標として用いられることもある。基本味の中では甘味の閾値が最も高く，次いで塩味やうま味の閾値が高い（図4-11）。酸味や苦味の閾値は，一般に甘味，うま味，塩味よりも低い。甘味は呈味物質の濃度が高くないと感じにくいが，苦味は呈味物質の濃度がわずかであっても感じられるといえる。閾値の違いは，味覚が味質に応じて鈍感あるいは敏感に機能することで，有用成分を大量に摂取させ，有害成分を少量でも忌避させるためと考えられている。味に対する感受性は味覚受容体の発現量や働きによるところが大きく，遺伝的要因による受容体の発現量の違いが，苦味の感受性に個体差を生じさせることが明らかになってきている。

（3）味の相互作用

　食品はさまざまな呈味物質の混合物であるため，食べたときに呈味物質間の相互

作用が生じたり，味覚に関わる受容体や神経系の応答に変化を生じたりすることがある。そのため，食品を食べたときの味は，個々の呈味物質のもつ味強度の単純な和（相加効果）にならず，強くなったり，弱くなったり，質が変化したりすることがある。

1）対 比 効 果

　2種類以上の異なる味質の刺激を同時に，あるいは連続的に与えることにより，一方あるいは両方の味質の味強度が強くなる現象を**対比効果**という。この現象は一方の味質の刺激が強く，他方の味質の刺激が弱いときに起こりやすい。対比効果には，同時に味わうことで感じる同時対比と，続けて食べることで感じる経時対比とがある。同時対比には，砂糖を含む食品や果物に少量の食塩を加えることにより甘味が強くなる現象や，だし汁に少量のしょうゆや食塩を加えることでうま味が強くなる現象などがある。経時対比には，甘味の強いものを食べてからいちごなどの果実を食べると酸っぱく感じる現象などがある。

2）抑制効果（相殺効果）

　2種類以上の異なる味質の刺激を同時に与えることにより，他方あるいはすべての味質の味強度が弱められる現象を**抑制効果**（相殺効果）という。この現象は対比効果とは異なり，味質の刺激の強さに差がありすぎると起こりにくい。抑制効果には，コーヒーやチョコレートの苦味が砂糖を加えることにより弱くなる現象や，漬物や塩辛の塩味が酸味やうま味により弱くなる現象などがある。

3）相 乗 効 果

　同じ味質をもつ2種類以上の呈味物質の刺激を同時に与えることにより，おのおのの味強度の和を超えて味強度が強められる現象を**相乗効果**という。この現象は，アミノ酸系のうま味物質と核酸系のうま味物質の組み合わせや，しょ糖と人工甘味料の組み合わせなど，味質が同じでも構造の系統が異なる呈味物質の組み合わせで起こりやすい。相乗効果の典型的な例は，昆布だしとかつおだしを混合した"合わせだし"で著しくうま味が強くなる現象である。

●お腹の中で味を感じる？●

　従来，口腔内のみに発現していると考えられていた味覚受容体は，実は胃や腸管などの消化管粘膜にも発現している。この味覚受容体に呈味物質が作用しても実際に味を感じることはないが，消化液やホルモンの分泌，栄養素の取り込み機構などを制御して，食欲や消化吸収に関与する。嗜好性の高い甘味物質やうま味物質では，消化吸収を高める働きが確認されていることから，お腹で感じる味も口の中で感じる味と同様に，おいしいもの（栄養素）とまずいもの（有害成分）の取り込みの可否を判断している可能性がある。

4）変調効果

先に味わった呈味物質の影響で，後に味わう呈味物質の味質が変化する現象を**変調効果**という。変調効果には，するめを食べた後にみかんを食べると苦く感じる現象や，濃い食塩水を飲んだ後に水を飲むと甘く感じる現象などがあるほか，ある物質の味を本来の味とは異なるものに変革する味覚変革物質による現象がある。西アフリカ原産のミラクルフルーツに含まれる糖たんぱく質である**ミラクリン**は，味覚受容体の機能を変化させることで，酸味を甘味と感じさせる味覚変革物質である。インド原産の植物の葉に含まれるトリテルペン配糖体である**ギムネマ酸**は，甘味物質に対する感受性のみを選択的に抑制し，甘味を感じにくくする特殊な味覚変革物質である。

5）順応効果（疲労順応効果）

同じ呈味物質の刺激を長い時間受け続けることで，その味質に対する閾値が上昇する現象を**順応効果（疲労順応効果）**という。この現象は，呈味物質の味強度が強く，味わう時間が長いほど起こりやすく，一種の味覚疲労である。順応効果は，同じ食品や試料を続けて味わう場合に起こりやすく，官能検査の結果に影響を与える要因のひとつである。

（4）味の成分と変化

1）甘味物質

甘味は，エネルギー源を含む食品を判別するための味覚と考えられており，好まれる味質である。甘味を呈する物質には，糖類，糖アルコール，アミノ酸，ペプチド，たんぱく質，配糖体などを含む多くの天然甘味料と，天然には存在しない合成甘味料がある。甘味物質の種類と甘味度を表4-4に示す。これらの物質は，構造

表4-4　糖類および糖アルコールの甘味度

糖　　類		糖アルコール	
物質名	甘味度	物質名	甘味度
グルコース	0.6〜0.7	マルチトール	0.8
α-D-グルコース	0.7	ソルビトール	0.6
β-D-グルコース	0.5	還元パラチノース	0.4
フルクトース	1.2〜1.7	エリスリトール	0.8
α-D-フルクトース	0.6	キシリトール	1.0
β-D-フルクトース	1.8	マンニトール	0.4
スクロース	1.0	ラクチトール	0.3
マルトース	0.4		
ラクトース	0.3		

※スクロースを1.0としたときの甘味度

出典）日本化学会編：味とにおいの分子認識，学会出版センター，1999

が必ずしも類似していないにもかかわらず，いずれも甘味を呈する。化学構造と甘味の関係には不明な点が多いが，比較的に水に溶けやすい物質が多い。

　　　a．糖類とその誘導体　　　甘味料の代表は，単糖類と少糖類である。単糖類や二糖類には甘味を呈するものが多いが，三糖類，四糖類と重合度が増してくると甘味を失う。糖類の甘味度は物質ごとにそれぞれ異なるが，同じ糖であっても還元性の単糖と少糖ではα型とβ型をとるため，その違いによっても甘味度が異なる。

　　スクロース（しょ糖）は，砂糖（黒砂糖，和三盆糖，車糖，ざらめ糖，加工糖，液糖，氷糖みつ）の主成分であり，糖類の中でも最も一般的な甘味物質である。二糖類であるスクロースは構成糖の還元基が結合に利用されており，水に溶かしても構造変化が起こらない。そのため，スクロースの甘味度は温度の影響を受けず一定であり，物質の甘味度を比較する際の指標となる。

　　グルコース（ぶどう糖）や**フルクトース**（果糖）のような還元性単糖にはα型とβ型が存在し（第3章，p.53参照），それぞれ甘味度が異なる。総合的な甘味度はフルクトースのほうがグルコースよりも高いが，一定時間経過後に感じる甘味はグルコースのほうが高くなる。グルコースではα型がβ型よりも甘味が強く，フルクトースではβ型がα型よりも甘味が強い。市販の結晶グルコースはα型であるが，水に溶かすと一部がβ型になり，甘味度が低下する。市販の結晶フルクトースはβ型であるが，水に溶かすと一部がα型になり，甘味度が低下する。α型とβ型の存在比は水溶液の温度の影響によって変化し，フルクトースでは温度が高くなるとα型の比率が増え，温度が低くなるとβ型の比率が増える（図4-12）。そのため，フ

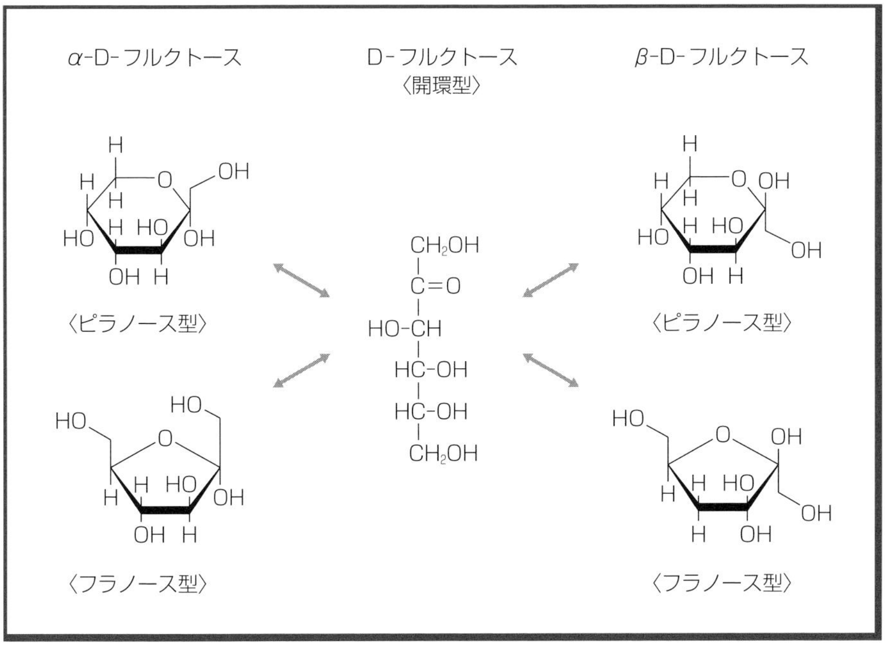

図4-12　フルクトースの構造変化

ルクトースを含む食品は温度が低下すると甘味度が上昇する。フルクトースを多く含む飲料や果物を冷やして食べると甘味が強くなるのは，この理由による。

　でん粉糖は，でん粉を酸や酵素により加水分解して得られる糖の総称であり，グルコース，マルトース，デキストリンなどを含み，甘味料やさまざまな糖の原料として利用される。コーンシロップは，とうもろこしでん粉（コーンスターチ）を酸や酵素により分解した糖液で，グルコース含有率が高く，後述の異性化糖の原料として利用される。

　異性化糖は，異性化酵素（グルコースイソメラーゼ）によりグルコースの一部をフルクトースに変換したもので，結晶化させず液状で使用する。グルコースの比率がフルクトースよりも高いものをぶどう糖果糖液糖といい，フルクトースの比率がグルコースよりも高いものを果糖ぶどう糖液糖といい，清涼飲料水の甘味料などに利用され，一般消費者にはほとんど販売されない。

　スクロースの誘導体は，スクロースのグルコース残基やフルクトース残基を酵素反応により延長したオリゴ糖である。グルコオリゴ糖（**カップリングシュガー**）は，グルコース残基を1～3分子延長したものの混合物で，水あめ状でミュータンス菌（第5章，p.146参照）に利用されにくい抗う蝕(しょく)性の甘味料である。**フラクトオリゴ糖**（ネオシュガー，イヌリン）は，フルクトース残基を1～3分子延長したものの混合物で，抗う蝕性に加えて，難消化性でビフィズス菌の増殖作用をもつ甘味料である。

　ラクトース由来の異性化糖であるラクチュロースは，難消化性でビフィズス菌の増殖作用をもつ甘味料である。ラクトースの誘導体であるガラクトオリゴ糖は，抗う蝕性やビフィズス菌の増殖作用をもつ甘味料である。

　b．糖アルコール　　糖アルコールは，糖のカルボニル基をアルコールに還元したもので，スクロースよりもさわやかな甘味を呈するものが多い。還元性のカルボニル基をもたないため，安定性が高く，温度による甘味度の変化や加熱による褐変が少ない。小腸から体内への吸収が悪いものや吸収されても代謝されにくいものが多く，血糖値が上昇しにくくエネルギー源にもなりにくいため，低カロリー甘味料や糖尿病患者用の甘味料として利用されている。また，抗う蝕性をもつものも多い。主なものとしては，**マルチトール**，**ソルビトール**，**還元パラチノース**，**エリスリトール**，**キシリトール**などがある。エリスリトールとキシリトールは，溶解時の吸熱作用が高く，口の中で冷涼感が得られる。

　c．アミノ酸系甘味料　　アミノ酸系甘味料は，アミノ酸，ペプチド，たんぱく質とその誘導体からなり，糖類よりも甘味度が高いものも少なくない。

　天然に存在するアミノ酸はさまざまな味質を有するが，グリシンやL-アラニンは，スクロースと同等の甘味度を有し，かにやえびなどの甲殻類の独特な甘味を担う。D体のアミノ酸は天然にはあまり存在しないが，L体のアミノ酸よりも甘味を呈するものが多く，特にD-トリプトファンの甘味度は高い。アミノ酸誘導体であるタウリンや**ベタイン**は，弱い苦味をともなうほんのりとした甘味が特徴であり，

■キシリトール
　キシロースから合成される糖アルコールで，天然にも存在する。冷涼感があり，後味のきれが速いため，口腔内をすっきりさせる用途によく用いられる。

いかやたこなどの軟体動物や，甲殻類の独特な甘味やうま味を担う。

　アスパルテームは，L-アスパラギン酸とL-フェニルアラニンメチルエステルか　◘アスパルテーム
ら，ジペプチド誘導体として製造される合成甘味料である。強い甘味に加え弱い苦
味を呈し，独特の後味がある。甘味度はスクロースの約200倍であり，少量の利用
で十分な甘味が得られることから，低カロリー食品やノンカロリー食品などに利用
される。熱に対して不安定であるため，長時間の加熱をともなう食品には適さな
い。アスパルテームからは代謝によりフェニルアラニンが生成されるため，フェニ
ルケトン尿症患者への注意喚起として，アスパルテームを含む食品は「**L-フェニ
ルアラニン化合物である旨又はこれを含む旨**」の表示が義務づけられている。ネオ
テームやアドバンテームは，アスパルテームの構造を基に合成された新しい合成甘
味料であり，強い甘味を呈する。甘味度はいずれもアスパルテームより高く，ネオ
テームで30〜60倍，アドバンテームで90〜120倍である。アスパルテームに比べ
て，熱に安定であり，代謝物にフェニルアラニンがほとんど含まれないことから，
アスパルテームとは異なり「L-フェニルアラニン化合物である旨又はこれを含む
旨」の表示が義務づけられていない。

　モネリンは，西アフリカ原産のツヅラフジ科植物より見出されたたんぱく質で，
スクロースの約1,000〜2,000倍もの甘味度を有する。たんぱく質であるため，熱や
pHに対する安定性が低く，変性により甘味度が低下する。ソーマチンは，西アフ
リカのクズウコン科植物の果実より見出されたたんぱく質で，スクロースの約
2,000〜3,000倍もの甘味度を有する。苦味の抑制効果を有するため，医薬品などに
も利用される。たんぱく質ではあるが，比較的に熱やpHに対する安定性が高い。

　d．その他の天然甘味料　　植物に含まれる各種成分の配糖体の中には，糖類
と同等かそれ以上の甘味度をもつものがある。

　ステビオシドやレバウディオシドAは，ステビアの葉に含まれるテルペン系（ジ
テルペン）配糖体で，スクロースの100倍以上の甘味度を有するため，低カロリー
食品やノンカロリー食品などに利用される。ステビオシドは後味に苦味を有するた
め，より癖のないレバウディオシドAのほうが広く利用される。グリチルリチン
は，甘草の根に含まれるテルペン系（トリテルペン）配糖体で，スクロースの20倍
以上の甘味度を有するが，甘味の質がスクロースとは大きく異なり，独特の後味が
残る。そのほかにも，甘茶の葉に含まれるフィロズルチン，青しその葉に含まれる
ペリラルチン，ラカンカの果実に含まれるモグロシドなどが天然の甘味物質として
知られている。

　e．その他の合成甘味料　　前述のアスパルテーム以外にもさまざまな合成甘　◘アセスルファムカ
リウム
味料があり，低カロリー食品やノンカロリー食品を中心に広く利用されている。多
くの合成添加物と同様に，安全性を不安視する声もある。

　アセスルファムカリウム（アセスルファムK）は，オキサチアジノンジオキシド誘
導体として製造される合成甘味料である。すっきりとしてきれのある甘味を呈する

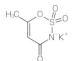

が，高濃度では弱い苦味を呈する。甘味度はスクロースの約200倍であり，エネルギー源とならないため，低カロリー食品やノンカロリー食品などに利用される。アスパルテームとは異なり，反応性が低く，熱やさまざまな化学反応に対して安定である。糖類やアスパルテームの甘味に対する相乗効果や，酸味や苦味に対する抑制効果など，さまざまな味の相互作用を示すため，風味の改善など甘味物質としての用途以外にも利用される。

◘スクラロース

スクラロースは，主にスクロースの3つの水酸基を選択的に塩素置換して製造される合成甘味料である。スクロースに似た甘味を呈し，ほかの高甘味度甘味料にみられるような苦味や独特の後味がない。甘味度はスクロースの約600倍であり，エネルギー源とならないため，低カロリー食品やノンカロリー食品などに利用される。アセスルファムカリウムと同様に，きわめて安定性が高く，甘味の相乗効果をはじめとするさまざまな味の相互作用を示すうえに，合成原料が天然に存在する糖類のため，使用頻度が増加している。

サッカリンは，ベンゼン環にスルタム環が縮環した骨格をもつ合成甘味料である。強い甘味としびれるような刺激の後味をもち，高濃度では弱い苦味を呈する。甘味度はスクロースの200倍以上であり，エネルギー源とならないため，糖尿病食やダイエット甘味料として利用されるが使用制限がある。サッカリンは熱に弱く水にほとんど溶けないが，サッカリンナトリウムは熱に強く水に溶けるため，通常はサッカリンナトリウムが使用される。過去には世界的に使用が禁止になったことがあり，安全性に関する懸念が大きいことから，わが国では前述のアスパルテーム，アセスルファムカリウム，スクラロースに取って代わられた。歯磨き粉には依然として使用されている。そのほかにも，サイクラミン酸ナトリウム（チクロ），ズルチンなどの合成甘味料があるが，安全性に疑問があり，現在は使用が中止されている。

2）酸 味 物 質

　酸味は，食品の腐敗や果物の成熟の程度を判別するための味覚と考えられている。一般に，好ましくない味質とされるが，成長や食経験によって好まれるようにもなる。酸味の本体は酸の解離により生成する水素イオンであるが，その味は共存する陰イオンによって微妙に異なり，食品の味に深みを与えている。食品に含まれる代表的な酸味物質を表4-5に示す。

　酸味を呈する物質には，**酢酸，乳酸，クエン酸，リンゴ酸**，コハク酸，酒石酸，アスコルビン酸などの**有機酸**と炭酸やリン酸などの**無機酸**がある。一般に，有機酸のほうが無機酸よりも好ましい酸味をもつものが多い。塩酸などの強酸の酸味の強さは，pHが低い（水素イオン濃度が高い）ほど強くなる傾向があるが，有機酸などの弱酸では必ずしもpHとは一致しない。pHが同じ（水素イオン濃度が同じ）場合では，解離度の低い弱酸のほうが解離度の強い強酸よりも酸味が強い。これは，口腔内で有機酸が中和された際に，平衡が水素イオンを生成する方向に移動することによる。

表4-5　主な酸味物質

物質名	食品名
酢酸	食酢，漬物
乳酸	ヨーグルト，チーズ，漬物
クエン酸	かんきつ類，うめ，清涼飲料
コハク酸	貝類，清酒
リンゴ酸	りんご，もも，ぶどう，ワイン
酒石酸	ぶどう，パインアップル
アスコルビン酸	果実類，野菜類，清涼飲料
炭酸	ビール，炭酸飲料
リン酸	清涼飲料

表4-6　主な塩味物質

物質名	備　考
塩化ナトリウム	代表的な塩味物質，食塩と呼ばれ高嗜好性
塩化カリウム	塩化ナトリウムに近い塩味，苦味をともなうため低嗜好性
リンゴ酸ナトリウム	塩味の低減や低塩化を目的に魚卵塩漬などに利用
グルコン酸ナトリウム	塩味の低減や低塩化目的のほか製造用剤や乳化剤などに利用

3）塩 味 物 質

　塩味は，無機質（ミネラル）を含む食品を判別するための味覚と考えられている。一般に，低濃度では好ましい味質となるが，高濃度では好ましくない味質となる。塩味の本体は塩の解離により生成する陽イオンと陰イオンであり，その違いが塩味度や塩味の質に影響する。食品に含まれる代表的な塩味物質を表4-6に示す。

　塩化ナトリウム（NaCl）は，代表的な塩味物質であり，最も好ましい塩味を呈することから，食塩としてさまざまな料理や加工食品に利用される。好ましい食塩濃度は0.2～1％程度である。**塩化カリウム**（KCl）は，塩化ナトリウムに最もよく似た塩味を示すが，苦味をともなうため好ましい味ではない。カリウム源としてスポーツドリンクなどに利用されるほか，食塩代替品として，ナトリウム摂取が制限される腎臓病患者用の食品などに利用される。**リンゴ酸ナトリウム**は，塩味の低減や低塩化を目的として，たらこ，イクラ，塩辛などに利用される。**グルコン酸ナトリウム**は，塩味の低減や低塩化目的のほか，凝固剤や結着剤などの製造用剤や乳化剤などとして，みそ，しょうゆ，豆腐，魚肉練り製品，パンなどに利用される。

4）苦 味 物 質

　苦味は，有害な物質の摂取を避けるために発達した味覚と考えられており，ほかの基本味に比べて閾値が低い。一般に，食品中の苦味は好ましい味とされないが，適度な苦味は味にしまりを与える。茶，コーヒー，ビールなど苦味を特徴とするし

◘グルコン酸ナトリウム

　グルコン酸（グルコースのアルデヒド基がカルボン酸に酸化されたもの）のナトリウム塩で，豆腐の凝固剤，乳化剤，冷凍変性防止剤などとして使用されるほか，水分活性低下効果，キレート効果などを目的に食品添加物としてさまざまな用途で使用される。

表4-7　主な苦味物質

物質名	食品名	備　考
アルカロイド		
カフェイン	コーヒー，茶	神経興奮作用，利尿作用，苦味物質の中では高水溶性
テオブロミン	ココア，チョコレート	神経興奮作用，利尿作用
テルペン		
イソフムロン	ホップ	原料中のフムロンより生成
ルプトリオン	ホップ	原料中のルプロンより生成
ククルビタシン	きゅうり，メロン，ゴーヤ	
リモニン	かんきつ類	レモン以外のかんきつ類にも広く含有
フラボノイド・配糖体		
ナリンギン	グレープフルーツ，オレンジ	果皮付近に高含有
ヘスペリジン	グレープフルーツ，オレンジ	果皮付近に高含有
ルチン	そば	かんきつ果皮にも含有
ケルセチン	たまねぎ	ルチンのアグリコン
カテキン類	茶	渋味
無機質		
塩化マグネシウム	にがり	豆腐の凝固剤
硫酸マグネシウム	にがり	豆腐の凝固剤
ペプチド		
苦味ペプチド	みそ，しょうゆ，納豆，チーズ，たんぱく質分解物	調味料の原料として利用

好飲料のように，成長や食経験により好まれるようになるものもある。苦味を呈する物質には，アルカロイド，テルペン，フラボノイドとその配糖体，無機質，ペプチド，アミノ酸などがあり，分子の極性が低く，疎水性の高い物質の占める割合が高い。苦味物質の構造は多様なため，ほかの基本味とは異なり受容体の種類が多く，その一部が遺伝的要因などにより欠損した場合，一部の苦味物質の呈する苦味を感じにくいことがある。食品に含まれる代表的な苦味物質を表4-7に示す。

　カフェインは茶やコーヒーに，**テオブロミン**はココアに含まれるアルカロイド系の苦味物質であり，神経興奮作用や利尿作用などの生理作用がある。アルカロイドにはたばこの葉に含まれるニコチンやけしの実に含まれるモルヒネのように，苦味と強い生理作用を併せもつものが多い。**イソフムロン**やルプトリオンはビール（原料のホップ）に，**ククルビタシン**はきゅうりやメロンに，**リモニン**は多くのかんきつ類に含まれるテルペン系の苦味物質である。かんきつ類の苦味物質には，グレープフルーツやオレンジに含まれる**ナリンギン**や**ヘスペリジン**のようなフラボノイド配糖体もある。そばに含まれるフラボノイド配糖体の**ルチン**と，そのアグリコンでありたまねぎに含まれる**ケルセチン**は，ともに苦味を呈する。茶に含まれるフラボ

ノイドであるカテキン類は，苦味だけでなく渋味も呈する。**塩化マグネシウム**（$MgCl_2$）や硫酸マグネシウム（$MgSO_4$）は，豆腐の凝固に用いられる**にがり**の主成分であり，その名のとおり苦味を呈する。また，疎水性アミノ酸やそれを多く含む**低分子ペプチド**は，みそ，しょうゆ，納豆，ナチュラルチーズなどの苦味に関与するほか，調味料の原料として苦味やうま味を付与し，味にしまりを与える。動物性食品の苦味にはこれらのアミノ酸やペプチドのほかに，腸や肝臓に含まれる胆汁酸などもある。

◁**にがり**
　海水から食塩を製造する際の副産物であり，塩化マグネシウムがその主要成分である。

5）うま味物質

　うま味は，たんぱく質源となる核酸やアミノ酸（ペプチド，たんぱく質）を含む食品を判別するための味覚と考えられており，甘味とともに好まれる味質である。うま味を呈する物質には，アミノ酸（ペプチド），核酸，有機酸などがある。特にアミノ酸系と核酸系のうま味物質に特徴があり，一緒に用いることで相乗効果を示す。

　a．アミノ酸系うま味物質　　主に植物性食品のうま味の主成分とされるが，動物性食品にも含まれ，と畜後の熟成の過程でプロテアーゼの作用により増加する。**グルタミン酸ナトリウム（MSG）**は，L–グルタミン酸の1ナトリウム塩であり，グルタミン酸ソーダとも呼ばれ，うま味調味料として広く用いられる。天然にはこんぶに含まれるうま味物質としてよく知られているが，工業的にはグルタミン酸生産菌を利用して大量に生産される。グルタミン酸自体は酸味や苦味を呈し，実際には中性領域で生成される中和物（1ナトリウム塩）であるMSGがうま味を呈する。そのため，酸性やアルカリ性ではうま味が弱くなる。アスパラギン酸ナトリウムもうま味物質であるが，MSGよりも閾値が高く味を感じにくい。グルタミン酸やアスパラギン酸を配列に含む親水性ペプチドには，うま味を呈するものがある。**テアニン**は，グルタミン酸のエチルアミドであり（2巻第5章5.し好飲料参照），玉露のうま味物質である。**イボテン酸**はてんぐだけから，**トリコロミン酸**ははえとりしめじから発見されたアミノ酸の一種であり，MSGよりもうま味が強いが，毒性が懸念されており，うま味調味料としては利用されない。

◁**イボテン酸**

◁**トリコロミン酸**

　b．核酸系うま味物質　　主に動物性食品のうま味の主成分とされるが，植物性食品にも含まれる。**5′–イノシン酸（IMP）**はかつお節や肉類などに含まれるうま味物質であり，**5′–グアニル酸（GMP）**はしいたけなどに含まれるうま味物質である。IMPはアデノシン三リン酸（ATP）の分解物であり，食肉では死後硬直から解硬・熟成に至る過程で増加し，と畜直後よりもうま味が増す。GMPはリボ核酸（RNA）の分解物であり，きのこ類では煮出しによりGMPや5′–アデニル酸などの5′–ヌクレオチドを分解するホスホモノエステラーゼは失活するが，RNAを5′–ヌクレオチドに分解するヌクレアーゼは失活しないため，GMPが蓄積しうま味が増す。味強度はGMPのほうがIMPよりも強いが，MSGよりも弱い。IMPとGMPをMSGと混ぜ合わせると相乗効果を示し，うま味が著しく増強する（図4-13）。昆布だしとかつおだしの合わせだしはこの現象を利用している。

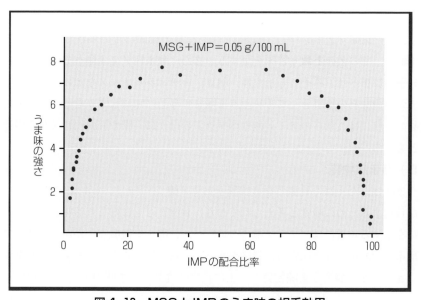

図4-13　MSGとIMPのうま味の相乗効果
出典）渡辺誠：調味料［1］うま味調味料（2），食品と容器，45（8），2004

　　　c．その他のうま味物質　　**コハク酸**は二枚貝や清酒に含まれるうま味物質である。ベタインはいかやたこに含まれるうま味物質であり，独特の甘味も呈する。

6）辛 味 物 質

　辛味は，温度感覚をともなう痛覚刺激であり，基本味には含まれない。香辛料（スパイス）に特徴的な味質であり，その好ましさは食経験によるところが大きい。適度な辛味は，食品に風味を付与するとともに，唾液の分泌促進を通じて食欲を増進させる。辛味を呈する物質には，揮発性のものと不揮発性のものがある。揮発性の辛味物質としては，イソチオシアネート類やスルフィド類などがあり，不揮発性の辛味物質としては，アミド類やバニルケトン類などがある。スルフィド類は，ねぎ，たまねぎ，にんにくなどの特有の香気成分でもある。

□ カプサイシン

　食品に含まれる代表的な辛味物質の種類と特徴を表4-8に示す。**カプサイシン**はとうがらしに，**ピペリン**はこしょうに，**ジンゲロール**はしょうがに含まれる辛味物質であり，いずれもアドレナリンの分泌作用や脂質代謝・体熱産生の亢進作用が報告されている。ジンゲロールは乾燥や加熱調理により脱水し，より辛味の強い**ショウガオール**となる。**アリルイソチオシアネート**はわさびの辛味物質であるが，すりおろす前のわさびでは前駆体のシニグリンとして存在しており，すりおろしの際に共存酵素の**ミロシナーゼ**の働きによって生成される。二次香気成分でもあり，すりおろしたまま放置すると揮発により徐々に失われ，辛味が低減する。イソチオシアネート類は解毒酵素の誘導などを介した生体防御の活性化が報告され，機能性成分として注目されている

□ アリルイソチオシアネート

表4-8　主な辛味物質

物質名	食品名	備　考
イソチオシアネート類		
アリルイソチオシアネート	わさび，黒からし	わさびの二次香気成分，シニグリンが前駆体
4-メチルチオ-4-ブテニル イソチオシアネート	だいこん	だいこん臭
スルフォラファン	ブロッコリー	揮発性
ベンジルイソチオシアネート	パパイアの種，キャベツ	揮発性
フェネチルイソチオシアネート	キャベツ	揮発性
4-ヒドロキシベンジル イソチオシアネート	白からし	揮発性，アリルイソチオシアネートよりも不安定
アミド類（不揮発性）		
カプサイシン	とうがらし	強いアドレナリンの分泌作用
ピペリン	こしょう	弱いアドレナリンの分泌作用
サンショオール	さんしょう	
バニリルケトン類		
ジンゲロール	しょうが	乾燥・加熱調理によりショウガオールに変化
ショウガオール	しょうが	ジンゲロールよりも強い辛味

7）渋味物質

　渋味は，収斂感覚などをともなう触覚刺激であり，基本味には含まれない。茶やワインなどのし好飲料に特徴的な味質であり，辛味と同様に食経験が好ましさに影響する。渋味と苦味は混同されやすいが，前述のように互いの受容機構は異なっており，閾値も渋味のほうが高く，呈味物質の性質も大きく異なる。渋味を呈する物質は，タンニンと呼ばれ，強いたんぱく質変性作用を示す。食品に含まれる代表的な渋味物質の種類と特徴を表4-9に示す。

　カテキン類は緑茶に含まれる主要な渋味物質であるが，その中でも**ガレート型カテキン**（エピガロカテキンガレートとエピカテキンガレート）は渋味が強い。カテキン類は，紅茶の製造工程で**ポリフェノールオキシダーゼ**の作用によって酸化重合し，赤色で渋味の強い**テアフラビン類**やテアルビジン類となる。**プロアントシアニジン類**はカテキン類などが重合した高次構造をもち，ワインやカカオの渋味の主体となる。**エラグ酸**はくりに，**クロロゲン酸**はコーヒーに，**シブオール**は渋がきに含まれる渋味物質である。渋がきの渋味を抜く方法（脱渋）としては，陰干，アルコール処理，二酸化炭素処理などがあるが，いずれも水溶性タンニンであるシブオールなどを不溶化させ，無味成分とすることによる。

8）えぐ味物質

　えぐ味は，苦味と渋味をもち合わせたような不快な味であり，これらの味質の複合味とも考えられるが，基本味には含まれない。いわゆる"灰汁"の味であり，シ

□**ガレート型カテキン**

　分子内にガロイル基（没食子酸エステル）をもつカテキン類の総称で，茶には主にエピガロカテキンガレートとエピカテキンガレートが含まれる。非ガレート型カテキンに比べて苦味や渋味が強いが，生理機能も強く，茶の健康効果の本体と考えられている。

□**エラグ酸**

表4-9　主な渋味物質

物質名	食品名	備　考
カテキン類	茶（緑茶，紅茶，ウーロン茶）	ガレート型：強い渋味と苦味（エピガロカテキンガレート，エピカテキンガレート） 非ガレート型：弱い苦味（エピガロカテキン，エピカテキン）
テアフラビン類	紅茶	カテキン二量体，赤橙色色素
テアルビジン類	紅茶	カテキン重合物，赤褐色色素
ウーロンホモビスフラバン類	ウーロン茶	ガレート型カテキン二量体（ウーロン茶重合ポリフェノール）
プロアントシアニジン類	ワイン，ココア，チョコレート	カテキン重合物，淡褐色〜赤褐色色素
エラグ酸	くり	
クロロゲン酸	コーヒー	弱い渋味
シブオール	渋がき	水溶性タンニン

ュウ酸，ポリフェノール類，サポニン，無機質などがある。**ホモゲンチジン酸**は，たけのこやわらびなどに含まれるえぐ味物質であり，チロシンの酸化により生成する。掘りたてで新鮮なたけのこはチロシンの酸化が比較的穏やかなため，えぐ味が弱い。**シュウ酸**は，たけのこやほうれんそうなどの主要なえぐ味物質であり，ゆでることで食物から除去できる。たけのこでは，こめのとぎ汁や米ぬかを加えてゆでると効率的にあく抜きできる。これは，でん粉質などにえぐ味物質が吸着されることによる。

3. においの成分とその変化

（1）においの感覚（嗅覚）

　食品に含まれる揮発する（揮発性）成分は，鼻腔の上部にある嗅上皮の嗅粘膜に化学的な刺激を与え，さまざまなにおいの感覚，すなわち**嗅覚**を感じさせる。一般に，揮発しない（不揮発性）成分は嗅覚を感じさせず無臭であるが，揮発性成分が必ずしも嗅覚を感じさせるわけではない。

　嗅上皮は，においを感じる嗅細胞とそれを取り囲む支持細胞からなり，嗅細胞の先端部の嗅小胞から伸びる嗅繊毛上に，嗅覚受容体と呼ばれるたんぱく質が発現している。嗅上皮は全体が粘液で覆われており，鼻孔より吸入されたにおいの成分が，粘液に溶け込んだ後に嗅繊毛に到達し，嗅覚受容体に結合する。におい物質は，呈味物質と同様におのおのに対応する嗅覚受容体に特異的に作用して嗅細胞の膜電位に変化を生じさせ，この変化が嗅神経を介して電気信号として大脳に伝えら

れることにより、嗅いだものに嗅覚を感じさせる。におい物質は数十万種類にも及ぶが、ヒトの受容体の数も300種類以上に及び、それぞれの受容体が複数のにおい物質と結合するうえにその組み合わせは多彩であるため、複雑なにおいの違いを嗅ぎ分けることができる。一般の者では1,000種類以上、訓練を積んだ専門家では1万種類以上のにおいを区別できるといわれている。

（2）においの成分の構造的特性

におい物質は、天然化合物と合成化合物を含め約40万種類はあるとされ、食品にも数千種類ものにおい物質が存在することが知られている。におい物質の多くは有機化合物であり、構造中にヒドロキシ基（―OH）、エーテル結合（―O―）、ケトン基（＞C＝O）、アルデヒド基（―CHO）、カルボキシ基（―COOH）、エステル結合（―COOR―）、ニトロ基（―NO）、ニトリル基（―CN）、アミノ基（―NH$_2$）、チオール基（―SH）、チオシアン基（―SCN）などの官能基をもち、揮発性で分子量がおおむね300以下の低分子化合物である。また、水にある程度溶け、かつ油や有機溶媒にもある程度溶ける性質を示す。官能基の違いは、においの強度や質に影響を与えるが、経験的な法則性は見出されているものの、厳密な意味での法則性は見出されていない。前述したように、揮発性のない高分子化合物はにおい物質とはならないが、揮発性のある物質が必ずしもにおい物質となるわけではない。

（3）においの嗜好性と感受性

においに対する嗜好性や感受性は、個体、年齢、性別、生理状態などにより異なるほか、環境や摂取する食品の状態により大きく影響を受ける。

においには嗜好性に応じてさまざまな表現があり、「香り」「香気」「匂い」などの表現は、心地よく好ましいものを対象とする場合が多いのに対し、「臭さ」「臭気」「臭い」などの表現は、不快で好ましくないものを対象とする場合が多い。一

●嗅覚で感じている味：風味・香味●

食品のにおいは、鼻で直に嗅ぐことで感じるだけでなく、食品を口に含んだ際に、腔内から鼻腔に抜けるときにも感じることができる（p.114の風味の説明を参照）。ところで、日常的に味だと思って感じているものは、本当に味覚で感じているのであろうか？　実際には、食品の味だと思っているものは嗅覚で感じている風味（香味）を足したものかもしれない。実際に確認してみるために、シーズニングにより味を変えている複数のスナック菓子や清涼飲料を、鼻を閉じた状態で食べ比べてみてほしい。鼻を閉じた状態で食品を食べると、鼻のほうに香気成分が抜けなくなるため香味を感じにくくなり、違いがわかりにくくなるはずである。いろいろな食品の真実の味を確かめてみると、調理や食品製造時において、レシピ開発のヒントにつながるような新たな発見があるかもしれない。

般に食品のにおいは「香り」や「香気」と呼ばれ，これらを担う物質は香気成分や香気物質と呼ばれる。嗜好性の違いは，嗅覚が離れたもののにおいを嗅ぎ分けることで，有益なものに接近したり，危険なものから離反したりするためのセンサーとして働くためとされ，食品の場合には，摂食の可否を判断する材料のひとつとなる。ただし，不快なにおいをもつものが必ずしも嗜好性が低いわけではなく，味覚と同様に，実際にヒトが摂取する食品には，この関係性が当てはまらないものも少なくない。

　食品のにおいは，鼻孔より香気物質が吸入される際に感じるだけでなく，口腔内から鼻腔に抜ける際にも感じることができる。例えば，かんきつ類を口に含んだときには，甘味や酸味とともにさわやかな香りを感じる。このような味覚や嗅覚などが同時に刺激され，包括的にとらえられる感覚を風味（フレーバー）という。食品の嗜好性は，実際のところ，単独の味やにおいだけにより決定されることは少なく，風味として，味，におい，テクスチャーなどが一体となって総合的に評価される。

　ヒトの嗅覚は感受性が高く，その感度は味覚の数千倍から数万倍とされる。食品中の香気物質に対する閾値は，呈味物質に対する閾値よりも著しく低く，物質間の閾値の差も呈味物質よりもはるかに大きい。グレープフルーツのにおい成分である**1-パラメンテン-8-チオール**（チオテルピネオール）の閾値は1.0×10^{-4}ppbときわめて低いが，これはバターに含まれる酪酸の閾値（8.1×10^{3}ppb）の10^{8}倍ほど低い値である。一方で，においの閾値は常に一定ではなく，長時間同じにおいにさらされると，そのにおいに対する閾値が著しく上昇する。これは，嗅覚が慣れを生じやすいことによる。また，におい物質は沸点が低く揮発性を有するため，温度を高くすれば揮発しやすくなり，においを感受しやすくなる。

　食品のにおいは，数十から数百種類の香気物質が混ざり合ってできたものであり，成分中の物質の組み合わせや含有比率により，食品ごとに特徴を示す。1種類の香気物質がある食品の特徴的な香りに寄与している場合，その香気物質を**キーコンパウンド**という。一番多く含まれる香気物質が必ずしもその食品のキーコンパウンドとなるわけではなく，香気物質の組み合わせや閾値の高低が大きく影響する。

（4）においの成分と変化

　食品のにおい成分は，生鮮食品と加工食品，生鮮食品の中でも植物性食品と動物性食品で，それぞれに特徴がある。また，におい成分には，①食品の通常の代謝を通じて生合成されるもの，②食品の組織の破壊などを通じて酵素的に合成されるもの，③食品の調理・加工時に加熱を通じて生じるもの，④食品の加工・貯蔵中に発酵を通じて生じるもの，⑤食品の保存中に酸化や腐敗を通じて生じるもの，など多岐にわたる。ここでは，食品のにおいを主に香気と表現するが，劣化や腐敗により生じるにおいや，特に好ましくないにおいについては，臭気，悪臭，〜臭などの表現を用いる。

◘**1-パラメンテン-8-チオール**
　分子内にチオール基をもつモノテルペンで，チオテルピネオールやグレープフルーツメルカプタンとも呼ばれる。非常に閾値の低い化合物として知られ，ヌートカトンとともにグレープフルーツの主要な香気成分となる。

表4-10　果実類の主要な香気物質

果実名	物質群	香気物質	備　考
バナナ	エステル類	酢酸イソアミル 酢酸エチル，酢酸アミル	バナナ香気，追熟により増加
ぶどう	エステル類	アントラニル酸メチル 酢酸プロピル，酪酸エステル	ぶどう香気，ワイン
パインアップル	エステル類	酢酸エチル 酪酸エチル，イソ吉草酸エチル	
りんご	エステル類 アルデヒド類	2-メチル酪酸エチル，酢酸イソアミル ヘキサナール	未成熟果実の青臭さ
すいか	アルデヒド類 ケトン類	β-オキシプロピオン酸アルデヒド アセトン	
もも	ラクトン類 アルデヒド類	γ-ウンデカラクトン ベンズアルデヒド	もも香気 あんず，うめ
みかん	テルペン類	リモネン シトネラール，テルピネオール，ピネン	
レモン	テルペン類	シトラール リモネン	
グレープフルーツ	テルペン類 含硫化合物	ヌートカトン リモネン 1-パラメンテン-8-チオール	グレープフルーツ香気 低閾値の香気物質

1）植物性食品の香気成分

　果実類，野菜類，茶などの植物性食品の香気成分には，植物の生育と完熟の過程で代謝を通じて生合成されるものと，植物の細胞組織の損傷や破壊を通じて二次的に生成されるものがある。

　a．果実類　　果実類の代表的な香気物質を表4-10に示す。果実類の主要な香気成分は，フルーティーな香りを形成する**エステル類**であり，そこに**ラクトン類**が特有の甘い香りを，**テルペン類**がかんきつ類特有のさわやかな香りを，アルコール類やアルデヒド類が甘い香りを付与する。果実中のエステル類は，成熟とともに酵素的に生合成され増加する。代表的なエステル類としては，バナナの追熟中に増加するキーコンパウンドである**酢酸イソアミル**，ぶどうのキーコンパウンドである**アントラニル酸メチル**，パインアップルの**酢酸エチル**，りんごの2-メチル酪酸エチルなどがある。未成熟のりんごでは，後述するヘキサナールの量が多く青臭さがあるが，成熟とともに減少する。ラクトン類としては，ももの**γ-ウンデカラクトン**があり，ほかのラクトン類を含めももの特有の香気を形成する。テルペン類は，複数のイソプレンから構成されており，炭素数が10のモノテルペンと15のセスキテルペンがある。モノテルペンとしては，かんきつ類に共通して多く含まれる**リモネン**や，レモンのキーコンパウンドである**シトラール**などがある。セスキテルペン

◘**リモネン**

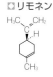

◘**シトラール**

　トランス型のα-シトラール（ゲラニアール：上）とシス型のβ-シトラール（ネラール：下）からなるモノテルペンの呼称で，レモナールとも呼ばれる。レモン香気はゲラニアールのほうがネラールよりも強い。

としては，グレープフルーツのキーコンパウンドである**ヌートカトン**がよく知られている。グレープフルーツには，テルピネオールのヒドロキシ基がチオールで置き換えられた含硫化合物であり，テルペン類でもある1-パラメンテン-8-チオールも含まれている。この物質は，最もにおい閾値の低い化合物のひとつとされており，量は少ないものの，ヌートカトンとともにグレープフルーツ香気の主成分となる。アルデヒド類としては，あんず，うめ，ももに含まれるベンズアルデヒドがそれらの果実の香気を特徴づけている。

b．野菜類　野菜類の代表的な香気物質を表4-11に示す。野菜類の香気成分としては，**アルコール類**，**アルデヒド類**，**含硫化合物**などがある。アルコール類やアルデヒド類は，緑色野菜の青臭さや新鮮な野菜の**緑の香り**に特徴的な香気に寄与しており，これらは成長期にある野菜において，リノール酸やα-リノレン酸などの不飽和脂肪酸が，酵素のリポキシゲナーゼの作用により代謝される過程で生成する（図4-14）。トマトの場合，リノール酸からは13-リポキシゲナーゼの作用により，青臭さの本体となる**ヘキサナール**が，α-リノレン酸からは**ヘキセナール**（**青葉アルデヒド**）や**ヘキセノール**（**青葉アルコール**）が生成する。きゅうりの場合，リノール酸からは9-リポキシゲナーゼの作用により，青臭さの本体となる**ノネナール**が，α-リノレン酸からは**キンヨウアルデヒド**（**すみれ葉アルデヒド**）や**キュウリアルコール**が生成する。植物により生成する香気物質が異なるのは，含まれるリポキシゲナーゼの特異性の違いによる。トマトやきゅうりを切ると青臭さが増すの

◻**緑の香り**
炭素数が6のアルデヒド，アルコールおよびそれらのエステルからなるにおい物質の総称で青臭さに関与する。ヘキセナール(青葉アルデヒド：上)とヘキセノール(青葉アルコール：下)など8種類の物質が知られている。

H₃C～～CHO
H₃C～～～OH

表4-11　野菜類の主要な香気物質

野菜名	物質群	香気物質	備　考
緑色野菜	アルコール類	ヘキセノール（青葉アルコール）	青臭さ
	アルデヒド類	ヘキセナール（青葉アルデヒド）	
トマト	アルデヒド類	ヘキサナール，ヘキセナール	青臭さ
	含硫化合物	2-イソブチルアゾール	一次香気
きゅうり	アルコール類	キュウリアルコール	苦味様の香気
	アルデヒド類	キンヨウアルデヒド(すみれ葉アルデヒド)	みずみずしい香気
キャベツ	アルコール類	ヘキセノール（青葉アルコール）	青臭さ
	アルデヒド類	ヘキセナール（青葉アルデヒド）	
	含硫化合物	3-インドリルメチルイソチオシアネート	辛味物質
		ジメチルジスルフィド	加熱香気
にんにく	含硫化合物	アリシン	にんにく臭，辛味物質
		ジアリルジスルフィド	二次香気，辛味物質
たまねぎ	含硫化合物	ジプロピルジスルフィド	たまねぎ臭，辛味物質
		プロパンチアール-S-オキシド	催涙性成分
ねぎ	含硫化合物	ジプロピルジスルフィド	辛味物質

は，組織の破壊によってリポキシゲナーゼが漏出して酵素作用が高まり，不飽和脂肪酸の代謝が進行してアルコールやアルデヒドの生成量が増加することによる。

　含硫化合物の多くは，食品を切ったり，すりおろしたりする際に組織が破壊され，組織内に封入されていた不揮発性の前駆体が共存する酵素作用の働きにより代謝されると，二次的に生成する。にんにくを調理した際の臭気のもとになる**アリシン**は，酵素の**アリイナーゼ（システインスルホキシドリアーゼ）**の作用により，前駆体である**アリイン**からアリルスルフェン酸を経て生成する（図4-15）。生成したアリシンは不安定なため，さらに反応してにんにくのキーコンパウンドである**ジアリルジスルフィド**に変化する。ジアリルジスルフィドは，さらに反応してジアリルトリスルフィドやアホエンなどの物質に変化する。いずれの物質も安定性は高くなく，調理・加工や生体内で，別の物質に変化していく。同様の現象は，たまねぎ，ねぎ，にらでも起こり，たまねぎでは主要な香気物質であるジプロピルジスルフィ

◻️ジアリルジスルフィド

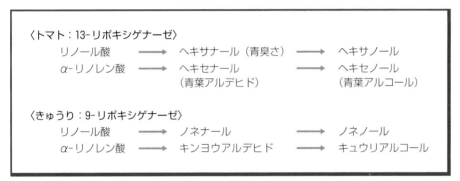

図4-14　青臭さや緑の香りの生成経路

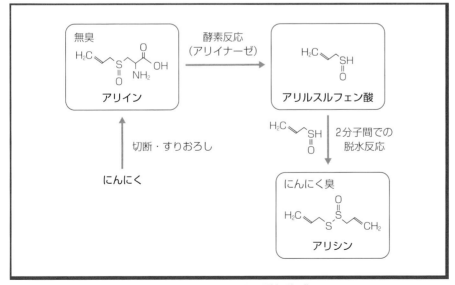

図4-15　にんにくの香気生成

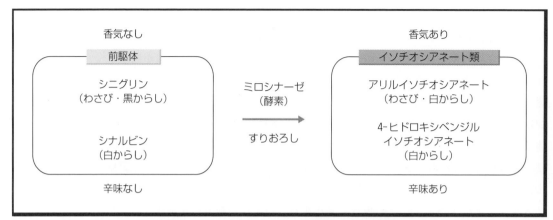

図4-16　わさびとからしの香気・辛味生成

ドや，催涙性成分である**プロパンチアール-S-オキシド**（チオプロパナール-S-オキシド）が二次的に生成される。野菜類ではないが，後述するしいたけにも含硫化合物が含まれ，同様の過程を経て特有の香気を形成する。

　アブラナ科の植物も，食品を切ったり，すりおろしたりする際に，揮発性の含硫化合物である**イソチオシアネート類**が二次的に生成する。イソチオシアネート類は，酵素のミロシナーゼの作用により前駆体である配糖体から生成する（図4-16）。わさびや黒からしに含まれる**シニグリン**からは**アリルイソチオシアネート**が，白からしに含まれる**シナルビン**からは**4-ヒドロキシベンジルイソチオシアネート**が，だいこんに含まれる4-メチルチオ-3-ブテニルグルコシノレートからは4-メチルチオ-3-ブテニルイソチオシアネートが生成する（2巻第5章4.香辛料参照）。いずれも揮発性で安定性の低い辛味物質であり，すりおろした後に長時間放置すると，揮発や分解によって減少していく。だいこんおろしは，長時間放置すると気の抜けた風味を呈するが，これはだいこん臭の本体であり主要な辛味成分でもある4-メチルチオ-3-ブテニルイソチオシアネートが揮発や分解により減少するとともに，辛味のないジメチルスルフィドやメチルメルカプタンになることによる。ジメチルスルフィドやメチルメルカプタンは臭気物質であるため，生成量が増加すると異臭を感じる。なお，炒めや煮炊きなどの加熱調理により，にんにく，たまねぎ，だいこんなどの臭気が変化し，甘味が増す現象は，加熱により香気性の辛味物質が揮発・分解することで，本来の香気物質が減少して新たな香気物質が生成することや，辛味物質が減少して各食材が本来もつ甘味を感じやすくなることによる。

　　c．きのこ類　　きのこ類の代表的な香気物質を表4-12に示す。きのこ類には非常に特徴的な香気物質を含むものがある。まつたけに特有の香気物質は，アルコール類の**1-オクテン-3-オール**（マツタケオール）とエステル類の**桂皮酸メチル**である。マツタケオールは，マッシュルームにも含まれるが，まつたけ様の香気を示さないことから，桂皮酸メチルもまつたけの香気形成に重要な物質であることが

◻桂皮酸メチル

表4-12　きのこ類の主要な香気物質

きのこ名	物質群	香気物質
まつたけ	アルコール類	1-オクテン-3-オール（マツタケオール）
	エステル類	桂皮酸メチル
マッシュルーム	アルコール類	1-オクテン-3-オール
	アルデヒド類	1-オクテン-3-オン
しいたけ	含硫化合物	レンチオニン
		ペンタチアン，テトラチアン，テトラチオラン

わかる。しいたけに特有の香気物質は，硫黄原子を5つ含む7員環構造をとる**レンチオニン**である。しいたけの香気は，しばしば好まれないにおいであるが，実際は量が多いレンチオニンよりも，より量が少ないテトラチオランやテトラチアンのほうが，寄与が大きいとされる。これは，両物質がレンチオニンよりも沸点が低く，揮発しやすいことによる。

◧レンチオニン

　　d．その他　　バニラに特徴的な香気物質は，アルデヒド類の**バニリン**であり，これは丁子油にも含まれる。アイスクリームや菓子類をはじめ，さまざまな食品の香料として利用される。はっか類に特有の香気物質は，モノテルペン類の**メントール**である。メントールはさわやかな香気に加え，口腔内や鼻孔において冷涼感が得られるため，歯磨き，チューインガム，口中清涼剤などに利用される。シナモンに特有の香気物質は，芳香族アルデヒド類の**シンナムアルデヒド**である。アイスクリーム，チューインガム，キャンディをはじめ，さまざまな食品の香料として利用される。

◧シンナムアルデヒド
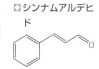

2）動物性食品の香気成分

　動物性食品は，生のままでは特有の生臭みを呈するものが多く，好ましい香気は調理・加工の際に付与されることがほとんどである。

　畜肉の生臭み成分は，硫化水素，メルカプタン，アンモニアなどであり，これらの量は鮮度の低下にともない上昇する。畜肉の種類，雌雄，成熟度によっても大きく異なり，成熟した雄の畜肉，羊肉ややぎ肉，野生種の肉では生臭みが強く，調理・加工によっても十分に生臭みが取れないこともある。加熱調理により，たんぱく質を構成するアミノ酸から窒素化合物や含硫化合物が生成するとともに，脂質から揮発性脂肪酸やアルデヒド類やケトン類などのカルボニル化合物が生成する。比較的高温で調理することにより，ロースト香の成分であるピラジンが生成する。焼き肉で生じる1-メチルチオエタンチオールなどのビーフフレーバーの生成には，アミノ酸と糖の反応が関与していると考えられている。肉を加熱調理した際の畜肉種ごとの香気の違いは，脂肪酸構成の違いによって加熱香気が異なるからであり，和牛ではラクトン類などが生成するため，口に入れた際に甘味をともなう風味を感じる。

◘トリメチルアミン

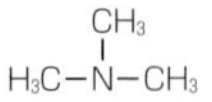

◘ピペリジン

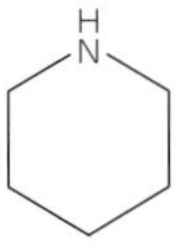

◘5-アミノ吉草酸

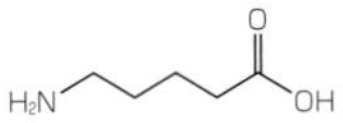

魚介類は，鮮度の低下にともなって微生物が増殖し，畜肉以上に生臭みが増す。海水魚の生臭み成分は，無臭の**トリメチルアミンオキシド**が微生物により還元（分解）されて生じる**トリメチルアミン**である。さめやえいなどでは，トリメチルアミンオキシドを含むうえに，ほかの海水魚よりも体内に尿素を多く含むため，アンモニアが発生しやすく，より強い臭気を生じる。淡水魚の生臭み成分は，アミノ酸のリシンから誘導される**ピペリジン**であり，鮮度が低下すると**δ-アミノ吉草酸**，**δ-アミノバレラール**などの臭気物質も生成され，臭気が強まる。魚類では，鮮度が低下すると魚油に含まれる多価不飽和脂肪酸の自動酸化が進み，酸化分解により低級脂肪酸を生じることで，魚臭くなる。また，鮮度が著しく低下して腐敗が進行すると，メチルメルカプタン，硫化水素，スカトールなどが生じ，悪臭が強くなる。魚介類の香気成分としては，えびの加熱香気である**ジメチルスルフィド**や貝類の加熱香気であるオクタノールやノナノールが知られている。天然あゆでは，塩焼きによりきゅうり様の香気を呈するが，これはえさの藻の成分の影響である。

牛乳は，殺菌のための加熱により**δ-ラクトン**やカルボニル化合物，低級脂肪酸，含硫化合物などによる加熱臭を生じる。加熱前の牛乳ではメチルスルフィドが香気の主体となる。

3）発酵食品の香気成分

発酵食品である乳製品，酒類，しょうゆ，みそなどでは，アルコール類，エステル類，有機酸類，ラクトン類，テルペン類，ジアセチルなどが微生物の各種酵素による反応を通じて生成される。

乳製品のうちチーズでは，製造法により，異なるバランスにて，アルコール類，アルデヒド類，ケトン類，有機酸類，含硫化合物，ピラジン，ジアセチルなどの香気成分を生じる。なかでも酪酸，プロピオン酸は特徴的な香気物質である。**アセトイン**や**ジアセチル**は，酵母や乳酸菌などの微生物による発酵の際に生成する臭気物質であり，多すぎると品質劣化につながるが，チーズやバターなどの乳製品においては，適度であれば食品の風味形成に寄与する。バターでは牛乳と同様の香気を生じるが，発酵バターでは**ジアセチル**を生じ，特徴的な香気となっている。ヨーグルトでは用いられる乳酸菌によりさまざまな香気成分が生成される。

酒類では，香気成分としてエタノールが生じるほか，イソアミルアルコール，イソブタノール，プロパノールなども生じている。清酒では，**酢酸エチル**や**酢酸イソアミル**などのエステル類が生じ，フルーティーな香気を与えている。また，β-フェネチルアルコールも生じるが，これは基調香のひとつである。アセトインやジアセチルが生じた場合，除去しないと品質劣化につながる。ワインでは，ぶどう由来のアントラニル酸メチルやテルペン類が香気を形成する。ビールではホップの香気成分であるフムレンやミルセンのテルペン類が特徴的な香気を付与している。

みそでは，発酵の過程でイソアミルアルコール，酢酸エチル，アルデヒド類などが生じる。しょうゆでは，発酵により含硫化合物やフェノール類に加え，カラメル

化反応やメイラード反応による加熱香気を生じる。納豆では，納豆菌による発酵で生成するテトラメチルピラジンが主要な香気成分である。食酢は，酢酸が香りの主成分である。アセトインやジアセチルは少ないほど好まれる傾向にある。非常に強い臭気をともなう魚の干物として有名なくさやでは，酪酸，プロピオンアルデヒドが臭気の本体となる。

4）調理・加工により生成する香気

調理や加工の際に食品を加熱，発酵，保存する過程で，糖，たんぱく質，脂質および種々の共存成分が反応することで，さまざまな香気や臭気が生成することがある。

a．糖質の加熱香気　　糖質を100℃以上の温度で加熱すると，糖質が溶融後に分子内脱水を起こして褐変する**カラメル化反応**（2巻第2章4．食品成分間反応参照）が起こる。この反応は，着色反応として知られているが，甘い香りが生成する香気生成反応でもあり，プリンのカラメル，クッキー，洋酒，焙煎したコーヒーの香気に関与する。甘い香りは，ラクトン類やフラン類などによる。

b．アミノ酸の加熱香気　　アミノ酸やたんぱく質を加熱すると，分解反応により，香気成分や臭気成分が生成することがある。加熱により脱炭酸反応が起こると，アミノ酸の種類に応じて臭気成分であるアミン類が生成する。加熱によりシステイン（シスチン）やメチオニンなどの含硫アミノ酸が分解すると**硫化水素**が生成する。硫化水素は過度に生じると悪臭であるが，炊き立てのご飯やゆで卵の香りのように，食品によっては特有の風味として好まれるものもある。

c．アミノカルボニル反応による香気　　アミノ酸などのアミノ化合物と還元糖などのカルボニル化合物を共存状態で加熱すると，反応して褐色物質のメラノイジンを生じる**アミノカルボニル反応**（第3章，p.49参照）が起こる。この反応は，非酵素的な褐変反応としてだけでなく，食品の調理・加工における加熱香気の生成反応としても重要であるが，実際には，香気成分の多くがアミノカルボニル反応の副産物として生成する。副反応としては，アミノカルボニル反応の中間生成物のジカルボニル化合物とアミノ酸が反応して，アルデヒド類とアミノレダクトンを生じる**ストレッカー分解**（2巻第2章4．食品成分間反応参照）が起こる。ストレッカー分解で生じるホルムアルデヒドやアセトアルデヒドは，ご飯の焦げの臭気物質である。2分子のエナミノールが縮合して生成される**ピラジン類**は，コーヒー，麦茶，ごま，らっかせいなどの焙煎による香気成分である。シッフ塩基からジメチルケトンを経て生成される**フラノン類**は，クッキーなどの焼き菓子の香気成分である。香気成分の生成はアミノ酸と糖の組み合わせにより多種多様であるが，糖の種類よりもアミノ酸の種類による影響のほうが大きい。

d．脂質の酸化・分解反応による香気　　油を長時間加熱し続けると，脂質の**熱酸化**や加水分解が起こり（第3章，p.74参照），多種多様なアルデヒド類が生成し，不快臭を生じる。油の加熱調理時に不快臭にさらされ続けると，胸焼けによる食欲の低下や悪心などをともなう油酔いを生じるが，この主要因は**アクロレイン**であ

◘アクロレイン
最も単純な不飽和アルデヒドで，非常に反応性に富み毒性が強い。油脂の酸化により生成するほか，たばこの煙や排気ガス中にも含まれる。アクリルアミドの前駆物質のひとつでもある。

る。不飽和脂肪酸の**自動酸化**，光増感酸化，リポキシゲナーゼによる酵素的酸化により酸化分解が進行すると，ヒドロペルオキシドの生成を経て，アルデヒド類，ケトン類，エポキシド類などの分解産物が生じる（第3章，p.72参照）。これらの分解産物は揮発性の臭気物質であり，油脂や油脂を多く含む商品を保存した際の**変敗臭**や，魚の干物の**酸敗臭**，だいずの**戻り臭**など，品質劣化につながる臭気が生成する。このように，食品を一定期間貯蔵している間に起こる異臭を，**オフフレーバー**という。

4. 食品の物性

　食品の物性とは，粘弾性などの食品の力学的性質を示す。「歯ごたえ」や「のどごし」などを食感といい，食感に，食品の力学的性質が与える影響は大きい。また，食品はいくら栄養や機能性などに優れていても，実際に食べておいしいと感じられるものでなければその価値は低い。例えば，うどんを食べているときに「こしがある」「つるつるしている」などということがある。このように，食品の力学的性質はそのおいしさに大きく寄与している。さらに，食品の力学的性質は，食材の品質，調理や食品加工適性などにおいて重要な指標となる。

　食品のおいしさを決定する要因として，色，におい，味といった**化学的要因**と口あたり，舌触り，歯ごたえといった**物理的要因**に大別される。松本と松元は，卵豆腐，だんご，練りようかん，白飯，煮豆など16種類の食品について，おいしさに貢献する化学的味と物理的味の割合を調べた（図4-17）。その結果，多くの食品は物理的味の割合のほうが大きく，化学的味の割合が50％を超えたものはオレンジジュース，清酒，なすぬかみそ漬の3品目であった。したがって，物理的要因が食品のおいしさに与える影響は大きいと考えることができる。

　食品の物理的要因は，食品の硬さや粘りといった食感の主要因子であるだけではなく，呈味成分や香気成分などの化学的要因に対して，感覚強度を変えることも知られている。一般に，食品の硬さや粘度の値が高くなるほど，味やにおいの感覚強度は低くなる。原因として，食品の力学的特性により，これらの化学成分の口腔内における拡散が遅くなることが考えられる。

　例えば，スープなどに「とろみ」を付加することによって料理の味がマイルドになる。この現象には，増粘といった物理的要因が影響していると考えられる。他の例として，「ようかん」と「シロップ」には同程度の砂糖が含まれている。ところが，ようかんを「おいしい」といって食べる人は多いと思われるが，シロップは「甘すぎる」といってそのまま飲む人はほとんどいないであろう。これは，ようかんでは，砂糖の甘さが物理的要因により抑えられることによる。このように，物理的要因が変わると，化学的成分は同一でも，味に対する感覚強度は変化し，おいしさに与える影響も異なることが理解できる。

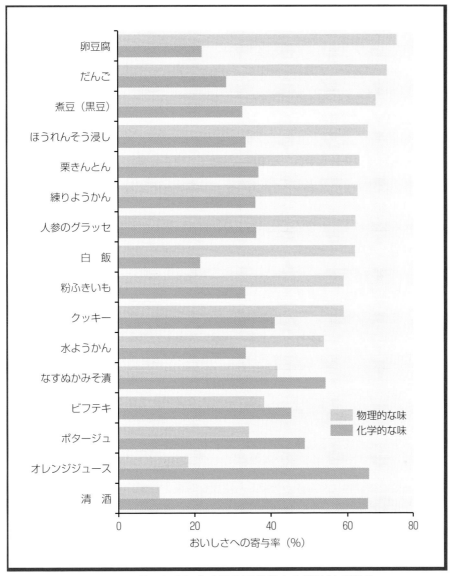

図4-17　おいしさに占める物理的味と化学的味の割合

出典）松本仲子，松元文子：食べ物の味—その評価に関わる要因—，調理科学，10（2），97-101，1977

　食材の品質，調理や食品加工適性などを決定する方法として，食品物性は重要視される。例えば，じゃがいもを煮たときの硬さの変化は，力学物性測定を行うことで明らかにできる。ヨーグルトやチーズなどの乳製品の開発や製造において，力学的性質が測定される。さらに，食品の安全性という視点からも食品の物性が注目されるようになっている。近年，高齢者人口の増加とともに，**咀しゃく**や**えん下**機能が低下した高齢者も増加傾向にある。そのため，食品が咀しゃくしやすい物性であり，安全に飲み込むことができることが要求されるようになってきた。

◘咀しゃく
　口の中で食べ物を細かくなるまでよく噛むこと。

◘えん下
　口の中の食べ物を胃に飲み下すこと。

（1）コロイド

　食品は，高分子であるたんぱく質や多糖類を含み，ほとんどがコロイドと呼ばれる状態をとっていることから独特な物性を示す。したがって，食品の物性を理解するためにはコロイドに関する知識が必要となる。

1）コロイドの特性

　コロイドとは，分散している粒子の大きさが1～100 nmの範囲に入る分散系をいう。分散系は，分散している粒子を分散相または分散質，粒子が分散している気体，液体，固体を分散媒または連続相という。食品では，水を含むものが多く，分散媒が水である場合にハイドロコロイドと呼ばれる。

　コロイドは，イオンや分子に比べると分子量がはるかに大きいため，次のような特有な性質を示す。

　　a．半透性　　コロイド粒子は，ろ紙を通過することはできるが，セロハンなどの半透膜を通過することができない。

　　b．チンダル現象　　コロイド溶液に光を当てると，粒子が光を散乱し光路が見える。牛乳が白く見えるのもチンダル現象によるものであり，牛乳のコロイド粒子が光の波長よりも大きいことが理由で，光が乱反射されて起こる。

　　c．ブラウン運動　　コロイドのような微粒子が不規則なジグザグ運動をする現象で，微粒子が分散媒の粒子によるランダムな衝突を受けるために起こる。

2）コロイドの種類

　コロイドにはさまざまな種類がある。分散媒と分散相の種類によるコロイドの分類を表4-13に示す。気体中に，液体または固体が分散した状態を**エアロゾル**といい，液体または固体に，気体が分散した状態を**泡沫**という。液体に液体が分散した状態を**エマルション**といい，固体が分散した状態を**懸濁液**，または，**サスペンション**という。サスペンションには，みそ汁やスープなど多くの食品がある。

□**エアロゾル**
　霧や煙などが例。ソーセージやハムなどのくん製を製造するための燻煙がある。

□**泡沫**
　泡ともいう。

表4-13　コロイド分散系の分類

分散媒＼分散相	気 体	液 体	固 体
気 体		エアロゾル	紛体 粉ミルク，ココア
液 体	泡沫 ビールの泡 アイスクリーム	エマルション 牛乳 マヨネーズ マーガリン	サスペンション ポタージュ，みそ汁 ゾル，ゲル ソース，ケチャップ 豆腐，ゼリー
固 体	固体泡沫 パン，カステラ		キセロゲル 棒寒天，凍り豆腐

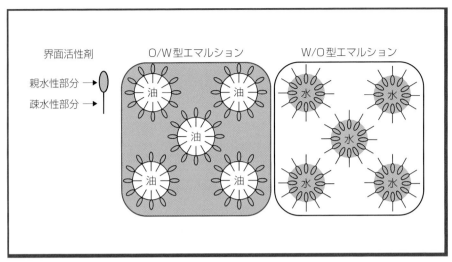

図4-18　界面活性剤とエマルション

3）界面活性剤

　泡沫は，分散媒である水に分散相の空気が分散したものであり，エマルションは，分散媒である水または油に，分散相の油または水が分散したものである。どちらも分散媒と分散相の間に大きな界面が存在し，泡あるいはエマルションを作るためには，分散媒と分散相の両方に親和性をもつ界面活性剤が必要となる。

　界面活性剤は，油のように水となじみにくい**疎水性**部分と，水となじみやすい**親水性**部分の両方を分子内にもつ**両親媒性**構造をしており，食品では**乳化剤**と呼ばれる（図4-18）。この乳化剤がもつ疎水性部分と親水性部分の特性によって，より親水性の大きな乳化液から，より親油性の大きい乳化液を製造することができる。この乳化剤の両親媒性のバランスを，HLBと呼ぶ。

　日本で認可されている食品用乳化剤は，グリセリン脂肪酸エステル，ソルビタン脂肪酸エステル，プロピレングリコール脂肪酸エステル，しょ糖脂肪酸エステル，ステアロイル乳酸カルシウムの5種類の指定添加物と，**スフィンゴ脂質**などの一部既存添加物である。さらに，食品素材には，レシチンと呼ばれるリン脂質，たんぱく質などの天然の乳化剤が含まれている。

　乳化剤には，レシチンのような低分子の乳化剤と，たんぱく質のような高分子の乳化剤があり，低分子と高分子の乳化剤では性質が異なる。石けんは，低分子の界面活性物質であり，泡立ちやすいがその泡は壊れやすい。同じように，食品に使われるレシチンなどの低分子の乳化剤は，泡やエマルションを作りやすい。したがって，起泡力や乳化力に優れている。一方で，高分子の乳化剤は低分子の乳化剤と比べて，泡やエマルションを作りにくい。しかしながら，それらの泡やエマルションは，安定性に優れている特徴がある。例えば，卵白たんぱく質でできたメレンゲの泡は，石けんの泡に比べて壊れにくい。牛乳たんぱく質のエマルションを利用した

◘疎水性
　水になじみにくい性質。親油性ともいう。

◘HLB
　hydrophile-lipophile balanceの略。この数値が小さいものは，水に溶けにくく，油に溶けやすいことを示す。

◘スフィンゴ脂質
　米ぬかから得られた，スフィンゴシン誘導体を主成分とするもの。

食品であるクリームシチューは，長時間煮込んでも油はほとんど分離しない。このように，たんぱく質の泡やエマルションが安定性に優れる理由は，たんぱく質分子が分子間で凝集して，薄い被膜を形成するためである。

4）泡　沫

泡沫とは，液体または固体の分散媒に多くの泡が分散した状態をいう。分散媒が液体である泡沫には，アイスクリーム，ホイップクリーム，メレンゲ，抹茶，ビールの泡などがある。一方，分散媒が固体の泡沫には，ケーキやパンなどのベーカリー製品，マシュマロ，せんべいなどがある。

アイスクリームは，氷の微細結晶（氷晶）の内部に気泡を含んだ状態である。気泡を含んでいるため，ガチガチな食感である氷とは大きく異なる。アイスクリームのおいしさは，約30％の氷晶と約50％を占める気泡の状態による。氷晶と泡の大きさはおいしさに重要で，氷晶が大きくなるとざらつき感が生まれ，気泡が大きすぎると舌触りが悪くなる。一方，食パンなどのベーカリー製品は，固体泡でできた多孔質食品である。これらの食品では，分散した空気が容積に占める割合は70〜85％にもなる。

5）エマルション

エマルションには，分散相が油で分散媒が水の**水中油滴型**（**O/W型**）エマルションと，分散相が水で分散媒が油の**油中水滴型**（**W/O型**）エマルションがある（図4-18）。牛乳やマヨネーズはO/W型エマルションで，バターやマーガリンはW/O型エマルションである。バターの製造における**チャーニング**という操作では，O/W型エマルションであるクリームから，W/O型エマルションであるバターに変化する。このように，エマルションの型が変化することをエマルションの転相という。

6）ゾルとゲル

ゾルとゲルは対比される語であり，コロイド粒子が液体に分散して**流動する状態をゾル**といい，**流動しない状態をゲル**という。そのため，生卵の白身はゾルであり，ゆで卵の白身はゲルである。ゆで卵の例のように，ゲルはコロイド粒子が三次元的に絡み合い，網目構造を形成して，その中に液体（この場合，水）を取り込んだ状態である。棒寒天や凍り豆腐などのように，固体に気体が分散した状態をキセロゲルというが，ゲル状食品はゼリーや豆腐など多量の水分を含んで膨潤した状態がほとんどである。

ゾルからゲルになることをゲル化といい，ゲルには豆腐やゆで卵などのように加熱によって元に戻らない熱不可逆ゲルと，ゼラチンや寒天などのように加熱によって元に戻る熱可逆ゲルがある。

ゲルを形成するハイドロコロイドには，繊維状の分子構造をもつ**アガロース**やゼラチンと，ゆで卵や豆腐でゲルを形成する球状の分子構造をもつ球状たんぱく質がある。繊維状の分子構造をもつハイドロコロイドのゲルは，鎖状高分子が三次元的

◘チャーニング
　牛乳から分離したクリームを機械的に攪拌し，脂肪球を集合させてバター粒を生成させる操作のことである。

◘アガロース
　寒天の中性多糖であり，ゲル化力に優れている。寒天は，アガロースとアガロペクチンの混合物で，アガロペクチンはアガロースのようにゲルを形成しない。

な網目構造を形成したものと考えられ，その網目の結び目（架橋領域）は水素結合，疎水性相互作用などの非共有結合で形成されている。繊維状の分子構造をもつ分子は容易にゲルを作りやすく，きわめて低い濃度でゲルを形成する特徴がある。

　一方，**球状たんぱく質**は，加熱により，球状のままで疎水性部分が表面に露出した部分変性の状態になる。次に，この表面に露出した疎水性部分により分子間で会合が起こり，数珠状の会合体が形成される。さらに，会合体が相互に絡み合い，三次元的な網目構造を形成してゲルとなる。

（2）レオロジー

　レオロジーは，物質の変形と流動に関する学問である。物質に一定の力を加えた場合に生じる流動や変形を詳細に解析することにより，物質の力学的性質に関する知見を得ることができる。食品の形態は，液体から固体，その中間状態などさまざまであり，それらが示す力学的性質も多様である。このため，レオロジーは，食品の力学的性質を理解するうえで，きわめて有力な手法となる。

1）弾　　性

　ゴムひもやバネは，引っぱった後に手を離すと元に戻る。このように，一定の力を加えると，時間の遅れなしに瞬間的に一定の変形を示し，加えた力を取り除くと瞬間的に元に戻る性質を弾性という。こんにゃくのような食品を引っ張ると，図4-19のような**応力**と**ひずみ**の関係が得られる。ひずみの増加とともに応力は増加し，ひずみが小さいと元の形に戻るが，変形がある限界を超えると元の状態には戻らない。この限界を，弾性限界という。また，**降伏点**を過ぎると応力は低下するが，ひずみのほうは増大し続ける。この領域を塑性範囲という。さらに，食品を

◘応力
　単位面積当たりの力。単位は，Pa（パスカル）で表す。

◘ひずみ
　変形の割合。高さ10 mmの円形試料を高さ8 mmまで圧縮すると，ひずみは0.2となる。

◘降伏点
　試料を引っ張る場合，応力が弾性限界を超えて最大値に達する。この応力最大値の点を降伏点という。

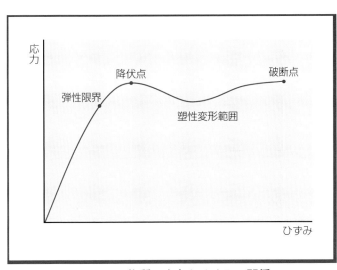

図4-19　物質の応力とひずみの関係

引っ張ると破断する。

　理想的な弾性を示す固体では，応力とひずみは比例関係にある。この関係は次の式で表すことができ，応力とひずみの測定値から**弾性率**を求めることができる。

　　　応力 ＝ 弾性率 × ひずみ

　この式から，一定の応力を与えたとき，弾性率が大きければひずみは小さく，逆に，弾性率が小さければひずみは大きいことがわかる。したがって，弾性率は試料のひずみにくさを表している。この場合，引っ張りや圧縮試験によって得られる弾性率はヤング率と呼ばれ，ずりやねじれなどの測定によって得られる弾性率は剛性率という。また，弾性率の逆数（ひずみ／応力）をコンプライアンスといい，コンプライアンスはひずみやすさを表す。

2）粘性と流動特性

　食品を含めた物質は，「流れる液体」と「流れない固体」に大別できる。また，液体は，水のようにさらさらとした流れやすいものから，水あめのようにどろどろとした流れにくいものまでさまざまである。粘性と呼ばれる性質は，液体の流れにくさを表す。

　　a．ニュートンの粘性法則　　2枚の平行板の間に液体をはさみ，上方の板に力を加えると，上の板と最上部の液体が一緒に動き，その下の液体各部の速度は距離に比例して一定の速度勾配を生じる。このように，液体をずり流動させたときに生じる速度勾配を**ずり速度**といい，ずり流動を起こすために加えられる単位面積当たりの力を**ずり応力**という。ずり応力がずり速度に比例する流体を**ニュートン流体**という。この関係は，次の式で表すことができ，ずり応力とずり速度の測定値から粘度，または粘性率を求めることができる。

　　　ずり応力 ＝ 粘度 × ずり速度

　この式から，一定のずり応力を与えたとき，粘度が大きければずり速度は小さく，逆に，粘度が小さければずり速度は大きくなることがわかる。

　　b．流動曲線　　食品のうち，ニュートン流体として扱うことができるのは水

●食品と塑性●

　小さい頃，粘土で遊んだことがあると思う。何を作っただろうか。食品では，ぎょうざの皮で具材を包んだり，ホイップクリームでケーキをデコレーションしたりする。その際，変形を与えて力を取り除いても，その変形がそのまま残る性質（塑性）は重要となる。塑性がなくなると，ぎょうざを焼けないし，ケーキの飾りつけもできなくなる。こう考えると，塑性は食品にはなくてはならない性質であることが理解できる。

やサラダ油などと少なく，ほとんどは，ずり応力とずり速度が比例しない**非ニュートン流体**である。そのため，ずり応力とずり速度の関係を調べて，その流動特性を知ることが重要となる。液体の流動特性を調べる際に，コーンプレート型回転粘度計（図4-20）がよく用いられる。この粘度計では，測定台と**コーンプレート**の間に測定したい試料を置き，コーンプレートを回転させて測定する。

　図4-21に，粘度計によって得られる各種流体のずり応力とずり速度の関係を示した。例えばマーガリンをナイフで食パンに塗る場合に，ある程度以上の力を加える必要がある。さらに力を加えると抵抗（粘度）が小さくなり，マーガリンは塗りやすくなる。そのような流動を**塑性流動**といい，流れを起こすのに必要な最小の応力を**降伏応力**という。塑性流動のうち，流動曲線が直線のものを**ビンガム流動**という。液状食品の多くは，ずり速度の増加につれて粘度が減少する流体である。この現象をずり流動化といい，降伏応力をもたないずり流動化流動を擬塑性流動とい

◖**コーンプレート**
　円錐型のプレートのこと。円板のプレートと比較して，表面積が増えること，気泡が入りにくい特徴がある。

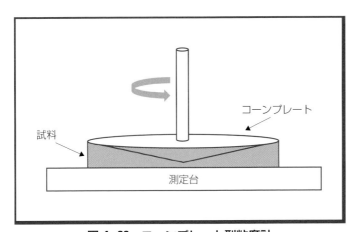

図4-20　コーンプレート型粘度計

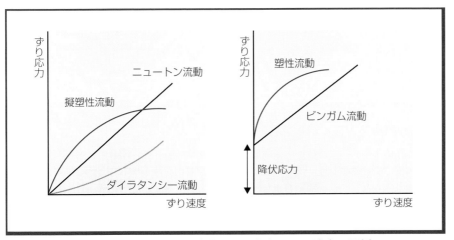

図4-21　さまざまな流体のずり応力とずり速度の関係

う。これに対して，ずり速度の増加につれて粘度が増加する流体もある。この現象をずり粘稠化といい，降伏応力をもたないずり粘稠化流動を**ダイラタンシー流動**という。

ダイラタンシー流動は，生でん粉でみられる。生でん粉に浸るぐらいの水を加えて箸でゆっくりかき混ぜると，それほど抵抗を感じることなくかき混ぜることができる。一方，急に力を加えてかき混ぜると非常に硬く感じ，かき混ぜにくくなる。この現象は，急に力を加えると膨張が起こって水は下部に行き，上部には水がなくなることから，でん粉粒の粒子間で摩擦が働くようになるために起こる。

　c．チキソトロピーとレオペクシー　　液状食品の中には，粘度がずり速度だけではなく，時間にも依存する現象がみられる。例えば，トマトケチャップのびんを逆さまにするだけでは流れ出さないが，よく振ると流れ出すようになる。さらに，静置して時間がたつと，トマトケチャップは再び流れにくくなる。このように，ずり流動化のうち，時間にも依存する現象を，**チキソトロピー**という。この現象は，振とうや攪拌によってある種の構造が破壊され流動するようになり，放置することにより再び構造が形成されて，流動性が低下するものと考えられる。

ここで，偽塑性流動との違いに注意してほしい。偽塑性流動は，ずり速度の増加につれて粘度が減少する流体を指す。これに対してチキソトロピーは，**ヒステリシス**を示す特徴がある。チキソトロピーでは，ずり速度を増加させると粘度が減少し，ずり速度を減少させると粘度が増加する。したがって，ずり速度を増加させた場合とずり速度を減少させた場合では，履歴が異なることから，同じずり速度での粘度は異なる結果になる。

逆に，ずり粘稠化流動のうち，時間にも依存する現象を**レオペクシー**という。レオペクシーは，振とうや攪拌によって流れにくくなり，静置して時間がたつと元に戻る。この現象は，振とうや攪拌により，ある種の構造形成が促進することによって流れにくくなると考えられる。

　3）粘　弾　性
食品が示すレオロジー的性質には複雑なものが多く，単純な弾性，あるいは，単純な粘性を示すものは少なく，この2つの性質が組み合わさったものが多い。この

□**ヒステリシス**
　ある系の状態が，それまでたどってきた経過に依存する現象。履歴効果ともいう。

●高齢者が飲み込みにくいと感じる食品●
ダイラタンシー流動を示す食品は，高齢者が飲み込みにくいと感じることが知られている。高齢者が飲み込みにくいと感じる食品として，焼きいもとゆで卵の黄身があげられる。食品は，口の中で咀しゃくにより唾液と混ぜ合わせた食塊が作られて飲み込まれる。焼きいもやゆで卵は，食塊の状態で飲み込むときに力が加えられてダイラタンシー流動を生じることから，食塊の表面がのどの粘膜に張りついて，詰まるような状態が生じると考えられている。

ように弾性と粘性の両方の性質を併せもつ物質の性質を，粘弾性という。

　これらの粘弾性体の力学的性質は，力学要素を組み合わせた力学模型を作り，定量的に記述することができる。弾性体は，**フックの法則**に従うバネによって表す。粘性体は，一定応力に対してひずみが一定速度で増加する流動を示し，液体を満たした円筒の中をピストンが上下するダッシュポットによって表す（図4-22）。

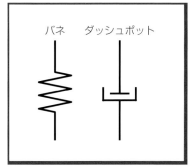

図4-22　バネとダッシュポットの模型図

◻ **フックの法則**
　応力とひずみが比例する法則。弾性限界以上の力が加わると，フックの法則は成立しなくなる。

　粘弾性には，大きく分けると2つの型がある。1つは，一定荷重に対して一定速度の流動がどこまでも続く型の粘弾性であり，マックスウエル型という。他方は，一定荷重に対して次第に伸長速度を減じ，やがて停止する型の粘弾性であり，フォークト（またはケルビン）型という。マックスウエル模型は，バネとダッシュポットを直列に結合して表される。マックスウエル模型では，試料に一定のひずみを与えた場合，応力は時間とともに減少する（図4-23）。この現象を**応力緩和現象**という。一方，フォークト模型は，バネとダッシュポットを並列に結合して表される。フォークト模型では，試料に一定の応力を与えた場合，ひずみは時間とともに増加する（図4-24）。この現象を**クリープ現象**という。

4）大変形のレオロジー

　食品のレオロジー特性を明らかにする方法として，微小変形と大変形による方法に分けられる。

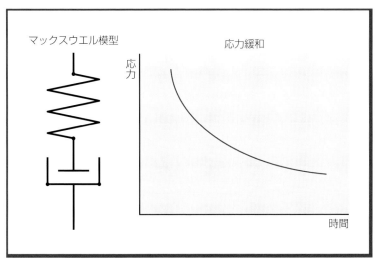

図4-23　マックスウエル模型と応力緩和

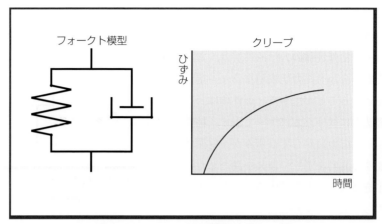

図4-24 フォークト模型とクリープ

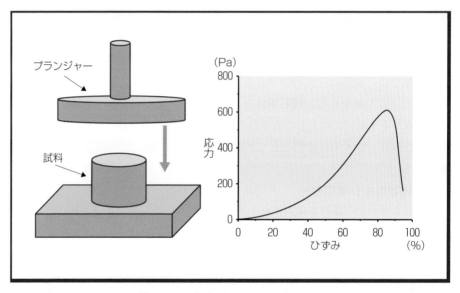

図4-25 大変形のレオロジー

□**線形性の範囲**
　ひずみと応力が比例する範囲を指す。内部構造を壊さない応力またはひずみを与えてレオロジー測定を行う。

　微小変形のレオロジー測定では，応力とひずみが比例する**線形性の範囲**において測定を行う。測定方法として前述の応力緩和やクリープを測定する方法があり，これらの測定により得られる物性値は物理的意味が明確であり，実験の再現性も高い。ところが，応力緩和測定やクリープ測定で得られた物性値は，ヒトが感じるテクスチャーと合わないことが多い点が問題となる。食品の構造を壊さない微小変形で得られる力学物性値が，破壊をともなう口腔内での感覚と対応しないことは，容易に想像できる。このような理由から，食品の物性を測定する方法として，大変形のレオロジー測定法が利用される。しかし，大変形のレオロジー測定法は，破壊をともなうことから確率的現象であるため，微小変形のレオロジー測定と比べて再現性が低下する。そのため実験には，十分な繰り返し実験と統計処理が必要となる。

　ここでは，大変形によるレオロジー測定法のひとつとして，圧縮破壊試験を行った例を示す（図4-25）。測定は，円柱状の試料を円盤プランジャーで圧縮する。このとき，試料は圧縮によって横に広がるため，プランジャーは試料よりも十分に大きいものを用いる必要がある。この測定から，図4-25に示すような応力-ひずみ曲線が得られる。試料が圧縮により破断すると応力が急に低下することから，破断したときの破断応力と破断ひずみの値を求めることができ，食品の力学物性を比較することができる。

（3）テクスチャー

　テクスチャーの本来の意味は，織物などの組織，構造，感触を指す言葉である。食品では，口あたり，歯ごたえ，舌触りなど，物理的性質に由来する口腔内で感じる食感を意味している。食品のテクスチャーの定義としては，「テクスチャーとは，食べ物の物理的性質に由来する属性であり，触覚，視覚，および聴覚により知覚されるもの」としたものが広く認められている。

1）テクスチャーの要素

　人間は，感覚を表現する際には言葉を媒体とすることから，用語はテクスチャーを評価する際に，きわめて重要な役割を果たす。そのため，テクスチャー用語を整理して体系化することは，テクスチャー評価において非常に有用な方法となる。

　ツースニアク（Szczesniak）は，テクスチャーを構成している要素を分類して，表4-14に示すようなテクスチャー特性の分類を提案した。彼女は，テクスチャーの構成要素を力学的特性，幾何学的特性，その他の特性の3つに分類した。力学的特性の一次特性は，硬さ，凝集性，粘性，弾性，付着性からなるとした。硬さは，物質を変形させるのに要する力，凝集性は，形態を構成する内部的結合に要する力，粘性は，単位の力で流動する度合い，弾性は，外力による変形が力を取り去ったときに元に戻る割合，付着性は，食品と口腔の付着に打ち勝つのに要する力，と

表4-14　ツースニアクのテクスチャー特性の分類

特　性	一次特性	二次特性
力学的特性	硬さ 凝集性 粘性 弾性 付着性	もろさ 噛みごたえ ガム性
幾何学的特性	粒子の大きさと形 粒子の形と配向	
その他の特性	水分含量 脂肪含量	油性 脂性

出典）Szczesniak, A. S. : Classification of textural characteristics,
J. Food Sci., 28, 385-389, 1963

して各特性が定義されている。幾何学的特性は，粒子の大きさと形，粒子の形と配向状態であり，その他の特性には水分含量，脂肪含量がある。

2）テクスチャーの測定方法

食品のテクスチャーを評価する方法は，主観的方法である**官能評価**と，客観的方法である機器測定に大別される。

a．官能評価によるテクスチャーの評価　官能評価とは，ヒトの感覚を用いて対象の特性を評価する方法である。食品のテクスチャーを評価するためには，舌ざわりやのどごしなどといった多くの要素からなる特性を総合的に評価する必要がある。テクスチャーの官能評価では，**テクスチャープロファイル法**が代表的手法である。

b．機器測定によるテクスチャーの評価　テクスチャーを測定するには，人間の感覚で評価される官能評価が主体となるが，官能評価のために訓練された**パネリスト**を，常時しかも多数確保するのは困難である。また，パネリストの個人差，体調や錯覚，疲労による集中力の欠如，環境による影響などが原因で，機器測定を用いた客観的手法よりも再現性や普遍性が劣っている問題もある。そこで，機器測定によってテクスチャーを表す試みが行われる。

食品のテクスチャーを測定する方法として，ヒトの咀しゃく動作を模倣した試験機が利用される。その代表的な装置が，テクスチュロメーターである。しかしながら，テクスチュロメーターは，ヒトの咀しゃく運動に似せており，歯に相当するプランジャーが円弧状に動くように作られていることから，プランジャーが食品に当たる角度や速度が，試料の大きさによって変化する問題がある。そのため，物性測定装置でテクスチャー解析を行う場合，試料よりも小さい円柱形のプランジャーを用いて，試料に対して垂直に等速で上下に動く測定装置を用いる場合が多い（図4-26）。

測定法は，テクスチャー・プロファイル・アナリシス（TPA）法と呼ばれ，円柱形のプランジャーが試料を圧縮して元に戻るという動作（以下，この動作を「咀しゃく」と呼ぶ）を2回繰り返したときの応答を記録する。TPA法を行うと，硬さ，付着性，凝集性といった測定値が得られる。

図4-26にTPA法による測定方法を示す。1回目の咀しゃくによりプランジャーが試料を圧縮するとピークが検出される。このピークの最大値（H）を硬さという。硬さは，試料を圧縮して破壊が起こるまでに加わった力の大きさを示し，硬い食品ほど値は大きくなる。白飯のような食品では，1回目の咀しゃく後に，プランジャーが元に戻る際に試料に引っ張られて負のピーク（A_2）が観察される。この負のピーク面積を付着性といい，粘りが強い食品ほど大きくなる。2回目の咀しゃく時のピーク面積（A_3）を1回目の咀しゃく時のピーク面積（A_1）で割った値（A_3/A_1）を凝集性といい，食品の砕けやすさ，まとまりやすさを表している。クッキーやせんべいなど砕けやすい食品では，2回目の咀しゃく時のピーク面積は，1回目の咀

□**テクスチャープロファイル法**
　テクスチャーを表す用語を選び，その強度を摂食過程で分けて答える官能評価方法。

□**パネリスト**
　官能評価の評価に参加する構成員。

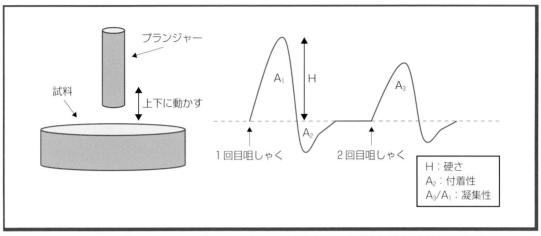

図4-26　テクスチャー・プロファイル・アナシリス（TPA）法による測定方法

しゃく時のピーク面積よりもずっと小さくなることから，凝集性の測定値は小さくなる。一方，かまぼこなどの水産練り製品では，2回目の咀しゃく時のピーク面積は大きくなることから，凝集性の測定値は大きくなる。このようにして得られた測定値は，テクスチャープロファイル法を用いた官能評価の結果とよく相関することが知られている。

5. 官能評価

　官能評価とは，視覚，聴覚，触覚，味覚，嗅覚といったヒトの感覚を用いて，対象の特性を評価する方法である。食品では，味，フレーバー，色，外観，テクスチャーなどについて官能評価が行われる。

　官能評価は，消費者の嗜好調査，新製品の開発，品質管理や改善，**格付け**などで広く利用されている。食品の味，フレーバー，色などの嗜好性成分やテクスチャーなどの食品物性は，測定装置を使用して客観的に評価することができる。しかしながら，風味やおいしさは，多くの要素からなる特性を総合的に評価する必要がある。したがって，官能評価は，機器による測定と比べて総合的な特性を表すことができる点で優れている。

　ヒトの感覚を用いて行う官能評価では，ヒトの感覚に個人差がともなうことから，同一人物でも，その日の体調や気分によって感じ方が異なる。そのため，試験環境や試験方法を適切に整え，統計学や心理学を導入して行う必要がある。

◘**格付け**
　こめ，清酒，牛肉などが，官能評価を用いて格付けされている。

（1）官能評価の型

　官能評価を実施するために選ばれた検査員をパネリストといい，パネリストの集団をパネルという。官能評価の方法は，目的によって**分析型官能評価**と**嗜好型官能**

評価の２つに大別される。

　分析型官能評価は，食品の品質判定，特性評価，差の識別を目的とする方法で，訓練されたパネルによって行われる。一方，嗜好型官能評価は，一般の人を対象にどのような食品が好まれるかを目的にする方法で，訓練を受けていない一般の消費者をパネルとして行う。

（2）官能評価の手法

1）2点比較法

　2つの試料を提示して行う。2種類の試料に差があるかを評価する識別法と，どちらが好ましいかを評価する嗜好法とがある。

2）3点比較法

　2つは同じ試料で，1つは異なる試料の合計3試料を提示して行う。3つの試料から異なる試料を選んでもらうことにより，2種類の試料の差を評価することができる。さらに，好ましい試料を選んでもらうことで，好ましさの差を評価することができる。

3）順　位　法

　複数の試料を同時に提示し，好ましさ等の特性における順位をつけてもらい，評価する方法である。

4）評定尺度法

◘尺度
　評価の基準，または評価。

　試料の特性や好ましさについて，**評定尺度**を用いて評価を求める方法である。

　a．絶対評価と比較評価　　絶対評価では，試料を1つだけ提示し，あらかじめ指定した特性の強度について評価を求める。例えば，「かたさ」の場合については，「やわらかい―かたい」といった評価を用いる。一方，比較評価では，2試料を同時に提示し，「つよさ」の差の程度を評定尺度の上で位置づけることを求める。2試料とも記号化して提示するのが一般的ではあるが，基準試料を明示することもある。

◘カテゴリー
　同一な性質のものが属す部類。

　b．カテゴリー尺度と線尺度　　評定尺度は，**カテゴリー**を設けるかどうかで，カテゴリー尺度と線尺度に大別できる（図4-27）。カテゴリー尺度は，程度を表現する順序づけられた言葉で定義されたカテゴリーから構成される。カテゴリーの数は，5から9区分が多い。一方，線尺度は，中間のカテゴリーを設けずに両端だけを定義して，線分上の任意の位置での評価を求める。

5）記述試験法

　食品の感覚特性を，それらが知覚される順に網羅的に列挙してその強さを評価する。記述試験の結果があれば，その食品がどのような味で，どのようなテクスチャーであるかをわかるようにすることを目標としている。ゲル状食品の記述試験に用いられた尺度の例を図4-28に示す。なお，記述試験においては，目的に応じて対象の感覚的性質を表現する特性を選定する必要がある。

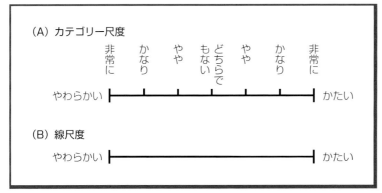

図4-27　カテゴリー尺度（A）と線尺度（B）の例

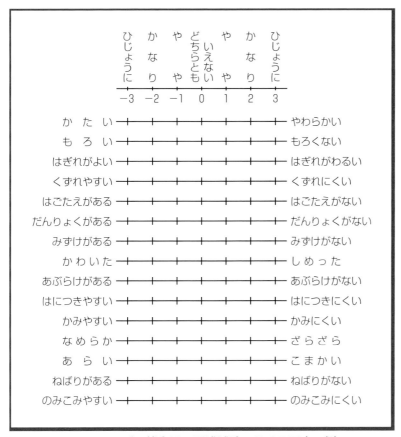

図4-28　ゲル状食品の記述試験における尺度の例

出典）戸田準：官能評価, 新食感辞典（西成勝好ほか）, サイエンスフォーラム, 415-428, 1999

6）SD（semantic differential）法

「あかるい─くらい」,「おもい─かるい」など対に位置づけた多数の形容詞を評定尺度として用いる方法である。対象物のイメージを表現する因子を抽出することができる。

表4-15　ゆでめんの官能評価の採点基準（A）と用紙（B）

（A）ゆでめんの官能評価の採点基準

項目	評価	不良			普通	良		
		かなり	少し	わずかに		わずかに	少し	かなり
色		8	10	12	14	16	18	20
外観	肌荒れ	6	7.5	9	10.5	12	13.5	15
食感	かたさ	4	5	6	7	8	9	10
	粘弾性	10	12.5	15	17.5	20	22.5	25
	滑らかさ	6	7.5	9	10.5	12	13.5	15
食味	匂い，味	6	7.5	9	10.5	12	13.5	15
合計点		40	50	60	70	80	90	100

（B）ゆでめんの官能評価用紙

項目	評価	不良			普通	良			備考
		かなり	少し	わずかに		わずかに	少し	かなり	
色									
外観	肌荒れ								
食感	かたさ								
	粘弾性								
	滑らかさ								
食味	匂い，味								

肌荒れ…ゆでめん表面の状態を観察して評価する。
かたさ…かたい，軟らかいなどを備考欄に記入する。
粘弾性…かたさの質を表し，適度の粘りと弾力性のある状態。もちもち性と表現することもある。
滑らかさ…舌触りであり，食べた際のゆでめん表面の状態を表す。
色，外観は汁をつけずに評価し，食感，食味は汁につけて行う。

出典）小田聞多：めんの本 新訂，食品産業新聞社，pp.197-203，2003

●こめの食味ランキング●

　日本穀物検定協会では，全国の産地米について，炊飯した白飯の官能評価を，昭和46（1971）年
産米から毎年実施している。ランクは，複数産地コシヒカリのブレンド米を基準米とし，おおむね
同等のものを「A′」，基準米よりも特に良好なものを「特A」，良好なものを「A」，やや劣るもの
を「B」，劣るものを「B′」として評価して，公表している。平成27（2015）年産米では，139産地
品種について実施しており，新潟県魚沼産のコシヒカリ，秋田県県南産のあきたこまちなど特A
ランクのこめは46点となっている。

（3）官能評価の例

　官能評価の実際例として，ゆでめんの例を紹介する。この評価方法は，「小麦の品質評価法（官能検査によるめん適性）」農林水産省食品総合研究所（現：農業・食品産業技術総合研究機構食品研究部門）によるものであり，ゆでめんの官能評価方法として広く用いられている。

　表4-15に，ゆでめん官能評価の採点基準と評価用紙を示す。パネリストにはこの評価用紙に従って評価を求める。評価項目は，色，外観，食感，食味の4項目とし，**標準品**を70点として7段階で評価する。標準品については，標準品を用意するか，または，パネルがもっている普通のうどんのイメージを標準品として評価する。いつも同じ標準品を準備することは困難であることから，評価する試料のうち1つを基準品として評価することも行われる。

　官能評価を実施すると，数値としてのデータが得られる。しかし，それだけでは客観的な評価とはならない。そこで，統計解析を行う。分散分析や有意差検定を行うと，ゆでめんを比較した場合にどの製品が良いのか，どういった点が評価されるのかが客観的に評価できるようになる。

標準品
　評価を行うにあたり，基準となるもの。

演習課題

❶ 色をもつ身近な野菜や果物の色素成分についてまとめてみよう。

❷ 味の相互作用について，分類ごとに味質の組み合わせ，味強度や質の変化，具体的な例をまとめて整理しよう。

❸ 野菜の組織破壊による二次的香気成分について，含まれる食品，前駆体，作用する酵素をまとめて整理しよう。

❹ 食品の物性は，食品の二次機能のひとつであることを理解しよう。食品における重要性についてまとめてみよう。

❺ コロイドの分類を理解しよう。キセロゲル，エアロゾル，サスペンション，エマルション，泡沫，ゾル，ゲルについて説明できるようにしよう。

❻ 非ニュートン流体について理解しよう。降伏応力，塑性流動，ダイラタンシー，チキソトロピーについて説明できるようにしよう。

❼ テクスチャーを理解しよう。テクスチャーの評価方法について説明できるようにしよう。

❽ 官能評価は，機器による測定と比べてどのような点で優れているか，また，どのような点が問題となるか，まとめてみよう。

❾ 官能評価の方法は，分析型官能評価と嗜好型官能評価の2つに大別される。違いについて説明できるようにしよう。

参考文献

・三室守編：クロロフィル─構造・反応・機能─，裳華房，2011
・高市真一編：カロテノイド─その多様性と生理活性─，裳華房，2006
・木村進，中林敏郎，加藤博通編著：食品の変色の化学，光琳，1995
・大庭理一郎，津久井亜紀夫，五十嵐喜治編著：アントシアニン─食品の色と健康─，建帛社，2000
・津田孝範，津志田藤二郎，須田郁夫編著：アントシアニンの科学─生理機能・製品開発への新展開─，建帛社，2009
・津久井亜紀夫，寺原典彦編著：アントシアニンと食品，建帛社，2015
・岩井和夫，中谷延二：香辛料成分の食品機能，光生館，1989
・並木満夫，中村良，川岸舜朗，渡邊乾二編：現代の食品化学，三共出版，1987
・菅原龍幸監修：Nブックス 新版 食品学Ⅰ 第2版，建帛社，2016
・食品機能性の科学編集委員会編：食品機能性の科学，産業技術サービスセンター，2008
・阿部啓子，山本隆，的場輝佳，ジェローン シュミット：食と味覚，建帛社，2008
・日下部裕子，和田有史：味わいの認知科学，勁草書房，2011
・日本化学会編：味とにおいの分子認識，季刊化学総説No.40，学会出版センター，1999
・長谷川香料編：においの化学，裳華房，1988
・高木貞敬，渋谷達明編：匂いの科学，朝倉書店，1989
・Eric Dickinson，西成勝好監訳：食品コロイド入門，幸書房，1998
・中濱信子，大越ひろ，森高初恵：おいしさのレオロジー，弘学出版，1997
・村上謙吉：レオロジー基礎論，産業図書，1991
・西成勝好，大越ひろ，神山かおる，山本隆編：食感創造ハンドブック，サイエンスフォーラム，2005
・森友彦，川端晶子編：食品のテクスチャー評価の標準化，光琳，1997
・西成勝好，中沢文子ほか編：新食感事典，サイエンスフォーラム，1999
・川端晶子編：食品とテクスチャー，光琳，2003

第5章 食品の三次機能

本章では，特定保健用食品や機能性表示食品などの根拠ともなっている三次機能を学ぶ。具体的には，栄養素の吸収，生体構成成分の代謝，各器官の調節と維持の機序を系統的に理解することで，三次機能を有する食品成分の種類と作用を学ぶ。非栄養素でも健康の維持・増進に役立つ食品成分があることを知るとともに，栄養素や嗜好成分の中にも三次機能を備えた成分があることを理解する。

1. 食品の三次機能とは

食品には，栄養素の働きをする一次機能，嗜好特性の働きをする二次機能，疾病予防や健康維持に役立つ体調調節の働きをする三次機能がある。この三次機能の顕著な働きをもつ食品成分を機能性成分と呼ぶ。機能性成分には栄養の働きや嗜好特性の働きを併せもつものもあり，3つの機能は補い合う関係にある（図5-1）。

生命の維持には，さまざまな環境の変化に適応し，恒常性を保つことが必要であり，健康な生体ではそれが普通に行われる。その働きを**生体調節機能**という。しかし，環境などの外的要因，あるいは栄養素の不足や偏りに起因する身体的要因や加齢などによって恒常性を保つことが難しくなると，疾病の発症につながる。すなわち，三次機能とは，生体調節機能が正常に働くようにサポートする作用である。し

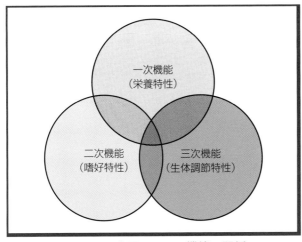

図5-1　食品の3つの機能の関係

たがって，機能性成分を摂取することは，三次機能によって本来の生体調節機能が的確に働くことにつながり，それによって疾病リスクも低下すると考えられる。

三次機能に関する研究は，一次機能や二次機能に比べると新しい分野である。これまでに，人の健康維持に有益な多くの成果が輩出され，今なお盛んに研究が進められている。その成果を消費者がわかりやすく活用できるようにした制度が**特定保健用食品**であり（表5-1），**機能性表示食品**である。これらは生活習慣病のリスク

表5-1　特定保健用食品の表示例と代表的関与成分

許可表示例	代表的関与成分*
「お腹の調子を整える，お通じの気になる方に適する」等	・オリゴ糖類（ガラクトオリゴ糖，イソマルトオリゴ糖，キシロオリゴ糖，乳果オリゴ糖，フラクトオリゴ糖，大豆オリゴ糖，コーヒー豆マンノオリゴ糖，ポリデキストロース等） ・乳酸菌類（*Lactobacillus*ガセリ，*L.*カゼイ，*L.*GG株，*Bifidobacterium*ロンガム，*B.*ブレーベ・ヤクルト株，*B.*ラクティスBB-12，*Streptococcus thermophilus*1131株） ・食物繊維類（難消化性デキストリン，小麦ふすま，低分子化アルギン酸ナトリウム，大麦若葉由来食物繊維，サイリウム種皮由来食物繊維，ポリデキストロース，還元タイプ難消化性デキストリン，水溶性コーンファイバー，寒天由来食物繊維等）
「コレステロールが高めの方に適する」等	サイリウム種皮由来食物繊維，低分子化アルギン酸ナトリウム，キトサン，植物ステロール，植物ステロールエステル，茶カテキン，大豆たんぱく質，ブロッコリー・キャベツ由来SMCS，セサミン，セサモリン等
「糖の吸収を緩やかにする，食後の血糖値が気になる方に適する」等	小麦アルブミン，L-アラビノース，グァバ葉ポリフェノール，難消化性デキストリン，大麦若葉由来食物繊維，難消化性再結晶アミロース，ネオコタラノール等
「血圧が高めの方に適する」等	ラクトトリペプチド（VPP，IPP），サーデンペプチド（VY），ローヤルゼリーペプチド（VY，IY，IVY），海苔オリゴペプチド（AKYSY），ゴマペプチド（LVY），イソロイシルチロシン，大豆ペプチド，杜仲葉配糖体（ゲニポシド酸），γ-アミノ酪酸（GABA），燕龍茶フラボノイド（ハイペロサイドおよびイソケルシトリン），酢酸，クロロゲン酸類，モノグルコシルヘスペリジン等
「歯の健康維持に役立つ」等	キシリトール，マルチトール，パラチノース，茶ポリフェノール，CPP-ACP，リン酸一水素カルシウム，フクロノリ抽出物（フノラン），リン酸化オリゴ糖カルシウム（POs-Ca），カルシウム，大豆イソフラボンアグリコン，緑茶フッ素等
「血中中性脂肪が気になる方，体脂肪が気になる方に適する」等	グロビンたんぱく分解物（VVYP），難消化性デキストリン，コーヒー豆マンノオリゴ糖（マンノビオース），βコングリシニン，中鎖脂肪酸，DHA，EPA，りんご由来プロシアニジン，茶カテキン，ウーロン茶重合ポリフェノール，ケルセチン配糖体（イソケルシトリン），モノグルコシルヘスペリジン，高分子紅茶ポリフェノール（テアフラビン），クロロゲン酸類，ガセリ菌SP株，テクトリゲニン類，α-リノレン酸ジアシルグリセロール等
「カルシウム等の吸収を高める」等	カゼインホスホペプチド（CPP），クエン酸リンゴ酸カルシウム（CCM），ポリグルタミン酸，乳果オリゴ糖等
「骨の健康維持に役立つ」等	乳塩基性たんぱく質（MBP），大豆イソフラボン，ビタミンK_2（メナキノン-4），ビタミンK_2（メナキノン-7）等
「肌の水分を逃しにくい」等	グルコシルセラミド

＊：三次機能を発現する機能性成分を特定保健用食品では関与成分と呼ぶ

出典）消費者庁：特定保健用食品許可（承認）品目一覧，2020（令和2年12月25日）より作成

軽減に役立てることを趣旨として定められたものであり，疾病の治癒ではなく，疾病の一次予防の助けになる作用と解釈すべきものである。

　食品の三次機能が発現する部位は，口腔内から生体内部にまで広範囲にわたる。小腸上部（空腸）で栄養素の多くが吸収され，大腸では水分，電解質，ミネラル，短鎖脂肪酸などが吸収される。近年の消化管内における栄養素の消化・吸収の機序に関する研究の進展により，栄養素の吸収に及ぼす食品成分の影響が明らかになり，また，それが生活習慣病の予防や生体の機能に影響することも判明してきた。そこで，本章では，食品成分が摂取後から吸収されるまでの消化管内で発現する作用と，吸収された後の生体内で発現する作用に分け，特定保健用食品に認められるなど，一定の科学的根拠があると考えられる食品成分の三次機能について述べる。

　消化管内で発現する機能には，口腔内での作用，整腸作用，糖質や脂質の吸収抑

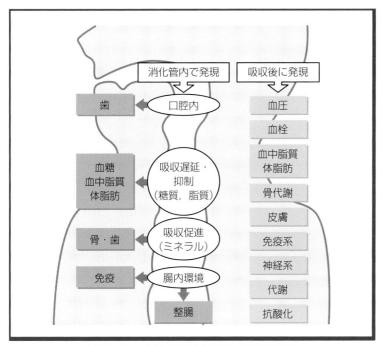

図5-2　食品の三次機能と発現の部位

●ニュートリゲノミクス（Nutrigenomics）●

　ニュートリゲノミクスとは，ニュートリション（栄養）とゲノミクス（遺伝子の網羅的解析）を組み合わせた造語で，mRNAを網羅的に調べることで，栄養や食品の摂取による生体内の変化を遺伝的側面から明らかにする手法である。現在では，たんぱく質関係のプロテオーム，代謝物を解析するメタボロームなどさまざまなポストゲノム技術が利用されており，三次機能の解明やそれを利用した機能性食品の開発にも取り入れられている。

制作用，栄養成分の吸収を促進する作用を取り上げる。一方，生体内で発現する機能には，血圧，血栓，血中脂質・体脂肪，骨代謝，皮膚，免疫系，神経系，代謝に及ぼす作用，ならびに抗酸化作用を取り上げる（図5-2）。

2. 消化管内で作用する機能

（1）口腔内でう蝕を抑制する機能

　さまざまな観点から，自分の口で食事を摂取することの重要性が認識されており，年齢にかかわらず健康な歯の維持は，身体の健康においても重要である。

　歯の表面のエナメル質は酸によって溶解しやすいので，口腔内の微生物が酸を生成するとエナメル質が溶けカルシウムやリンが溶出する脱灰が起こる。再石灰化は，これとは反対に酸が中和されエナメル質が修復される現象で，脱灰と再石灰化のバランスが崩れることがう蝕の原因となる。

　口腔内には**ミュータンス菌**（*Streptococcus mutans*）類が存在し，これは糖質，特にスクロースなどを利用して不溶性多糖類のグルカンを生成し，歯の表面に歯垢（プラーク）を形成する。歯垢は，菌が産生する酸の流出を妨げるとともに，唾液による酸の中和を阻害するため，エナメル質が溶解し，脱灰が進んでう蝕となる。したがって，歯の健康維持には，ミュータンス菌に**資化**されにくい糖質の利用や再石灰化を促進させることが効果的である（図5-3）。

1）ミュータンス菌に利用されない食品成分

　マルチトール，キシリトール，エリスリトール，還元パラチノースなどの糖アル

◘**ミュータンス菌**
　グラム陽性で通性嫌気性の連鎖球菌の一種。グルコシルトランスフェラーゼでグルカンを産生する。

◘**資化**
　微生物に栄養源として利用されることをいう。

糖アルコールは，第3章，p.57参照。

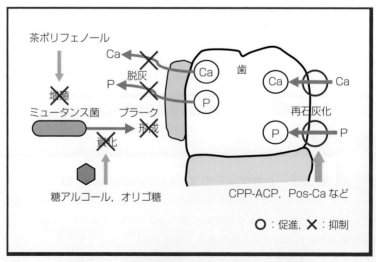

図5-3　う蝕を抑制する食品成分とその機序
出典）水品善之，菊﨑泰枝，小西洋太郎編：食品学Ⅰ—食品の成分と機能を学ぶ，羊土社，2015より作成

コール類（還元糖のカルボニル基に水素を付加したもの）には，う蝕予防効果が確認されている。これらの糖アルコール類は甘味や冷涼感があることから，ガムやキャンディなどに利用されている。しかし，スクロースが共存するとう蝕抑制作用は弱まる。このほか，スクロースに1～3分子のフルクトースが結合した**フルクトオリゴ糖**や，スクロースに1～3分子のグルコースが結合したカップリングシュガーなどのオリゴ糖もミュータンス菌類に資化されにくいため，低う蝕性である。

　また，茶ポリフェノールは，ミュータンス菌の増殖を抑制することでう蝕予防に役立つ。

□**フルクトオリゴ糖**
　スクロースのフルクトースにフルクトースが結合したもので，1個が1-ケストース，2個がニストース，3個がフルクトフラノシルニストース。ヤーコン，きくいも，チコリーなどに含まれる。

2）再石灰化に役立つ食品成分

　カゼインホスホペプチド–非結晶性リン酸カルシウム複合体（CPP-ACP），リン酸一水素カルシウム（第二リン酸カルシウム）は，カルシウムとリンの供給源となり，エナメル質の再石灰化を促進する。フクロノリ抽出物やじゃがいもでん粉から得られるリン酸化オリゴ糖カルシウム（POs-Ca）は，カルシウムの供給源であり，ミュータンス菌にも資化されにくいことから，脱灰を抑制し再石灰化の促進に役立つ。

（2）整 腸 作 用

　食品は嚥下後，1分程度で胃に到達し，小腸を通過するのは4時間後，大腸の通過が終了するのは12～15時間後であり，長い時間をかけて栄養素や水分が消化・吸収される。その間，食塊や消化物は消化管の蠕運動によって移動し，その動きが不正常だと便秘や下痢を引き起こす。また，腸管内の腸内細菌が栄養素の消化・吸収や消化管の動きに影響を及ぼしている。このことから，消化管の動きを正常に保つことは体調の調節にとって重要であり，食品成分の消化管への働きを利用することで，肥満などの予防も可能となる。

1）食物繊維の物理的作用による整腸作用

　食物繊維は，水に溶解する**水溶性食物繊維**と，水に難溶の**不溶性食物繊維**に大別され，その生理作用にも違いがみられる（表5-2）。

　不溶性食物繊維は，消化されない部分が腸管に適度の刺激を与え，また，吸水して膨大すると便量が増大し，腸管の収縮を活発化する。その結果，蠕運動が亢進し，便通改善に効果があると考えられる。特に，植物細胞壁の主成分であるセルロースは腸管通過時間や排便作用に影響し，整腸作用をあらわす。また，不溶性食物繊維は，発がん物質の腸管内濃度の低下と接触時間を短縮することで大腸がん発生抑制効果が期待できる。フェニルプロパノイドを構成単位とするリグニンは，多糖類ではないが難消化性の植物性高分子であり，同様の作用で便性改善に役立つ。

　一方，水溶性食物繊維では，果実類や野菜類に含まれるD-ガラクツロン酸がα-1,4結合した直鎖にラムノースなどが結合した酸性複合多糖である**ペクチン**や，こんにゃくいもの主成分であるグルコマンナンは，吸水して膨潤し便通改善に効果

□**ペクチン**
　ガラクツロン酸カルボキシル基のメチルエステル化の程度で高メトキシと低メトキシに分別され，低メトキシペクチンはカルシウムイオンによってゲル化する（第3章，p.62参照）。

表5-2 食物繊維の種類と物理的性質による消化管内での生理作用

	不溶性食物繊維 (IDF：insoluble dietary fiber)	水溶性食物繊維 (SDF：soluble dietary fiber)
種類	セルロース（穀類，いも類，豆類，野菜類，果実類，きのこ類，こんぶ，ひじき），ヘミセルロース（穀類，そば粉，いも類，野菜類，果実類），リグニン（穀類，野菜類，果実類，藻類），キチン・キトサン（甲殻類，きのこ類）	ペクチン（いも類，野菜類，果実類），グァーガム，アガロース（寒天），グルコマンナン（こんにゃくいも），ポリデキストロース，アルギン酸（藻類），マンナン（やまのいも），イヌリン（野菜類，果実類）
作用	・整腸作用（刺激による蠕動運動亢進） ・肥満防止（咀嚼回数増加による唾液や胃液の分泌促進，食塊を大きくすることによる満腹感持続） ・大腸がん発生抑制（便容積増大・排泄促進による発がん性物質の腸管内濃度低下と接触時間短縮）	・便通改善（吸水・膨潤による） ・大腸がん発生抑制（腸内細菌に資化されることによる腸内pH低下，腸内環境改善，二次胆汁酸などの発がん性物質の生成抑制）

アルギン酸などは，第3章，p.63参照。

がある。褐藻類の細胞壁間に存在し，D-マンヌロン酸とL-グルロン酸がβ-1,4結合した粘性の酸性多糖類であるアルギン酸や，ガラクトマンナンで構成されるグアーガムも，水溶性食物繊維として便通改善効果などが期待できる（表5-2）。

2）腸内環境の改善による整腸作用

ヒトの腸内細菌は約100種類，10^{10}〜10^{11}個が腸内容物1g中に存在し，年齢，食事内容，健康状態などで菌叢は変化する。特に，加齢とともに増加するウェルシュ菌や大腸菌などは，アンモニア，アミン，インドールなどの腐敗物を生成し，胃腸障害の原因ともなる。したがって，ビフィズス菌などの有益菌を優勢に保ち，有害菌を抑えることが重要である。

a．プロバイオティクス プロバイオティクスとは，ビフィズス菌など生体に良い影響を与える生菌のことである。乳酸桿菌などは，胃酸で死滅せず腸内に到達し増殖することができるので，腸内環境改善に役立つ菌として特定保健用食品にも利用されている。腸内細菌によって乳酸などの有機酸が生成すると腸管の蠕動運動が促進され，便性が改善されるうえ，腸内が酸性に保たれるとウェルシュ菌などの増殖が抑制されるので腸内環境が改善し，発がん物質などの生成抑制にもつながる。乳糖分解酵素が産生されると，**乳糖不耐症**も軽減する。主なプロバイオティクスを表5-3に示した。

b．プレバイオティクス プレバイオティクスは，有益な腸内細菌に資化され，その生育を促進するオリゴ糖などのことである（表5-3）。フルクトオリゴ糖，キシロオリゴ糖，ガラクトオリゴ糖，乳果オリゴ糖，大豆オリゴ糖などは，消化されずに大腸に到達し，腸内細菌，特に，ビフィズス菌に利用される。そのため，菌叢が改善され，整腸作用の発現につながる。スクロースのグルコースにガラクトー

□**乳糖不耐症**
消化管のラクターゼが欠損あるいは減弱しているヒトに起こる乳摂取時の消化不良や下痢の症状。乳糖がグルコースとガラクトースに分解されず，消化管に乳糖が残存するために起こる。

表5-3　主なプロバイオティクスとプレバイオティクス

プロバイオティクス	プレバイオティクス
Lactobacillus 属（*L. acidophilus* La5, *L. bulgaricus* 2038, *L. casei* Shirota, *L. johnsonii* La1, *L. plantarum* 299v, *L. rhamnosus* GG） *Bifidobacterium* 属（*B. breve*, *B. lactis* Bb12, *B. longum* BB536, *B. salivarius* UCC118）	キシロオリゴ糖，大豆オリゴ糖，フルクトオリゴ糖，イソマルトオリゴ糖，乳果オリゴ糖，ラクチュロース，ガラクトオリゴ糖，ラフィノース，コーヒー豆マンノオリゴ糖

スがα-1,6結合した三糖類のラフィノースと，ラフィノースのガラクトースにガラクトースがα-1,6結合した四糖類のスタキオースは，だいずに3～4％含まれ（これらを含む抽出物が大豆オリゴ糖），同様の作用がある。

　食物繊維も，吸収されず大腸で腸内細菌に利用されることで有機酸やガスを生成し，腸管を刺激することで便の移動を速めるなど，整腸作用に寄与する（表5-2）。ヘミセルロースはビフィズス菌への栄養効果がある。

3）腸内細菌によるその他の作用

　腸内環境の改善は，アレルギーの予防や腫瘍細胞増殖抑制などの免疫賦活作用をもたらし，菌体は変異原物質や発がん物質を結合して体外へ排泄する。これらのことから，有用な腸内細菌には抗腫瘍作用や発がんリスク軽減効果が期待される。また，ビタミン，主にB群の産生が進む作用がある。さらに，腸内細菌が産生する有機酸によって腸内のpHが低下し，カルシウムの溶解性が増大することによる吸収の促進や有害酵素の活性抑制などが期待できる。

（3）糖質の吸収を遅延・抑制する食品機能

　食事由来の糖質は多くが多糖類で，摂取後，消化管内でグルコースまで分解されて吸収され，血液に移行したグルコースは**インスリン**によって各種細胞に取り込まれエネルギーとして使われる。余剰のグルコースは一部がグリコーゲンとなって肝臓や筋肉に蓄えられるが，さらに余った糖質は脂肪酸に変換され体脂肪として蓄積する。よって，糖質の吸収と代謝は肥満にも大きく関与する。

　糖質が関与する代表的疾患である**糖尿病**は，現在も増加傾向にある。糖尿病にはインスリンが分泌されない1型（インスリン依存性）と，インスリンは分泌されるが作用が弱い，あるいは**インスリン抵抗性**がある2型（インスリン非依存型）のタイプがあるが，2型が圧倒的に多く，そのため肥満も多い。

　したがって，糖尿病の予防や高血糖の改善には，①消化管内での糖質の分解や吸収を阻害・遅延する，②インスリン感受性を増大させ細胞のグルコース利用を促進し，肝臓での糖の産生・放出を抑制する，③インスリン分泌を促進する，が考えられる。この中で，食品成分の三次機能として有効性が期待できるのが，消化管内で

■インスリン抵抗性
　血中のグルコースはインスリンによって受容体を介して細胞に取り込まれるが，肥満，過食，運動不足等によって受容体が不足・機能不良・情報伝達不正常となり，グルコースの取り込みが減少する。この状態がインスリン抵抗性で，高血糖ではさらなるインスリン分泌不全を引き起こす。

の糖質の分解と，グルコースの腸管からの吸収を阻害または遅延することである。

1）糖質の分解を抑制する食品成分

　摂取する糖質の多くを占めるでん粉は，唾液や膵液に含まれるα-アミラーゼの作用によりマルトースやイソマルトース等に分解される。その後，小腸粘膜細胞膜上に存在するα-グルコシダーゼによってグルコースに分解され，直ちに吸収される。また，スクロースやラクトースも小腸粘膜細胞でスクラーゼやラクターゼによって単糖類に分解され，粘膜細胞から吸収される。したがって，α-アミラーゼやα-グルコシダーゼの活性を抑制することは，糖質の分解を遅延・抑制することになり，その結果，糖質の吸収量が減少し，血糖値の上昇が緩やかになる（図5-4）。

　α-アミラーゼ阻害作用は緑茶，グァバ葉，こむぎなどにみられ，その成分にはカテキン類，グァバ葉ポリフェノール，フラボノイド（ルテオリン，ケンフェロールなど），小麦アルブミンなどが報告されている。グァバ葉の熱水抽出物はマルターゼやスクラーゼにも阻害作用を示すが，α-アミラーゼに対する阻害が最も強い。主に，エラグ酸，シアニジンとその他の低分子ポリフェノールから構成される重合体が活性本体と考えられている。小麦アルブミンは，こむぎの水溶性抽出物中のアルブミン画分で，これがα-アミラーゼと結合することで阻害活性を示す。

　スクラーゼを阻害する食品成分にはL-アラビノースがある。アラビノースは五炭糖のアルドースで，こめやこむぎ等の穀類の繊維質に多く存在する（アラビノキシランとして側鎖を形成している）。L-アラビノースは基質のスクロースよりもスクラーゼに対する親和性が強いことから，スクラーゼの阻害作用を発現すると考えられている。

□α-グルコシダーゼ
　二糖類の非還元末端からα-D-グルコースを解離させるα-グルコシド結合加水分解酵素の総称で，小腸上皮膜に局在し，マルターゼ，スクラーゼ，イソマルターゼ，ラクターゼなどがある。

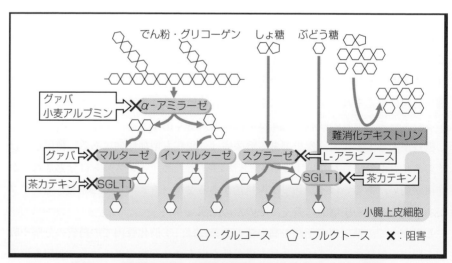

図5-4　糖質の分解・吸収を抑制する食品成分とその機序

出典）西村敏英，浦野哲盟編：食品の保健機能と生理学，アイ・ケイコーポレーション，2015／青柳康夫編著：Nブックス 改訂 食品機能学 第3版，建帛社，2016より作成

マルターゼなど他のα-グルコシダーゼに対しては，カテキン類，豆豉エキス，グァバ葉ポリフェノール，桑葉に含まれる1-デオキシノジリマイシン，サラシアのネオコタラノールなどが阻害作用を示すことが明らかになっている。

2）グルコースの吸収を阻害する食品成分

小腸粘膜細胞で生成したグルコースは，微絨毛膜のNa$^+$/D-グルコース共輸送体（SGLT1）によって速やかに小腸細胞内に取り込まれる。細胞内のグルコース濃度が高まれば，細胞の側面や底面膜に存在するグルコース単輸送体の促進拡散機構によってグルコースが細胞間隙へ輸送され，血液へ移行する。

カテキン類にはSGLT1阻害作用があり，グルコースの吸収を減少することが明らかになっている。

糖アルコール類は腸管内での加水分解や吸収速度が遅い。そのため，血糖上昇が緩やかでエネルギーは低く，インスリン分泌を刺激しないのでインスリン抵抗性にも効果が期待できる。キシリトールやマンニトールは糖尿病患者用の甘味料として使われている。また，この作用はリポプロテインリパーゼの活性を高めないので，トリアシルグリセロールの体内蓄積防止にも役立つ。

難消化性多糖類は，保水性や増粘性があるため食塊をゲル化し，糖質の胃や腸管内の移動・拡散を遅延させる。そのため，糖質と分解酵素の接触が妨げられ，食後血糖値の上昇が緩やかになる。この作用は，グルコマンナン（こんにゃくいもの主成分）が代表的である。水溶性食物繊維のペクチン，グアーガム，アガロース，ポリデキストロース，アルギン酸も腸管内で高粘性となり，内容物の拡散・移動速度を遅延することでグルコースの吸収を緩慢にする。

難消化性デキストリンは食物繊維の一種であり，マルターゼ阻害作用とともに，微絨毛膜のα-グルコシダーゼに共役するグルコース輸送路を抑制することで，グルコースの吸収を遅延・阻害する。また，水溶性食物繊維として胃や腸管内で膨潤すると糖質の移動を遅延し，ゲル状になると糖質の拡散を妨げてα-グルコシダーゼなどと糖質の接触を妨げる。

でん粉が老化すると，分子が再結晶化してアミラーゼが作用しにくくなる。この性質を利用したのが，老化でん粉を消化処理し，消化抵抗性の部分のみを集めた難消化性再結晶アミロースである。これは，食物繊維と同じように小腸で消化吸収されにくいために血糖値上昇を緩やかにする。

グリセミックインデックス（GI）は，糖質摂取後の血中へのグルコース取り込み速度を数値化したもので，食事における血糖上昇の程度を推し測る指標となっている。同じ糖質でも，調理法や他の成分の混在によって食品から糖質が遊離する程度等に違いが生じ，それが吸収速度の差となる。白パンのGIが基準（100）となり，低GI食品は糖質の吸収が遅いことをあらわしており，食後過血糖の防止に役立つとされている。

🔲Na$^+$/D-グルコース共輸送体
　分子量73kDaの単量体4個が構成する膜を貫通した関門。Na$^+$/K$^+$-ATPaseの作用により微絨毛膜を挟んで外と内にNa$^+$の濃度勾配ができるので，これによってグルコースが輸送される。

３）肥満防止作用

　肥満の根本的な原因は，摂取エネルギーが消費エネルギーを上回ることにある。エネルギー消費されずグリコーゲンにならなかった糖質は，アセチルCoAを経て脂肪酸に変換され，体脂肪として蓄積する。したがって，肥満防止の第一歩は食事と運動であり，糖質の摂取の仕方が肥満予防には非常に重要である。

　食物繊維やオリゴ糖などの難消化性糖質は大腸で腸内細菌により発酵され，生成した短鎖脂肪酸や有機酸が吸収されるが，このエネルギーは少なく，短鎖脂肪酸は速やかに肝臓へ移行しエネルギーになるので，体脂肪の要因にはなりにくい。また，食物繊維は物理的性質によって摂取エネルギーの低下をもたらす。それは，①体積が大きいため相対的に脂肪摂取量を低下させる，②栄養素の消化・吸収を一部阻害することで吸収エネルギー量を低下させる，③摂食に時間を要するので唾液や胃液の分泌が増え，満腹感を持続させるため食事量を減少させる，④食塊の胃内通過時間等を遅延して糖や脂肪の吸収を遅延させる，ためである。

◻レジスタントスターチ（難消化性でん粉）
健常人の消化管腔内で消化吸収されないでん粉およびでん粉部分水解物の総称。

　ペクチンやグアーガムなどの水溶性食物繊維は，保水性と粘性があるため，消化管内でゲルを形成することで食塊の移動に影響し，糖質の吸収を遅延させる効果がある。難消化性デキストリンはアミラーゼで分解されにくいため，エネルギーが$1.3〜1.5 kcal/g$とでん粉より低い。**レジスタントスターチ**は一部が消化されずに小腸を通過するため，その分エネルギーが低い。

（4）脂質の吸収を抑制する食品機能

１）中性脂肪（トリアシルグリセロール）の吸収抑制

トリアシルグリセロールは，第3章，p.67参照。

　中性脂肪（トリアシルグリセロール）はグリセリンに3分子の脂肪酸がエステル結合したもので，日常摂取する脂質の9割を占める。トリアシルグリセロールは，まず，十二指腸で胆汁酸と乳化され，その後，膵リパーゼによってグリセリンのC1とC3位が加水分解され，2-モノアシルグリセロールと2分子の脂肪酸が生成する。これらは単純拡散で小腸細胞内に取り込まれ，細胞内で脂肪酸がアシルCoAとなり2-モノアシルグリセロールと結合してトリアシルグリセロールが再合成される。再合成されたトリアシルグリセロールは，キロミクロンに取り込まれて血中へ移行する。

　食事由来の脂質の吸収に大きく関与しているのが，トリアシルグリセロールの加水分解酵素である**膵リパーゼ**である。したがって，膵リパーゼの活性を阻害することは，腸管における脂肪の分解が抑制され，脂質の吸収が低下するため，血中トリアシルグリセロール濃度が上昇しにくくなる。膵リパーゼ阻害作用は，ヘモグロビンを酵素で加水分解したグロビンたんぱく分解物や茶カテキン，りんご由来プロシアニジン，高分子紅茶ポリフェノール（テアフラビン）などに認められている（図5-5）。特にウーロン茶カテキンの活性が強く，その主体は重合ポリフェノールである。また，グロビンたんぱく分解物，特にペプチドWYPはインスリンの作用に

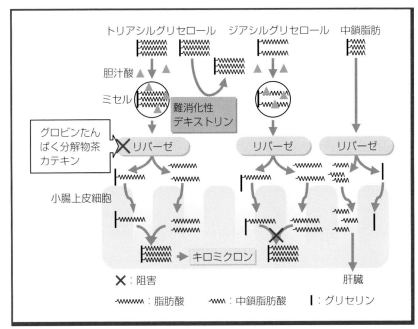

図5-5　中性脂肪の吸収を抑制する食品成分とその機序

出典）西村敏英，浦野哲盟編：食品の保健機能と生理学，アイ・ケイコーポレーション，2015／水品善之，菊﨑泰枝，小西洋太郎編：食品学Ⅰ—食品の成分と機能を学ぶ，羊土社，2015より作成

も影響し，トリアシルグリセロール代謝を亢進して，脂肪細胞を作りにくくする作用も知られている。

　難消化性デキストリンは，食事中脂質の吸収を遅延させ，血中トリアシルグリセロール濃度の上昇を緩やかにする働きがある。これは，難消化性デキストリンがゲル状になることで，消化管内での脂肪のミセル化，膵リパーゼとの反応，小腸粘膜細胞への移動などを遅延させるためである。

　ジアシルグリセロールには，脂肪酸の結合位置によって1,2-ジアシルグリセロールと1,3-ジアシルグリセロールがある。吸収された脂肪酸が小腸細胞内でトリアシルグリセロールに再合成されるためには，2-モノアシルグリセロールが必要だが，1,3-ジアシルグリセロールから2-モノアシルグリセロールは生成しない。したがって，1,3-ジアシルグリセロールを摂取してもトリアシルグリセロールは再合成されないため，血中トリアシルグリセロール濃度は低下する。

　コーヒー豆に含まれ，マンノースがβ-1,4結合したコーヒー豆マンノオリゴ糖は，脂肪の吸収を抑制することが示されている。また，マンノオリゴ糖はビフィズス菌に資化され，生成したプロピオン酸などが肝臓での脂質合成を抑制することも推察されている。

2）コレステロールの吸収抑制

　コレステロールの低下には，食事由来コレステロールの吸収抑制と，胆汁酸の再

吸収抑制の2つの機序がある。

　コレステロールは，胆汁酸と**複合ミセル**を形成することで小腸粘膜細胞から吸収される。したがって，食事由来コレステロールの吸収低下には，①コレステロールの腸管内での移動の阻害，②ミセル化の阻害が役立つ。ペクチン，グアーガム，グルコマンナン，アルギン酸などの水溶性食物繊維は保水性や粘性があることから，食塊中のコレステロールの腸管壁への移動を阻害する。また，ゲル化することで複合ミセル形成も抑制する。これによって，コレステロールの吸収を低下させる。

　食物繊維は，イオン結合や水素結合によりコレステロールと結合し，吸収を低下させる。この作用は，セルロースやヘミセルロースに期待できる。

　だいず以外の豆類の非セルロース性多糖類や，のりの多糖類であるポルフィラン，しいたけの食物繊維とエリタデニンは，血中コレステロールを低下する。

　茶カテキンはコレステロールの吸収を阻害し，糞中へのコレステロール排泄量を増大させる。これは，ミセル中のコレステロールが茶カテキンによって不溶化されることで，吸収が抑制されると考えられている。

　植物にもステロイド骨格をもつ植物ステロールが存在する。カンペステロールやβ-シトステロールなどで，米油やとうもろこし油などに含まれる。これらはミセルへの取り込み時にコレステロールと競合することで，コレステロールのミセルへの取り込みを減少させる。その上，植物ステロールが入ったミセルは小腸粘膜細胞に吸収されず，そのまま糞便へ排泄される。したがって，植物ステロールの分だけコレステロールの吸収は減少すると考えられる。

　コレステロールは**胆汁酸**の原料となり，肝臓で合成された胆汁酸は十二指腸から分泌される。この胆汁酸は脂質のミセル化に利用され，大部分は回腸で再吸収される（**腸肝循環**）。したがって，胆汁酸の再吸収が減少すると肝臓におけるコレステロールから胆汁酸の合成が促進され，その分血液から肝臓へのコレステロールの取り込みが増加し，その結果，血中コレステロール濃度が低下する（図5-6）。この胆汁酸の再吸収阻害作用をもつものが食物繊維に多く，リグニン，キトサン，ペクチン，アガロース，グルコマンナン，ポリデキストロース，アルギン酸などに認められている。また，乳酸桿菌は胆汁酸を脱抱合し，**二次胆汁酸**を生成する。二次胆汁酸は再吸収されにくいので，やはり肝臓での胆汁酸の合成が亢進し，血中コレステロールの低減につながる。菌によってはコレステロールと直接結合し，体外へ排

◘**二次胆汁酸**
　一次胆汁酸はコール酸やケノデオキシコール酸で，肝臓でグリシンやタウリンに抱合されて胆汁中へ分泌される。これが腸内細菌で脱抱合され，さらに脱水酸化されたデオキシコール酸やリトコール酸を二次胆汁酸という。

●**ジアシルグリセロール**●

　1998年に特定保健用食品として認定されたが，製造過程でグリシドール脂肪酸エステルが生成することが判明した。この物質は，生体内で遺伝毒性発がん作用の可能性が否定できないグリシドールに代謝される可能性があることから，2009年に表示許可は取り下げられた。

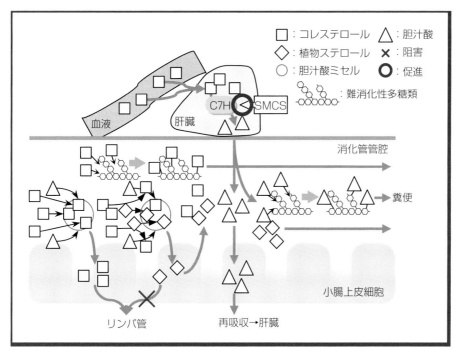

図5-6　コレステロールの吸収を抑制する食品成分とその機序

出典）西村敏英, 浦野哲盟編：食品の保健機能と生理学, アイ・ケイコーポレーション, 2015／青柳康夫
　　　編著：Nブックス 改訂 食品機能学 第3版, 建帛社, 2016より作成

泄されることで血中コレステロールの低下に役立つ。

　サイリウム種皮由来の食物繊維や大豆たんぱく質, リン脂質結合大豆ペプチド
は, 食事由来コレステロールの吸収抑制と胆汁酸の再吸収阻害により血中コレステ
ロール低下作用をあらわす。特に, グリシニン由来のソイスタチン（VAWWMY）
は強力なコレステロール吸収抑制作用をもつペプチドである。リン脂質結合大豆ペ
プチドは, この作用によって血中総コレステロールと低密度リポたんぱく質（LDL）
を低下し, 高密度リポたんぱく質を増加する。また, 難消化性たんぱく質として知
られているそばたんぱく質は, 中性ステロールの糞中排泄を促進させ, 血中コレス
テロールを低下させる。

（5）ミネラルの吸収促進

　ミネラルは, その化学形態や同時に摂取する食品成分によって吸収や利用率に大
きな差が生じる。それは溶解性の変化や, 他の栄養素との相互作用が起こるためで
ある。フィチン酸（イノシトール六リン酸）はミネラルと結合して複合体を形成し,
溶解性を低下させるので, ミネラルの吸収も減少する。食物繊維もカルシウム, マ
グネシウム, 鉄などの吸収率を低下させることが明らかになっている。したがっ
て, ミネラルを効率的に吸収するためには, 負の要因となる食品成分を同時に摂取
しないことが肝要である。一方, ミネラルの吸収を促進する食品成分も明らかに

なっている。

1）カルシウムの吸収促進作用

カルシウムは，第3章，p.84参照。

カルシウムは骨や歯の構成成分，神経伝達，筋肉収縮，血液凝固などに関与しており，血漿中濃度は厳密にコントロールされている。そのため，カルシウムの摂取が不足すると必然的に骨中のカルシウムが使われるので，食事から摂取するカルシウムは重要である。カルシウムは小腸上部で受動拡散と能動輸送により吸収される。しかし，カルシウムはpH6以上で沈殿するため，膵液に含まれる炭酸イオンで不溶化し，吸収性は低い。したがって，カルシウムの吸収を高めるには，溶解性を保つことと，他の栄養素との結合を防ぐことが効果的である。

牛乳のα_{S1}-カゼインやβ-カゼインをトリプシン処理して得られる**α-カゼインホスホペプチド（CPP）**やβ-CPPは，カルシウムと結合することで可溶化を高める。また，カルシウムと食物繊維との結合も防ぐ。1 molのCPPが100 molのカルシウムを可溶化するため，CPPによるカルシウムの吸収は，塩化カルシウムの20倍以上高いとされる。

クエン酸リンゴ酸カルシウム（CCM）は，炭酸カルシウムにクエン酸とリンゴ酸を反応させたもので，pH2〜10で溶解する。したがって，CCMの溶解性はpHの影響を受けないため，カルシウムの吸収は炭酸カルシウムより10％以上高い。また，カルシウムは鉄の吸収を妨げるが，CCMでは吸収阻害が少なく，食感も良い。

ガラクトオリゴ糖，フルクトオリゴ糖，ラクトスクロースなどのオリゴ糖は，ビフィズス菌に利用されて有機酸が生成する。それによって腸内pHが低下するためカルシウムが溶解しやすくなり，その結果，カルシウムの吸収が促進される。

ポリグルタミン酸は，グルタミン酸が30〜5,000個結合した粘性物質であり，納豆の粘性成分でもある。pHが中性の小腸下部ではカルシウムはリンと結合し不溶物となるが，ポリグルタミン酸はその生成を防止するので，カルシウムの吸収促進につながる。

◼タイトジャンクション
小腸吸収細胞同士の隙間のこと。細胞側路ともいう。

ジフルクトースアンヒドライドIII（ツイントース）はフルクトース2分子の環状化合物で，イヌリンにフルクトシルトランスフェラーゼを作用させて作られる。これは，腸粘膜細胞の**タイトジャンクション**を押し広げる作用があるため，腸管でのミネラル吸収促進に役立つ。

ビタミンDは，第3章，p.82参照。

活性型ビタミンDである1,25-ジヒドロキシビタミンD_3は，腸管からのカルシウムの吸収を促進し，カルシウム結合たんぱく質を増加させる。

2）鉄の吸収促進作用

◼ヘム鉄
プロトポルフィリンに2価の鉄がキレートした鉄。ヘモグロビン，ミオグロビン，チトクロムP450などの構成要素となっている。

鉄の吸収率は約10％で，腸粘膜でフェリチンを形成することで吸収量が調節されている。吸収には溶解性が関係するが，原子価が変化する鉄は2価の状態が吸収されやすく，3価は吸収されにくい。動物性食品由来の**ヘム鉄**は2価の鉄であり，pHや他の栄養素の影響を受けにくく，小腸粘膜細胞受容体を介して吸収されるため，吸収率は15〜35％と高い。一方，植物性の非ヘム鉄は3価の鉄が多く，小腸

粘膜細胞の酸化還元反応を受けて吸収されるので，吸収率は低い。したがって，鉄の吸収を高めるにはヘム鉄が有用であり，非ヘム鉄の場合は，アスコルビン酸など還元作用のある食品成分をともに摂取するのが良い。

ポリフェノール類は鉄と錯体を形成して沈殿し，鉄の吸収を低下させるので注意が必要である。

3. 消化管吸収後の標的組織で作用する機能

（1）血圧に及ぼす食品の機能

血圧は心拍出量と血管抵抗性によって決まる。**収縮期血圧**（最大血圧）は，心臓が収縮して血流が増大することで動脈の圧力が最大になる状態であり，**拡張期血圧**（最小血圧）は，全身から心臓に血液が戻るときの動脈内血圧が最低になる状態である。血圧上昇の要因は，①心拍出量の増加，②末梢血管抵抗の増加，③循環血液量の増加であり，これらは交感神経の活発化，昇圧物質の分泌，体液やナトリウム量の増加などに起因する。また，日本人の高血圧症は，9割が原因を特定できない本態性高血圧で，薬剤治療は対処療法となるため，高血圧には予防が重要となる。

1）ACE阻害による血圧降下作用

血圧が上昇する機序のひとつに，**アンジオテンシンⅠ変換酵素**（ACE）の作用がある。ACEは，糖たんぱく質のアンジオテンシノーゲンからレニンによって生成したペプチドのアンジオテンシンⅠ（DRVYIHPFHL）を，肺循環中でアンジオテンシンⅡ（DRVYIHPF）に加水分解する酵素である。アンジオテンシンⅡは，血管平滑筋を収縮するとともに，副腎からアルドステロンを分泌して腎臓のナトリウム貯留を促すので，体液量の増加を引き起こして血圧を高める（**レニン-アンジオテンシン系**）。

一方，キニノーゲンからカリクレインの作用により生成するブラジキニンは血管を拡張し，ナトリウムと水分の排泄を促進するので血圧を低下する（**キニン-カリクレイン系**）。しかし，ACEはブラジキニンを加水分解し，キニン-カリクレイン系の血圧低下作用を弱める。このことから，ACE活性を阻害することは，アンジオテンシンⅡの生成を抑えるとともに，ブラジキニンの分解を抑制して血管拡張や水分排泄の促進につながる。そのため，ACE阻害物質は降圧薬として臨床で利用されており，同様の作用をもつ食品成分の摂取は，高血圧の予防に役立つと考えられている。

ACE阻害作用を有する食品成分として，たんぱく質由来のペプチドが多数発見されている（表5-4）。魚類由来ではいわし，かつお，まぐろなどの酵素分解物，動物由来ではゼラチン，アルブミン，グロブリン，ローヤルゼリーなど，植物由来ではいちじく樹液，とうもろこし，だいず，小麦胚芽，そばなど，乳由来ではα-

表5-4　主な食品由来ACE阻害ペプチド

ペプチド	由来	ペプチド	由来
FFVAPFPEVFGK*	α_{S1}-カゼイン	LKPNM*	かつお節
AVPYPQR	β-カゼイン	IWHHT	かつお節
TTMPWL	α_{S1}-カゼイン	IKP	かつお節
PTHIKWGD	まぐろ	IY*	かつお節，わかめ
LSP	α-ゼイン	IKW	鶏肉
LRP	α-ゼイン	VY*	いわし，わかめ
IPP	β-，κ-カゼイン	LVY*	ごま
VPP*	β-カゼイン	IVY*	ローヤルゼリー
IPP*	β-カゼイン	FY*	わかめ

＊：は特定保健用食品の関与成分となっているもの

出典）日本栄養・食糧学会監修：機能性タンパク質・ペプチドと生体利用，建帛社，2010より作成

カゼイン，β-カゼイン，アルブミン，β-ラクトグロブリンなど，その他しょうゆやみそなどの発酵食品にACE阻害作用が見出されている。これらの多くは競合的な阻害機構であると考えられる。

　一方，ペプチド以外のACE阻害物質もあり，あしたばやモロヘイヤに含まれるニコチアナミン，そばやアスパラガスに含まれる2″-ヒドロキシニコチアミンなどにACE阻害作用が確認されている。

2）ACE阻害以外の作用による血圧降下作用

　ACE阻害とは異なる機序で血圧を低下する食品成分もある。杜仲葉は中国薬草の一種で，イリドイド，リグナン，フラボノイドの各配糖体が含まれる。イリドイドのゲニポシド酸は，ムスカリン性アセチルコリン受容体を介して副交感神経系を刺激することで血管を拡張するため，血圧を低下させる。

　γ-アミノ酪酸（GABA）は，交感神経末端からのノルアドレナリン分泌を抑制する。ノルアドレナリンは細動脈を収縮させるので，これをGABAが抑制することは血圧低下につながる。また，血管収縮作用をもつ抗利尿ホルモンのバソプレッシン分泌もGABAによって抑制されることから，GABAは血管を拡張して血圧を下げることが明らかになっている。

　一酸化窒素（NO）は，血管平滑筋の弛緩作用があり，血圧を低下させる。モノグルコシルヘスペリジンは，血管内皮でのNADPHオキシダーゼを阻害し活性酸素の生成を抑制することからNOの不活性化を減弱し，血圧低下に作用すると考えられる。燕龍茶フラボノイド（ハイペロサイドおよびイソケルシトリン），クロロゲン酸類なども同様の作用で血圧低下に効果があり，特定保健用食品として認可されている。

　食酢の酢酸にも血圧上昇抑制作用が認められる。これは，酢酸代謝時のATPから生成するアデノシンが受容体を介して血管を拡張させ，血管抵抗性を緩和すると推察されている。

　ナトリウムの過剰摂取は，体液量を増加させ血圧上昇の要因になるのに対し，カリウムはナトリウムの排泄作用があることから，カリウムを多く含む海藻類，野菜類，果実類は血圧低下に効果が期待できる。カリウムの積極的な摂取が推奨される理由のひとつである。ナトリウムの吸収抑制・排泄促進の点からは，ヘミセルロース，キトサン，アルギン酸，ポルフィランなどの食物繊維にも効果がある。

（2）血栓に及ぼすエイコサノイドの作用

　出血によって血小板が活性化されるとその細胞膜の表面にリン脂質があらわれ，このリン脂質からアラキドン酸が遊離し，プロスタグランジン（PG）を経てトロンボキサン（TX）A_2が生成する。TXA_2は強力な血小板凝集作用があるので血小板を血管壁に付着させ，血液を凝固させる。これが血栓となる。

　血栓は傷口をふさぐために形成されるが，不必要に生じると血流が悪化する。その結果，血管が詰まるのが血栓症で，脳血管や心疾患などの重篤な血管疾患につながる。一方，正常な血管で血液が凝固しないのは，血管内皮でプロスタサイクリンシンターゼが作用し，血小板凝集抑制作用と血管拡張作用をもつPGI_2が生成するためである。すなわち，PGI_2よりTXA_2が多くなると血栓が形成されやすくなる（図5-7）。

　これらPG類やTX類は，**アラキドン酸カスケード**においてエイコサポリエン酸（二重結合を2個以上もつ炭素数20の多価不飽和脂肪酸）から生成するエイコサノイドである。エイコサノイドは，極微量に生成する多様な生理活性物質で，その半減期は短く活性が及ぶ範囲は限定的である。しかも，生成する分子種によって生理効果

◁**アラキドン酸カスケード**
　エイコサノイドを生成する代謝生成経路。アラキドン酸にシクロオキシゲナーゼが作用するとPGG_2が生成し，そこからPG類とTX類が生成する。アラキドン酸にリポキシゲナーゼが作用するとロイコトリエン類が合成される。

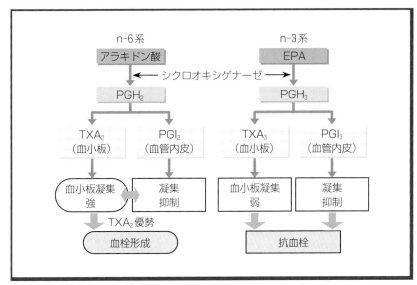

図5-7　血栓の形成と抑制に関わるエイコサノイド
出典）青柳康夫編著：Nブックス 改訂 食品機能学 第3版，建帛社，2016より作成

が相反するため（例えばTXA_2とPGI_2），生成の均衡を保つことで生体の恒常性が維持されており，エイコサノイドのバランスが崩れると障害が発生しやすくなる。エイコサノイドの前駆体はn-6系のアラキドン酸とビスホモ-γ-リノレン酸，n-3系の**エイコサペンタエン酸**（**EPA**）であり，これらの上流にはリノール酸とα-リノレン酸があるため，必須脂肪酸の摂取バランスが恒常性維持には重要となる。

アラキドン酸カスケードでは，アラキドン酸から生成するTXA_2が強い血小板凝集作用をもつのに対し，EPAから生成するTXA_3は凝集作用が弱く，同じ系列で生成するPGI_3は血小板凝集抑制作用がある（図5-7）。したがって，n-6系よりもn-3系の多価不飽和脂肪酸を多く摂取したほうが血栓は生成されにくいといえ，実際にEPAや**ドコサヘキサエン酸**（**DHA**）の多い魚を摂取するとTXA_3の生成が促進され，血小板の凝集が抑制されることが明らかにされている。

> 多価不飽和脂肪酸は，第3章，p.64参照。

血小板凝集抑制作用を示す食品成分は，TXA_2の生成を阻害するもの，またはTXA_2と拮抗的な作用をもつTXA_3を生成するものであり，EPAやDHA以外にも探索が進められている。また，アラキドン酸からTXA_2が生じる最初の段階はシクロオキシゲナーゼによる酸化反応であるため，抗酸化作用や酵素阻害作用も血栓防止には有用と考えられる。

一方，血液凝固では，トロンビンによりフィブリノーゲンからフィブリンが産生され，血栓を形成する。この過程でグルタミン酸がγ-カルボキシ化されるにはビタミンK依存性カルボキシラーゼが必要なため，**ビタミンK**が欠乏すると凝固系が阻害される。

> ビタミンKは，第3章，p.83参照。

また，抗血液凝固薬としてヘパリンがあるが，これはアンチトロンビンを活性化させることでトロンビンや凝固因子を阻害している。ヘパリンは，D-グルコサミンとβ-D-グルクロン酸あるいはα-L-イズロン酸が1,4結合により重合した高分子で，硫酸基を多く含む。この硫酸基が活性に関与していると考えられることから，海藻に含まれるラムナン硫酸（L-ラムノースと硫酸化L-ラムノースの多糖類）やフコイダンにも血液凝固防止作用があると考えられている。

●イヌイットの食生活と血栓●

イヌイットの食事は，野菜が少なく海獣などのたんぱく質や脂肪が多い。しかし，虚血性心疾患や血管病変は少ないため，彼らの血中脂質を分析したところ，ヨーロッパ人よりアラキドン酸（n-6）が少なくEPA（n-3）が多いことが判明した。このことから，EPAが多くアラキドン酸が少ないとPGI_3などのエイコサノイド生成が優勢となって血小板凝集抑制が強まり，血栓形成が少ないことの解明につながった。

（3）血中脂質・体脂肪に及ぼす食品の機能

1）体内の中性脂肪を低下する機能

　小腸細胞内で再合成された中性脂肪（トリアシルグリセロール）はキロミクロンによって運搬され，肝臓，筋肉などの組織でリポプロテインリパーゼにより加水分解され，遊離した脂肪酸がβ酸化を受けエネルギーに変換される。余剰のトリアシルグリセロールは脂肪細胞に蓄積し，体脂肪となる。また，エネルギーに使われなかった糖質も肝臓でアセチルCoAを経て脂肪酸に変換され，脂肪細胞に蓄積される。したがって，体内での脂肪酸やトリアシルグリセロールの合成抑制や，脂肪酸からのエネルギー変換の亢進など，脂質代謝を改善することで血中トリアシルグリセロール濃度や体脂肪を低下することが可能である。

　EPAやDHAは，肝臓でのトリアシルグリセロールとリポたんぱく質の合成と分泌を抑制することによって，血中トリアシルグリセロールを低下させる。

　茶カテキン，ケルセチン配糖体（イソケルシトリン），テクトリゲニン，モノグルコシルヘスペリジン，クロロゲン酸類などは脂質代謝に関連する遺伝子の発現を亢進し，β酸化を活性化することで脂質の燃焼量とエネルギー消費量を増加させることが明らかになっている。

　二重結合が2個連続した**共役リノール酸**は，体脂肪を減少させることが確認されている。その作用機序は，脂肪組織から脂肪酸の遊離促進と，脂肪酸のβ酸化の促進によると考えられている。

　脂肪組織には白色脂肪組織と褐色脂肪組織があり，白色脂肪組織は主にトリアシルグリセロールを蓄積する働きを，褐色脂肪組織は脂肪酸から熱を産生する役割を担っている。熱産生では，ミトコンドリアに存在する**脱共役たんぱく質**（UCP）が働き，脂肪酸がミトコンドリアに移行しβ酸化されることでエネルギーが産生される。したがって，UCPの作用が促進すれば脂肪酸の消費が増大し，体脂肪の低下につながる。とうがらしに含まれるカプサイシンは，交感神経を介して副腎からアドレナリンの分泌を促し，エネルギー代謝を亢進する。このとき，交感神経系の活性化とともにUCP量も増加することが明らかになっている。したがって，カプサイシンの熱産生作用は，脂肪組織の減少と血中トリアシルグリセロールの低下をもたらす。

　わかめなどの褐藻類に含まれるカロテノイドのフコキサンチンは，脂肪細胞におけるUCP量を増加させることで体脂肪の蓄積を抑制すると考えられている。

2）中鎖脂肪の体脂肪に及ぼす作用

　中鎖脂肪は，カプリル酸（C8：0）やカプリン酸（C10：0）など炭素数6〜10個の中鎖脂肪酸で構成されるトリアシルグリセロールで，長鎖脂肪酸のトリアシルグリセロールよりも膵リパーゼによる加水分解と吸収が速い。長鎖脂肪酸は小腸粘膜細胞内に取り込まれた後，トリアシルグリセロールに再合成されるが，中鎖脂肪酸

◻ **β酸化**
　脂肪酸の分子から炭素原子を2個ずつ酸化的に分解し，アセチルCoAを生成する経路で，脂肪酸をエネルギーに変換するために行われる。アセチルCoAはTCA回路で代謝される。

◻ **共役リノール酸**
　リノール酸は2つの二重結合の間にメチレン基が挟まるが，共役リノール酸の二重結合は連続して存在する。反芻動物の第一胃内の微生物により生成されるリノール酸の異性体で，うしやひつじの肉，乳製品に含まれる。

は小腸粘膜細胞内へ取り込まれてもトリアシルグリセロールにはならず，アルブミンに結合して直ちに肝臓へ移行する（図5-5）。したがって，体内のトリアシルグリセロールは増加しにくくなる。

　肝臓に運搬された中鎖脂肪酸は，長鎖脂肪酸と同様にアシルCoAに変換され，ミトコンドリアでβ酸化されてエネルギー生成に利用される。β酸化で長鎖脂肪酸はカルニチンを必要とするが，中鎖脂肪酸はカルニチンに依存しないのでβ酸化されやすく，エネルギーになりやすい。したがって，体脂肪の低下や体重減少などが期待される。

　一方，中鎖脂肪酸からはトリアシルグリセロールが再合成されないため，キロミクロンも形成されない。その結果，脂溶性ビタミンが吸収・移行されない，必須脂肪酸が不足するなどの欠点もある。

　また，胆汁障害では長鎖脂肪が吸収されにくいため，中鎖脂肪をエネルギー源として食事に用いることがある。

3）体内のコレステロールを低下する機能

　コレステロールは，肝臓でホルモンや胆汁酸などに代謝される。その代謝酵素のひとつに，コレステロールを胆汁酸に変換するコレステロール7α-ヒドロキシラーゼ（C7H）がある。ブロッコリーやキャベツ由来のアミノ酸である*S*-methylcysteine sulfoxide（SMCS）はC7Hを活性化するため，糞便中へ胆汁酸の排出を増加し，血中のLDLを低下させる。SMCSはキャベツの中心部や，同じアブラナ科のケールやブロッコリーに多く含まれている。

　胆汁酸の抱合基質となるタウリンは，胆汁酸の排泄を促すのでC7Hも活性化する。その結果，胆汁酸の生成が亢進することで血中コレステロールも低下する。

　乳清β-ラクトグロブリンからトリプシンによる加水分解で生成するペンタペプチドのラクトスタチン（IIAEK）は，C7H遺伝子を転写活性化し，コレステロールの代謝を促進することが示されている。

　ごまのセサミン，セサモリンは，コレステロール生合成に関与する酵素の発現に影響することが動物実験で示されている。そのため，コレステロール低下作用が期待できる。

（4）骨代謝に及ぼす食品の機能

　骨はカルシウムとリン酸からなるヒドロキシアパタイト（$Ca_{10}(PO_4)_6(OH)_2$）を主成分として，コラーゲンやオステオカルシンなどのたんぱく質で構成されており，骨代謝は破骨細胞によって骨を壊す骨吸収と，骨芽細胞により骨を石灰化する骨形成の繰り返しである。そのため，骨量の維持には骨形成と骨吸収のバランスが重要であり，それにはカルシウム量が影響する。それは，血漿中カルシウム濃度が厳密に調節されており，**骨はカルシウムの最大の貯蔵庫として**カルシウム代謝の維持に重要な役割を果たしているからである。血漿中カルシウム濃度が低下すると，副甲

状腺ホルモン（PTH）は骨吸収を促進し，カルシウム濃度を上昇させ，また，
1,25-ジヒドロキシビタミンD_3が腸管からのカルシウム吸収を促進する。反対に，
血漿中カルシウム濃度が高いとカルシトニンが骨からのカルシウム放出を抑制し，
濃度を低下させる。したがって，骨の健康を維持するためには，カルシウムの摂取
はもちろん，体内でのカルシウムの代謝や，骨吸収と骨形成のバランスを保つこと
も重要である。

　骨粗鬆症は，骨量が低下した骨折しやすい症状であり，その要因には加齢にとも
なうホルモンバランスの変化や運動不足があげられる。特に，閉経後の女性は，女
性ホルモンであるエストロゲンの分泌低下が原因となる場合がある。**エストロゲン**
の不足は破骨細胞を活性化させ，骨吸収の亢進につながるからである。**大豆イソフ**
ラボンはだいずに含まれるフラボノイド配糖体で，アグリコンのゲニステインやダ
イゼインはエストロゲンに構造的に類似していることから（図5-8），エストロゲ
ン受容体に結合し，アゴニストとしてエストロゲン様作用を発揮する。それによっ
て破骨細胞による骨吸収が抑制され，骨量減少の改善や骨粗鬆症の予防が期待でき
る。特に，腸内細菌によって生成するダイゼインの代謝物エクォールはダイゼイン
よりもエストロゲン活性が強く，活性本体であると考えられている。また，大豆イ
ソフラボンの摂取により乳がんや子宮頸がんなどのリスクが低下することも疫学的
に明らかになっている。

　乳塩基性たんぱく質（milk basic protein：MBP）は，乳清に含まれる塩基性画分
から得られる微量なたんぱく質で，破骨細胞による骨吸収を抑制して骨からのカル
シウム損失を抑制するとともに，骨芽細胞の増殖を促進する。そのため，骨密度や
骨強度の増大に役立つことが報告されている。

　ビタミンDはカルシウムの腸管からの吸収や腎臓での再吸収に働くので，良好
な骨代謝には，カルシウムの摂取とともにビタミンDの摂取も重要である。きくら

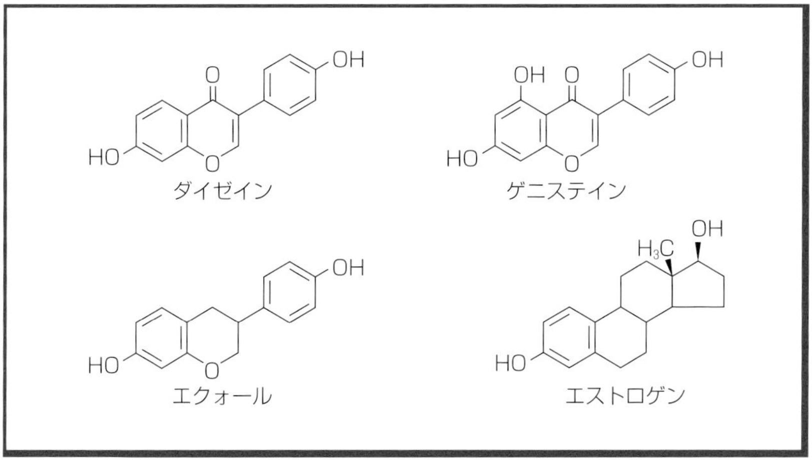

◘**大豆イソフラボン**
　配糖体のゲニスチ
ンやダイジンが主体
で，ほかにマロニル
化体などがある。

図5-8　大豆イソフラボンとエストロゲン

げ類，いわし類，にしん，さけ類などに多く含まれている。

　ビタミンKは，カルボキシラーゼの補酵素としてグルタミン酸残基のγ-カルボキシル化に関わっている。骨芽細胞から分泌されるオステオカルシンも，グルタミン酸残基がγ-カルボキシル化されることでカルシウムと結合し，骨形成を促進することから，ビタミンKは，オステオカルシンの石灰化を調節することで骨代謝にも関与している。天然にはビタミンK₁（フィロキノン）とビタミンK₂（メナキノン）が存在するが，作用に差はなく，わかめ，いわのり，挽きわり納豆，パセリなどに多く含まれている。

（5）皮膚に及ぼす食品の機能

　紫外線，乾燥，微生物などにさらされる皮膚は，多様な防御機能を備え恒常性維持の一翼を担っている。その最外層を覆う角層では，コレステロール，遊離脂肪酸，セラミドが主要な脂質であり，ラメラ構造を作る。また，角層の細胞を包み込むコーニファイドエンベロープは，ラメラ構造に入り込み細胞間脂質を支え，角層下の顆粒層ではタイトジャンクションによって物質移動を制御している。これらが過度な水分蒸散や成分の漏出防止，異物侵入防御等の表皮バリア機能に関わっている。グルコシルセラミドは，セラミドにグルコースが結合したスフィンゴ糖脂質の一つで（図5-9），いね，とうもろこし，だいずなど植物由来が多い。グルコシルセラミドは，肌の水分蒸散を抑制することがヒト試験等で示されており，肌の水分を逃しにくくする作用が期待できる。これは，グルコシルセラミドがβ-グルコセレブロシダーゼ等によりセラミドに変換され，皮膚のラメラ構造に使われること，コーニファイドエンベロープ形成の促進やタイトジャンクション機能を亢進して経皮水分蒸散量を抑制することが機序として推察されている。

（6）免疫系に及ぼす食品の機能

1）免疫賦活作用

　免疫は，病原体や異物から生体を防御するためのシステムである。体内に異物が侵入すると，リンパ球のB細胞から糖たんぱく質である**免疫グロブリン**（Ig）が抗体として産生され，Igが異物を抗原と認識して結合し，これを目印にして白血球

◘**免疫グロブリン**
　（Immunoglobulin）
　軽鎖と重鎖のポリ
　ペプチド鎖2本ずつ
　からなるY字型の糖
　たんぱく質で，IgG，
　IgM，IgA，IgD，
　IgEのアイソタイプ
　がある。IgGが最も
　多く，約7割を占め
　る。

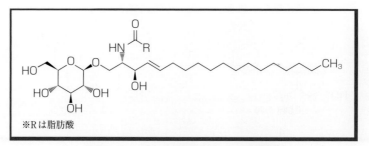

※Rは脂肪酸

図5-9　グルコシルセラミドの構造

やマクロファージ（MΦ）が作用して異物を体内から除去する機構であり，さまざまなIg，リンパ球，B細胞，T細胞など多数の細胞が認識と処理に関わっている。

　生体の免疫系を活発にすることは，生活習慣病の罹患率や死亡率の低下に役立つと考えられている。実際に，ナチュラルキラー細胞やMΦなどの活性化や，腫瘍壊死因子やインターフェロンなどの因子が増強されると，生体防御機能が高まる。これを免疫賦活作用というが，この作用をもつ食品成分に*β-グルカン*があり，きのこ類に多くみられる。しいたけ由来のレンチナン，スエヒロタケ由来のシゾフィラン，カワラタケ培養菌糸由来のクレスチンなどの主成分は*β-グルカン*で，これらは腸管免疫を介した免疫増強作用をもち，抗がん効果を示す。おおむぎの胚乳にも水溶性*β-グルカン*が含まれ，同様の作用が期待される。

　米ぬかアラビノキシランは，米ぬか由来のヘミセルロースを酵素分解し低分子化した食物繊維で，ナチュラルキラー細胞を活性化することによってがん細胞の増殖を抑制することが示唆されている。

　おおむぎやこめ由来のリグニン配糖体は，ナチュラルキラー細胞や，抗原提示細胞として自らが取り込んだ抗原を他の免疫系細胞に伝達する樹状細胞の活性化を介して免疫賦活作用を示す。

　のりの水溶性食物繊維ポルフィランはMΦを活性化し，がごめやもずくのフコイダンはインターフェロン-γの産生誘導やナチュラルキラー細胞を活性化して免疫機能を高め，抗腫瘍作用をあらわす。

　キチンオリゴ糖は，かにやえびの殻由来キチンから加水分解で得られる*N-*アセチルグルコサミンが数個結合したオリゴ糖で，単球や顆粒球系の細胞を増やすなどの免疫賦活作用がみられる。

　大豆グリシニンや大豆コングリシニン由来のペプチドには，好中球やMΦなどの貪食機能の亢進による抗体産生の増強，腫瘍壊死因子の分泌促進機能が確認されている。

2）食物アレルギー

　食物アレルギーは，食品成分に対する免疫の仕組みで発症するもので，原因物質をアレルゲンという。アレルギーには**4タイプ**あるが，食物アレルギーはIgE抗体が関与し，摂取後15分ほどで症状があらわれる即時型過敏症のⅠ型である。

　アレルゲンはほとんどがたんぱく質であるため，摂食後，消化酵素で分解され低分子化するとほとんどアレルギー反応は起こらず，また，腸管粘膜の分泌型IgAが，分解されないアレルゲンの侵入を阻止している。しかし，吸収上皮細胞の間隙からの取り込み，先端の吸収上皮細胞が管腔内へ押し出されて剥離されることにともなう取り込み，パイエル板を被う上皮細胞のM細胞による取り込みなどによってアレルゲンの侵入は起こり得る。

　a．抗アレルギー作用　アレルギーの抑制にはアレルゲンの取り込みを阻止するほか，IgE抗体産生の抑制，化学メディエーターの放出抑制が効果的で，この

□ β-グルカン
　D-グルコースが*β*-1,4結合した主鎖に*β*-1,6結合した分枝構造をもつグルコースのホモ多糖。

□アレルギーのタイプ
　Ⅱ型は不適合輸血などで起こる細胞障害，Ⅲ型は持続的な感染症などで起こる免疫複合体型，Ⅳ型は12時間以上経過後にあらわれるツベルクリン過敏などの遅延型。

ような作用をもつ食品成分も見つかっている。茶のエピガロカテキンやメチル化カテキンはIgE抗体の産生を抑制し，IgA抗体の産生を促進することで抗アレルギーを示す。共役リノール酸はIgE抗体産生を抑制する。フラボノールのケンフェロール，ケルセチン，ミリセチンは，アレルギー誘発の伝達物質であるヒスタミンやロイコトリエン（LT）の肥満細胞からの放出を抑制する。この4-シリーズLTはアラキドン酸から生成するため，n-6系多価不飽和脂肪酸の摂取過多はⅠ型アレルギー反応を促進しやすいと考えられている。反対に，α-リノレン酸（n-3系）由来のEPAから生じる5-シリーズLTはアレルギー誘導性が低く，4-シリーズLTと競合してⅠ型アレルギー反応を抑制する。また，n-3系多価不飽和脂肪酸はリン脂質中のアラキドン酸と置換，あるいはn-6系エイコサノイドの産生を阻害することで抗アレルギー作用を発現する。したがって，α-リノレン酸やEPA，DHAの摂取でエイコサノイドのバランスがとれ，アレルギー症状が緩和されると考えられる。また，リポキシゲナーゼによる酸化反応でLTが生成するので，抗酸化成分もLT生成を抑制することで抗アレルギー効果を発現する。

　リンパ球には細胞性免疫の1型ヘルパーT細胞（Th1）と体液性免疫の2型ヘルパーT細胞（Th2）があり，Th2が過剰になるとアレルギーが起こる。これに対し，乳酸菌やビフィズス菌などは，腸管免疫系を介してTh1を活性化し，Th2を抑制してIgE産生を抑え，アレルギー予防効果を示すと考えられている。

　　b．低アレルゲン化食品　　アレルゲンのたんぱく質は同定されているものが多いので，そのたんぱく質を除去したり，加水分解することでアレルギーの低減化も図られている。低アレルゲン牛乳は，牛乳たんぱく質を酵素で消化し低分子化するとともに，限外ろ過で残存する高分子を除去している。低アレルゲン米は，16 kDaの塩可溶性たんぱく質を酵素的に分解したものである。低アレルゲン小麦粉はセルラーゼなどで分解し，抗体反応性を低下させ，経口免疫寛容を誘導するものである。大豆ハイニュートは，7Sグロブリン画分を酵素で加水分解することで低アレルゲン化したものである。しょうゆ，みそなどのだいず発酵食品では，だいず由来アレルゲンはほとんど分解している。

　　c．免疫寛容によるアレルギーの抑制　　経口は，食物とともに病原体を含むさまざまな物質が体内に入ってくる経路である。そのため，病原体に対する防御機構として免疫反応が備わっているが，入ってくるすべての物質に対して免疫反応が起こるのは都合が悪い。そこで，過剰な免疫反応が生じない経口免疫寛容の機構がある。この仕組みは明確には解明されていないが，寛容が破綻すると過剰な免疫反応が消化管内で起こり，これが**潰瘍性大腸炎**や**クローン病**などに関わっていると考えられている。免疫寛容の機序が解明され，アレルギーの緩和・抑制に応用されることが期待されている。

◻**潰瘍性大腸炎，クローン病**
　消化管に生じる炎症性疾患で，部位や症状が異なる。どちらも原因は解明されておらず，自己免疫反応の異常，食事に対する免疫細胞の過剰反応が考えられている。

（7）神経系に及ぼす食品の機能

1）記憶学習能に対する作用

　DHAは，リン脂質であるホスファチジルエタノールアミンのC2位に結合していることが多く，脳細胞内ではシナプスに含まれていることから，情報伝達に関わっていると考えられている。動物実験でも学習機能向上などの結果が得られていることから，記憶に関与していると考えられるが，十分には解明されていない。DHAは，まぐろ，ぶり，さばなどの眼窩脂肪組織に多く含まれているが，EPAと相互変換するため，生理作用の発現はDHAなのかEPAなのか判別できない部分もある。

　EPAは精液，脳，網膜のリン脂質に含まれる主要な脂肪酸で，不足すると脳内セロトニンが減少し，多動性障害が発生することから，アルツハイマー型認知症やうつ病などにも有効とされているが，未解明な部分も多い。アルツハイマー型認知症の関連では，柑橘類のフラボノイドで抗酸化作用のあるノビレチン等に記憶学習障害改善作用が報告されている。

2）知覚に対する作用

　とうがらしのカプサイシン類は中枢神経に痛・触・温・冷の感覚を伝達し，辛味や熱を感じさせる。低濃度のカプサイシンは陽イオン（Na^+やCa^{2+}など）を細胞内に流入させ，K^+を細胞外に排出することで**脱分極**を起こし，それが興奮や痛みなどを発生させ，その反射による血管拡張，腫れなどの炎症を起こす。一方，カプサイシンが高濃度になると反対に脱感作を引き起こし，神経伝導を遮断することで知覚神経麻痺による沈痛や抗炎症作用をもたらす。

3）精神安定作用

　グルタミン酸が興奮性の神経伝達物質であるのに対し，γ-アミノ酪酸（GABA）は，脳や脊髄で抑制的に働く神経伝達物質である。したがって，興奮が抑制され不安状態を緩和する精神安定作用が期待される。また，末梢神経ではGABA受容体を活性化し，交感神経末端から出るノルアドレナリンの分泌を抑制することで，血圧降

□**脱分極**
　Na^+は細胞外に，K^+は細胞内に多く存在し，陽イオンの濃度差によって細胞膜の外側が陽性に，内側が陰性に荷電している。脱分極は，この細胞膜の電位が逆転する現象で，これにより活動電位が発生する。

●食品と薬物の相互作用●

　食品成分は薬物の吸収や代謝にも影響を及ぼす。有名なのは，グレープフルーツジュースにより降圧薬ニフェジピンの薬効が強まる相互作用である。これは腸管でのニフェジピンの代謝が阻害されて血中濃度が上昇するためであり，グレープフルーツジュースのフラノクマリン類が原因と考えられている。反対に，抗菌薬のノルフロキサシンは，カルシウムとキレートして吸収が阻害されるため，牛乳とともに服用すると薬効が低下する。また，薬のせいで食品成分の代謝が変わり，思わぬアレルギーが起こったりもする。服薬では食品成分にも注意が必要である。

下をもたらす。

（8）代謝に及ぼす食品の機能

　生体には吸収された物質を分解し，体外に排泄する機能があり，特に医薬品を服用したときにこの機能が働く。薬物の代謝や排泄が速すぎれば薬効はあらわれにくく，反対に代謝や排泄が阻害されると副作用となる。チトクロムP450は，体内に吸収された薬物等を酸化，還元，加水分解する薬物代謝酵素群であり，この反応を第Ⅰ相代謝反応という。反応を受けた代謝物は，体外へ排泄されやすくするために，さらにグルクロン酸，硫酸，グルタチオンなどで抱合化される。これが第Ⅱ相代謝反応である。

　この代謝機能は，異物や毒物が体内に吸収されたときにも重要になる。ブロッコリースプラウトなどに含まれるスルフォラファンは，第Ⅱ相代謝酵素のグルタチオンS-トランスフェラーゼを誘導する作用がある。そのため，発がん物質や有害物質の解毒や体外への排泄に役立つことが期待されている。

（9）抗酸化作用

１）活性酸素とフリーラジカル

　ヒトは1日に500 Lの酸素を体内に取り込む。そのほとんどは糖質や脂肪などからのエネルギー産生に使われ，その過程で通常の酸素分子よりも反応性の高い活性酸素が発生する。また，活性酸素はMΦなどでも産生され，細菌などに対する生体防御やシグナル伝達因子としても作用している。すなわち，生命の維持に必要不可欠な活性酸素であるが，これが過剰に生成すると，反応性が高いがゆえに周囲の生体成分を損傷する。特に，細胞膜脂質の酸化，たんぱく質の変性，酵素の失活，DNAの分解などを引き起こし，疾病，がん，老化などの原因と考えられている。また，活性酸素は体内で自発的に産生するだけでなく，紫外線，放射線，喫煙など外的要因によっても生じる（図5-10）。

　活性酸素には，分子中に不対電子をもつ**フリーラジカル**と，もたない非ラジカルの分子種がある。フリーラジカルには，**スーパーオキシドアニオンラジカル**（$O_2^-\cdot$），**ヒドロキシルラジカル**（$HO\cdot$），アルコキシラジカル（$LO\cdot$），ペルオキシラジカル（$LOO\cdot$），一酸化窒素（$NO\cdot$），二酸化窒素（$NO_2\cdot$）などがあり，非ラジカルには一重項酸素（$^1O_2$），過酸化水素（H_2O_2），**脂質ヒドロペルオキシド**（LOOH），次亜塩素酸（HOCl），オゾン（O_3）などがある。$LO\cdot$，$LOO\cdot$，LOOHは脂質の自動酸化で，$^1O_2$は光増感反応などで発生し，$O_2^-\cdot$は電子伝達系の副産物として発生しやすく，$O_2^-\cdot$からはさらにH_2O_2や$HO\cdot$が生成し，$HO\cdot$は鉄イオンによるFenton反応でも生じる。

脂質ヒドロペルオキシドは，第3章，p.72参照。

２）抗酸化酵素

　生体には活性酸素を除去する機能がある。それが**スーパーオキシドジスムターゼ**

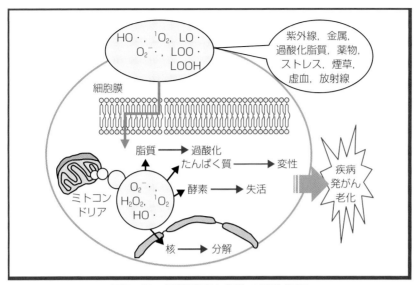

図5-10　活性酸素と細胞の酸化傷害

（SOD），**カタラーゼ，グルタチオンペルオキシダーゼ**（GPx）の抗酸化酵素である。
SODはO_2^-・をH_2O_2へ変換し，カタラーゼがH_2O_2を水と酸素に分解することで活
性酸素を除去する。GPxは還元型グルタチオンの存在下でH_2O_2を水に分解するほ
か，ヒドロペルオキシドをアルコールに還元する作用もある。

3）抗酸化ビタミン

　生体の抗酸化作用に大事な栄養素が抗酸化性のビタミンである。**ビタミンEは脂
溶性，ビタミンCは水溶性**の代表的な抗酸化性ビタミンである。ビタミンEにはα，
β，δ，γ型のトコフェロール類とトコトリエノール類の8種類の同族体があるが，
クロマン環がフェノキシラジカルになることでラジカル連鎖反応を切断する（図
5-11）。ビタミンEは，細胞膜の酸化抑制に重要な役割を果たしている。

ビタミンE，Cは，第3章，p.80，82参照。

　ビタミンCは還元型のアスコルビン酸が酸化型のデヒドロアスコルビン酸になる
ことで抗酸化作用を発揮する。アスコルビン酸は細胞外液に分布し，細胞膜で生成
したフェノキシラジカルを還元することでビタミンEを再生し，抗酸化作用を高め
ると考えられている（相乗効果，図5-11）。

4）カロテノイド類

　カロテノイド類は黄色～赤色の天然色素で，$^1O_2$の消去作用をもつ。炭化水素系
のカロテン類と酸素を含有するキサントフィル類に分類されるが，抗酸化作用はど
ちらにも認められる。かぼちゃやにんじんに含まれるβ-カロテン，トマトのリコ
ペン，さけやますに含まれるアスタキサンチン，褐藻類に含まれるフコキサンチン
などが代表的なカロテノイド類であり，共役二重結合数の多いものが抗酸化作用も
強いことが知られている。

カロテノイドは，第4章，p.91参照。

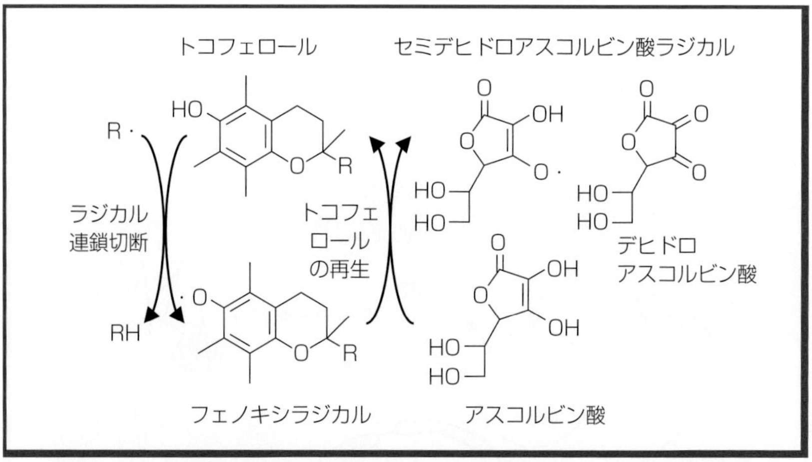
トコフェロール
セミデヒドロアスコルビン酸ラジカル
HO
R・
R
O
OH
O
O・
HO
HO
O
O
O
O
HO
HO
ラジカル
連鎖切断
トコフェ
ロール
の再生
デヒドロ
アスコルビン酸
・O
RH
R
O
OH
OH
HO
HO
フェノキシラジカル
アスコルビン酸

図5-11　抗酸化作用におけるビタミンEとビタミンCの相乗効果

出典）青柳康夫編著：Nブックス 改訂 食品機能学 第3版，建帛社，2016より作成

5）ポリフェノール類

分子内に複数のフェノール性水酸基を有する物質をポリフェノールと総称し，ほとんどが植物由来の物質である。これまでに抗酸化作用が判明したポリフェノール類は，安息香酸や桂皮酸などのフェノールカルボン酸類，ドーパやサルチラミンなどのフェノールアミン類，フェルラ酸やクロロゲン酸などのフェニルプロパノイド類，フラボノイド類等がある。リグナンはフェニルプロパノイドの重合体である。

ポリフェノール類の抗酸化作用は，主にラジカル捕捉作用と考えられている。すなわち，フェノール性水酸基がラジカルと反応して自らがラジカルに変化し，これがフェノールの共鳴構造によって安定化され，ラジカル連鎖反応を停止させるものである。

フェルラ酸は植物細胞壁に分布し，特に玄米のぬかに多く存在する。米ぬか油に含まれるγ-オリザノールは，フェルラ酸のステロール誘導体である。クロロゲン酸はカフェ酸とキナ酸がエステル結合した物質で，コーヒー豆に5～10%含まれている。ざくろにはエラグ酸，綿実油にはゴシポール，ぶどうにはレスベラトロールが含まれている。

●ファイトケミカルと日傘効果●

ファイトケミカルとは，フェノール類，テルペノイド類，含硫化合物など植物由来で機能性を有する低分子化合物を指す。動物性食品にもカロテノイドなどはあるが，これは動物が摂取した植物に由来する物質が多い。また，植物性食品に抗酸化成分が多いのは日傘効果といわれる。これは紫外線など外界からの酸化ストレスに対する植物体の防御機構と考えられる。つまり，ヒトの健康に役立つ三次機能は，食物連鎖や自然の恵みに起因している。

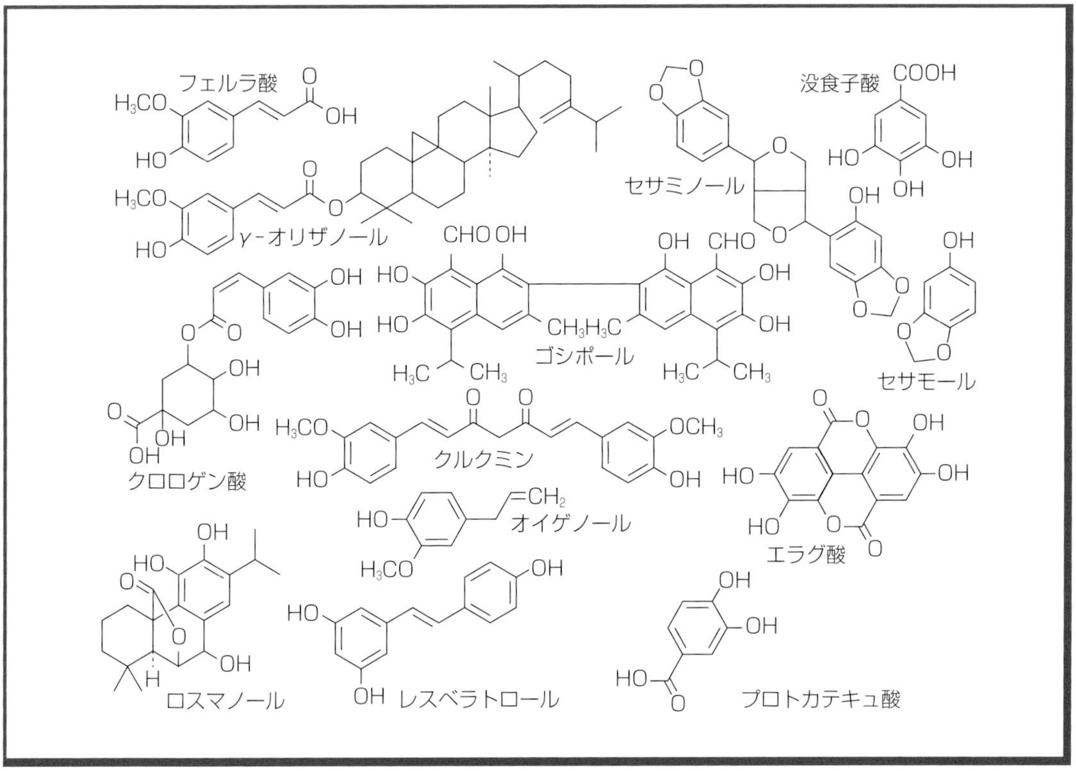

（図：抗酸化作用が認められたポリフェノール化合物の構造式）

フェルラ酸　γ-オリザノール　セサミノール　没食子酸　COOH
ゴシポール　セサモール
クロロゲン酸　クルクミン　オイゲノール　エラグ酸
ロスマノール　レスベラトロール　プロトカテキュ酸

図5-12　抗酸化作用が認められたポリフェノール化合物

　香辛料は古くから食品の保存に利用されてきたが，その働きには抗酸化作用が寄与している。ターメリックに含まれるクルクミン，ローズマリーのロスマノール，オレガノのプロトカテキュ酸，クローブやナツメグのオイゲノール，とうがらしのカプサイシンなどが抗酸化成分として明らかになっている。また，ごまに含まれるリグナン類のセサミンやセサモリンは，製油工程でセサミノールやセサモールに変化し抗酸化作用が強まる（図5-12）。

6）フラボノイド類

　C_6-C_3-C_6骨格をもつ化合物がフラボノイドで，植物に広く分布している。いち　フラボノイドは，第4章，p.94参照。

●フラボノイドの生体利用性●

　ヒトが摂取するフラボノイドは，1日数百mgといわれる。しかし，植物性食品摂取後のヒトの血中フラボノイド濃度は10^{-9}～10^{-6}Mであることから，フラボノイドは吸収されにくいと考えられている。また，配糖体は腸内細菌で加水分解され，アグリコンとなって吸収され，直ちに代謝されるので血中ではほとんどが代謝物である。したがって，有益な生理作用をもつ活性本体の解明と，その吸収性を高めることが重要と考えられている。

ご，なす，ぶどうなどの赤〜紫色の色素であるアントシアニン類，茶に含まれるカテキン類，たまねぎのケルセチン，そばのルチンなどが代表的な抗酸化作用のあるフラボノイドで，プロシアニジンやタンニンなどはカテキン類が重合したものである。フラボノイド類は，色や味などの二次機能にも関与している。

抗酸化作用はポリフェノールと同じ機序であるが，分子内にカテコール構造をもつフラボノイドは金属キレート作用も有し，活性酸素の発生抑制にも寄与する。カテキン類ではエピガロカテキンガレートが最も抗酸化作用が強いと考えられる。

植物中ではほとんどが配糖体で存在するため，食事由来のフラボノイドの多くも配糖体だが，配糖体は腸管内で加水分解され，アグリコンとなって吸収される。

7）その他の抗酸化物質

チオール基（SH基）は還元性があるため，システインやグルタチオンなども抗酸化物質として作用する。また，プリン塩基の代謝物である尿酸や，ヘムの代謝物であるビリルビンも抗酸化作用があると考えられている。

一方，金属イオンは活性酸素の生成に関与する。したがって，キレート反応は活性酸素の発生の減少に有効な作用である。金属キレート能を有するクエン酸やリンゴ酸などの有機酸，穀物に多いフィチン酸などは，このメカニズムで活性酸素の生成を抑制する。これらは，ラジカル捕捉作用をもつ抗酸化剤と併用すると高い効果を発揮すると考えられている。

以上，食品成分がもつ三次機能について解説した。本章の冒頭に記したように，三次機能は，体調を正常に調節し，健康を維持・増進するためには重要な働きである。したがって，その食品成分を適度・適切に摂取することは，生活習慣病などの予防において効果があると考えられる。しかし，薬剤が疾病の治療のために作られた化学物質であるのに対し，機能性成分は天然由来の食品成分であり，薬剤のように疾病を治すような顕著な作用ではないものがほとんどである。また，薬剤は医師がその疾病を抱える人にのみ処方するのに対し，食品成分は健康状態，食習慣，運動習慣など条件が異なるさまざまな人が摂取するため，発現する作用の個人差も大きい。さらに，同じ作用であっても機序が異なれば，その成分を摂取するタイミングによっては効果があらわれないこともあり得る。したがって，食品の三次機能に関しては，どのような人が，どのようにうまく利用すべきなのかも理解することが重要である。

演習課題

❶ 難消化性糖質を分類し，それぞれの三次機能を整理しよう。

❷ 血糖値・血中脂質・体脂肪の低減に役立つ三次機能について，それぞれの機序とそれを発現する食品成分を整理しよう。

❸ 骨の健康に役立つ三次機能について，それぞれの機序とそれを発現する食品成分を整理しよう。

❹ 高血圧の改善に役立つ三次機能について，それぞれの機序とそれを発現する食品成分を整理しよう。

❺ 体内に備わっている抗酸化機能と食品由来の抗酸化成分を整理しよう。

参考文献

・西村敏英，浦野哲盟編：食品の保健機能と生理学，アイ・ケイコーポレーション，2015
・青柳康夫編著：Nブックス 改訂 食品機能学 第3版，建帛社，2016
・清水俊雄：食品機能の表示と科学—機能性表示食品を理解する，同文書院，2015
・水品善之，菊﨑泰枝，小西洋太郎編：食品学Ⅰ—食品の成分と機能を学ぶ，羊土社，2015
・波多野力監修：ポリフェノール 薬用植物および食品の機能性成分，シーエムシー出版，2012
・J. Duan, T. Sugawara, M. Hirose, *et al.*：Dietary sphingolipids improve skin barrier functions via the upregulation of ceramide synthases in the epidermis. Experimental Dermatology, 21, 448-452, 2012
・T. Morita, J. Hayashi, H. Motoi, *et al.*：In vitro and in vivo digestibility of recrystallized amylose and its application for low glycemic foods. J. Food Sci., 70, S179-S185, 2005
・若林茂，岸本由香，南部征喜，松岡瑛：健常人の食後血糖値に及ぼす難消化性デキストリンの影響，難消化性デキストリンの耐糖能に及ぼす影響（第V報），日本食物繊維研究会誌, 3, 13-19, 1999
・O. Muraoka, T. Morikawa, S. Miyake, *et al.*：Quantitative analysis of neosalacinol and neokotalanol, another two potent α-glucosidase inhibitors from Salacia species, by LC-MS with ion pair chromatography. J. Nat. Med., 65(1), 142-148, 2011
・K. Kagawa, *et al.*：Globin digest suppresses postprandial elevation of remnant-like particles by activation of lipoprotein lipase and hepatic triglyceride lipase. —The possible involvement of insulin secretion in activation of the lipases—. 薬理と治療, 36(6), 531-540, 2008
・M. Nakai, Y. Fukui, S. Asami, *et al.*：Inhibitory effects of oolong tea polyphenols on pancreatic lipase in vitro. J. Agric. Food Chem., 53(11), 4593-8, 2005
・S. Uchiyama, Y. Taniguchi, A. Saka, *et al.*：Prevention of diet-induced obesity by dietary black tea polyphenols extract *in vitro* and in vivo. Nutrition, 27(3), 287-292, 2011
・中島恵美編：薬の生体内運命 改訂5版，ネオメディカル，2013
・三﨑仁志他：糖転移ヘスペリジンは肝臓のトリグリセライドとコレステロールエステルの低減を介して高脂肪食負荷ラットの血清トリグリセライド濃度を低下させる，薬理と治療, 39(8), 727-740, 2011

・立石法史他：ケルセチン配糖体のマウス食餌性肥満モデルに及ぼす影響―ケルセチンの
脂肪分解促進作用―，薬理と治療，37(2)，123-131，2009
・横山光宏：多価不飽和脂肪酸とアンチエイジング―日本におけるクリニカルエビデンス
―，アンチ・エイジング医学，5(1)，54-58，2009

第6章

食品の表示と規格・基準

食品の表示は，多くの法律や規格・基準が関係している。食品表示の内容を理解することは，消費者として食品を選択する際に必要な判断基準となる。また，管理栄養士として栄養の指導などの際に正しい情報を伝えるためにも必要な知識となるので，法律用語など複雑ではあるが，しっかりと押さえておきたい内容である。

1. 食品の規格・基準

（1）日本農林規格（JAS規格）

　日本農林規格とは，農林水産省の所管する「**日本農林規格等に関する法律（JAS法）**」に基づき，適正な認証および試験等の実施を確保し，飲食料品以外の農林物資の品質表示の適正化の措置を行うことで農林物資の品質の改善，生産の合理化，取引の単純公正化，使用または消費の合理化を図るため作られた制度である。JASマークは，日本農林規格による検査（格付け）に適合した製品につけることができる。2018（平成30）年の改正に伴い，その対象がモノ（食品や農林水産物）だけではなく，モノの生産方法（プロセス）や取扱い方法（サービス等），さらに試験方法などにも拡大された。特定JAS，生産情報公表JAS，定温管理流通JASは統合され，特色JASとして新しいマークに移行される（移行期間：2022年3月31）。

　農林物資とは，酒類，医薬品等を除く「①飲食料品及び油脂，②農産物，林産物，畜産物及び水産物並びにこれらを原料又は材料として製造し，又は加工した物資であって，政令で定めるもの」を指す。これに該当するものであれば国産品，輸入品にかかわらず，JAS規格の対象である。JAS規格は任意の制度のため，格付けをするかどうかは製造業者等の判断に任されている。

1）農林物質の品質等の規格

　a．品位，成分，性能その他の品質の規格　　一般JAS規格がある飲食料品は，表6-1にある食品である。各規格の詳細は農林水産省のJAS規格一覧に記載されている。

　b．生産工程の規格

　有機JAS：有機JAS規格は，「有機農産物」「有機加工食品」「有機畜産物」「有機飼料」の規格が定められている（表6-2）。有機JASマークが付されていないも

◻JASマーク
JAS規格

有機JAS

認定機関名

特色JAS

試験方法JAS

表6-1　一般JAS規格（飲食料品のみ）

食料缶詰及び瓶詰	農産物缶詰及び瓶詰，畜産物缶詰及び瓶詰，水産物缶詰及び瓶詰
飲料	果実飲料，炭酸飲料，豆乳類，にんじんジュース及びにんじんミックスジュース
食肉製品	ベーコン類，ハム類，プレスハム，ソーセージ，ハンバーガーパティ，チルドハンバーグステーキ，チルドミートボール
穀類加工品	乾めん類，即席めん，マカロニ類，植物性たんぱく，パン粉
農産物加工品	農産物漬物，トマト加工品，ジャム類
水産物加工品	削りぶし，煮干魚類
糖類	ぶどう糖，異性化液糖及び砂糖混合異性化液糖
調味料	ドレッシング，醸造酢，風味調味料，乾燥スープ，ウスターソース類，しょうゆ
油脂及び油脂加工品	食用植物油脂，精製ラード，マーガリン類，ショートニング，食用精製加工油脂
その他	そしゃく配慮食品

□**そしゃく配慮食品**
　2016年8月制定。そしゃくに要する負担の小さい性状，固さなどの品質を備えた加工食品（乳児用を除く）で，「容易にかめる食品」，「歯ぐきでつぶせる食品」，「舌でつぶせる食品」，「かまなくてよい食品」の4つの規格がある。

表6-2　有機JAS規格

区　分	生産方法の基準
有機農産物	堆肥等による土づくりを行い，播種・作付け前2年以上および栽培中に（多年生作物の場合は収穫前3年以上）原則として化学肥料および農薬は使用しないこと，遺伝子組換え種苗は使用しない。
有機畜産物	飼料は主に有機飼料を与えること。野外への放牧などストレスを与えず飼育すること。抗生物質などを病気の予防目的で使用しないこと。遺伝子組換え技術を使用しないこと。
有機加工食品	加工には化学的に合成された食品添加物や薬剤の使用は極力避ける。原材料の95％以上が有機農産物，有機畜産物または有機加工品を使用する。薬剤により汚染されないように管理された工場で製造する。遺伝子組換え技術を使用しない。

表6-3　特色JASの対象（令和2年4月16日現在）

特色JASの対象となる食品	熟成ハム類，熟成ソーセージ類，熟成ベーコン類，地鶏肉，手延べ干しめん，りんごストレートピュアジュース，生産情報公表牛肉，生産情報公表豚肉，生産情報公表農産物，生産情報公表養殖魚，人工種苗生産技術による水産養殖産品，青果市場の低温管理，人工光型植物工場における葉菜類の栽培環境管理，障害者が生産行程に携わった食品，持続可能性に配慮した鶏卵・鶏肉

のに「有機」「オーガニック」などの表示をして流通することは法律で禁止されている。また，有機JAS規格では遺伝子組換え種苗，技術の使用は禁止されている。

　特色JAS：日本産品・サービスのさらなる差別化・ブランド化に向けて，消費者に高付加価値性やこだわり，優れた品質や技術などをわかりやすく示したもので，現在15種類の食品などが対象とされている（表6-3）。

表6-4　牛乳の表示と規格

	種類	成分	無脂乳固形分	乳脂肪分
1	牛乳	直接飲用に供する牛の乳	8.0%以上	3.0%以上
2	特別牛乳	牛乳であって特別牛乳として販売するもの	8.5%以上	3.3%以上
3	成分調整牛乳	生乳から乳脂肪分その他の成分の一部を除去したもの	8.0%以上	
4	低脂肪牛乳	成分調整牛乳であって，乳脂肪分を除去したもののうち，5以外のもの	8.0%以上	0.5%以上 1.5%以下
5	無脂肪牛乳	成分調整牛乳であって，ほとんどすべての乳脂肪分を除去したもの	8.0%以上	0.5%未満
6	加工乳	生乳，牛乳若しくは特別牛乳又はこれらを原料として製造した食品を加工したもの（※3～5，発酵乳や乳酸菌飲料を除く）	8.0%以上	

◘特別牛乳

特別牛乳搾取処理業の許可を受けた施設で採取した生乳。

2）取扱い方法の規格

有機料理を提供する飲食店などの管理方法，ノングルテン米粉の製造工程管理，青果市場の低温管理，人工光型植物工場における葉菜類の栽培環境管理があり，一部は特色JASの対象とされている。

表6-5　アイスクリームの表示と規格

区分	乳固形分	うち乳脂肪分
アイスクリーム	15.0%以上	8.0%以上
アイスミルク	10.0%以上	3.0%以上
ラクトアイス	3.0%以上	

3）試験方法の規格

新たにマークができた試験方法JASでは，現在，べにふうき緑茶中のメチル化カテキンの定量，ウンシュウミカン中のβ-クリプトキサンチンの定量，ほうれんそう中のルテインの定量，生鮮トマト中のリコペンの定量について試験方法が認定されている。

（2）乳及び乳製品の成分規格に関する省令

乳及び乳製品の成分規格等に関する省令（略称：乳等省令）は，食品衛生法に規定される，牛乳（表6-4）やアイスクリーム（表6-5）など乳及び乳製品の規格である。

（3）酒　　類

酒税法により「酒類」とは，アルコール分1度以上の飲料（薄めてアルコール分1度以上の飲料とすることができるものまたは溶解してアルコール分1度以上の飲料とすることができる粉末状のものを含む）である。酒類は，発泡性酒類（ビール，発泡酒，アルコール分が10度未満の発泡性のあるもの），醸造酒類（清酒，果実酒など），蒸留酒類（連続・単式蒸留焼酎，ウイスキー，ブランデー，スピリッツなど）および混成酒類（合成

清酒，みりん，甘味果実酒，リキュールなど）の４品目に分類される。

酒類の表示は，酒税の保全及び酒類業組合等に関する法律（略称：酒類業組合法）に基づき，「酒類製造業者の氏名又は名称」「製造場などの所在地及び住所」「酒類の品目」「内容量」「アルコール分」「発泡性を有する旨」「税率適合区分」などの表示が義務づけられている。しかし，食品表示法の特例として「原材料名」「アレルゲン」「原産国名」の表示は必要ないとされている。

2. 食品表示法

差止請求権
食品企業などが，違法や不当な行為を行っている，行うおそれがある場合に，その行為をやめるように請求することができる権利。

食品関連事業者
①一般消費者に販売される形態の食品を扱う事業者：スーパー等
②業務用食品を扱う事業者
③食品関連事業者以外の販売者
に区分される。
③は，反復継続性のない販売を行う者を指し，バザーで袋詰めのクッキーを販売する者や町内会の祭りで瓶詰の手作りジャムを販売する者である。これらの者は，安全性に関する情報については，表示が必要となる。

医薬品医療機器等法
旧薬事法，正式には「医薬品，医療機器等の品質，有効性及び安全性の確保等に関する法律」の略称，薬機法と略されている場合もある。

食品表示法は，2015（平成27）年４月に施行され，食品衛生法，JAS法，健康増進法と個別の目的をもつ３つの法律のうち，食品の表示に関わる部分を一元化したものである。所管官庁は，消費者庁である。

食品表示法は，消費者が食品を摂取する際の安全性が確保されること，自主的かつ合理的な食品の選択の機会が確保されることなどの観点から策定されている。また，不適正な表示があった際には，適格消費者団体による**差止請求権**（第11条），内閣総理大臣等に対する申出（第12条）が盛り込まれている。

食品表示法の規制対象は，**食品関連事業者**の取り扱う食品全般を対象とするため，製造過程において使用され，食品とともに体内に摂取されることから，添加物も対象としている。ただし，**医薬品医療機器等法**（旧：薬事法）に規定する医薬品，医薬部外品および化粧品（医薬品等）は含まない。酒類については，添加物や栄養表示に関してのみ食品表示法の対象となる。

食品表示法の表示の詳細なルールは，**食品表示基準**（平成27年内閣府令第10号）によって定められ，「食品表示基準について（平成27年３月30日消食表第139号）」，「食品表示基準Ｑ＆Ａについて（平成27年３月30日消食表第140号）」，「食品表示法に基づく栄養成分表示のためのガイドライン」などで具体的な運用等が示されている。

（1）加工食品と生鮮食品の区分

食品表示法では，食品を加工食品と生鮮食品，添加物の３つに区分している。法律の施行以前にあいまいであった加工食品と生鮮食品を，再度区分しなおしている（表６-６）。添加物は，「食品の製造の過程において又は食品の加工若しくは保存の目的で，食品に添加，混和，浸潤その他の方法によつて使用する物」（食品衛生法第４条第２項）と規定されている。

（2）加工食品の表示

食品関連事業者が，設備を設けて飲食させる場合を除き，容器包装に入れられた加工食品を販売する際には，以下に示した１）から９）までの項目は共通する表示である。10）以降の表示は，一定の食品に共通する表示である。トマト加工品，ジ

ャム類などの「使用上の注意」など食品表示基準 別表４の食品のように，個別の義務表示があるものもある。

１）名　称

名称は，食品の内容を的確に表現し，一般的にわかりやすい名称で表示する。表6-7に示す製品は，定義に合わない食品はその名称を使用することはできない。

２）保存の方法

保存の方法を表示する。

３）消費期限または賞味期限

消費期限と賞味期限の定義を表6-8に示す。

製造または加工した日から賞味期限までの期間が３か月を超える場合，「年月日」または「年月」を表示する。

４）原材料名

原材料に占める重量の割合の高いものから順に記載する。

表6-6　加工食品と生鮮食品の区分

区分	用語	定　義
加工食品	製造	その原料として使用したものとは本質的に異なる新たなものに作り出すこと。
	加工	あるものを原材料としてその本質は保持させつつ，新しい属性を付加すること。 （軽度の撒塩，生干し，湯通し，調味料等により，簡単な加工等を施したもので，加工例はドライマンゴー，乾しいたけ）
生鮮食品	調整	一定の作為は加えるが，加工には至らないもの。 （かき（殻付き）のむき身，乾物の小豆，刺身の盛合せ）
	選別	一定の基準によって仕分け，分類すること。

表6-7　名称の定義が決まっている製品

食肉製品，魚肉練り製品	ベーコン類，ハム類，プレスハム，混合プレスハム，ソーセージ，混合ソーセージ，チルドハンバーグステーキ，チルドミートボール，魚肉ハム及び魚肉ソーセージ
飲料	豆乳類，にんじんジュース及びにんじんミックスジュース
穀物加工品	マカロニ類
農産物及び林産物加工品	トマト加工品，乾しいたけ
水産物加工品	うに加工品，うにあえもの，乾燥わかめ，塩蔵わかめ，削りぶし
調味料	ドレッシング及びドレッシングタイプ調味料，食酢，乾燥スープ，ウスターソース類，しょうゆ，みそ
油脂，油脂加工品	食用植物油脂，マーガリン類
その他	チルドぎょうざ類

◘ 期限表示を省略で
きる食品
　でん粉，チューイ
ンガム，冷菓，砂糖，
アイスクリーム類，
食塩，酒類，飲料水
および清涼飲料水，
氷。

表6-8　消費期限と賞味期限の定義

用　語	定　義	食品の例
消費期限	品質が急速に劣化しやすい食品。概ね製造後5日以内に消費すべきもの　※食中毒の危険から守るため	弁当，惣菜
賞味期限	品質の劣化が穏やかなもの	即席めん

◘ ナトリウムの表示
　ナトリウム塩を添
加していない食品の
み，ナトリウムの量
を併記することがで
きる。単位はmg
（1,000 mg以上の
場合はg表示可）。

◘ 用途名併記が必要
な添加物（8種類）
　甘味料，着色料，
保存料，増粘剤・安
定剤・ゲル化剤また
は糊料，酸化防止剤，
発色剤，漂白剤，防
かび剤（防ばい剤）

　2種類以上の原材料からなる複合原材料は，弁当・惣菜の具材や製品を作る際に使用するしょうゆなどの調味料が該当する。複合原材料は，名称の次に括弧をつけて，構成する添加物以外の原材料を重量の割合の高

表6-9　栄養成分の表示項目

義務表示	熱量（エネルギー），たんぱく質，脂質，炭水化物，ナトリウム（「食塩相当量」で表示）
推奨表示	飽和脂肪酸，食物繊維
任意表示	糖類，糖質，コレステロール，ビタミン・ミネラル類

いものから順に記載する。その際，原材料に占める重量の割合の高い順が3位以下であって，かつ当該割合が5％未満の原材料については，「その他」とまとめて表示することができる。

5）添　加　物

　添加物に占める重量の割合の高いものから順に原則として物質名を記載する。原材料名欄に表示することも可能だが，原材料名区別がつくように行を変えたり，斜線「／」で区切って表示したりする必要がある。**添加物表示が免除される場合**があるが，添加物に含まれるアレルゲンは，アレルゲン表示のルールに従う必要がある。

◘ 添加物表示が免除
される場合
①栄養強化目的
②加工助剤
③キャリーオーバー
④表示面積が30 cm²
　以下
⑤バラ売り食品

6）内容量または固形量および内容総量

　内容重量は「g」または「kg」，内容体積は「mL」または「L」，内容数量は個数等の単位で記載する。ももの缶詰のようなももとシロップの場合は，ももの固形量および内容総量として記載する。

7）栄養成分の量および熱量

　食品表示法の制定にあたり，義務表示に変更された。栄養成分の量および熱量は，特定保健用食品および機能性表示食品について表示する場合を除き，表6-9，表6-10に定めた項目，方法で，当該食品の100 gもしくは100 mLまたは1食分，1包装その他の1単位当たりの量を表示する。表示を省略できる食品として，表示可能面積が30 cm²以下のもの，酒類，栄養の供給源として寄与の程度が小さいものや小規模事業者が販売するものがある。週替わりの弁当（包装されたもの）のようにきわめて短い期間で原材料が変更されるものも栄養成分表示を省略できる。

　栄養成分などの表示の許容誤差範囲は，食品表示基準 別表第9に記載されている。許容誤差範囲は，①±20％，②-20～50％，③-20～80％の3つに分類され

表6-10　栄養成分の設定方法

項目	算出方法
分析値	定められた方法により栄養成分を分析した値。
計算値	公的なデータベース（例：日本食品標準成分表の最新版など）などから原料の栄養成分値を入手し，その食品の栄養成分を算出した値。
参照値	公的なデータベース等を基に表示しようとする食品と同一または類似する食品から，栄養成分値を類推した値。一般的な食品に適用できる可能性がある。過去の分析結果等を参照して表示する場合も該当する場合がある。
併用値	分析値，計算値および参照値を併用して作成した値。

ている。①には，熱量，たんぱく質，脂質，飽和脂肪酸，n-3系脂肪酸，n-6系脂肪酸，炭水化物，糖質，糖類，食物繊維，ナトリウムが該当する。②には，**ミネラル**（ナトリウムを除く），**脂溶性ビタミン**，③には**水溶性ビタミン**が該当する。計算値や参照値，併用値を用いた「合理的な推定により得られた値」の場合は，許容誤差範囲は適用されない。また，「表示値は，目安」，「推定値」である旨の表示が必要となる。強調表示を行う場合や栄養機能食品などは，推定値を使用できない。

8）食品関連業者

表示内容に責任をもつ「製造者」「販売者」「加工者」または「輸入者」の氏名または名称および住所を表示する。輸入品は輸入業者，乳は乳処理場の所在地を表示する。

9）製造・加工の所在地および製造者または加工者の氏名・名称

食品を摂取する際の安全性の確保の観点から，最終的に衛生状態を変化させる製造または加工行為が行われた所在地および製造者または加工者の氏名または名称を表示する。8）の食品関連業者と同一の場合は，表示を省略できる。

10）アレルゲン

アレルゲンであることが明らかになった食品のうち，表示規定のある対象食品は，2021（令和3）年現在，特定原材料7品目，特定原材料に準ずるもの21品目の合計28品目である。容器包装された加工食品および添加物は表示が必要となる。一般消費者に販売されない業者用食品や加工食品の原材料についても，流通するすべての段階において表示しなければならない（表6-11）。

アレルゲンの表示が免除される場合は，以下のとおりである。

・最終食品に含まれる特定原材料の総たんぱく質量がアレルギーを発症しないと考えられるレベルの場合は，特定原材料の総たんぱく質量が数μg/mL濃度レベルまたは数μg/g含有レベルに満たない場合は，ほぼアレルギー症状は誘発しないであろうという専門家の判断により表示が免除される。

・酒類を販売する場合

・食品を製造加工してその場で直接販売する場合（例：スーパー店内の惣菜の対面販売など）

◻ミネラル
　ナトリウム，亜鉛，カリウム，カルシウム，クロム，セレン，鉄，銅，マグネシウム，マンガン，モリブデン，ヨウ素，リン。

◻脂溶性ビタミン
　ビタミンA，D，E，K。

◻水溶性ビタミン
　ナイアシン，パントテン酸，ビオチン，ビタミンB_1，B_2，B_6，B_{12}，C，葉酸。

◻注意喚起と可能性表示
　工場内で特定原材料等を扱っているために，特定原材料等を含まない加工食品にも混入（コンタミネーション）する可能性がある場合，「〇〇（特定原材料等の名称）を含む製品を製造しています」などの注意喚起表示を行う。
　しかし，「入っているかもしれません」という可能性表示は禁止されている。

表6-11　アレルゲンとなる食品と表示規定

分類・規定	食品名	備考
特定原材料（7品目）〈表示義務〉	卵，乳，小麦，かに，えび	症例数が多い。
	そば，落花生（ピーナッツ）	症状が重篤である。
特定原材料に準ずるもの（21品目）〈表示を推奨〉	アーモンド，あわび，いか，いくら，オレンジ，カシューナッツ，キウイフルーツ，牛肉，くるみ，ごま，さけ，さば，大豆，鶏肉，バナナ，豚肉，まつたけ，もも，やまいも，りんご	症例数が少ない
	ゼラチン	

◘キャリーオーバー
原材料の加工の際に使用されるが，次にその原材料を用いて製造される食品には使用されず，その食品中には原材料から持ち越された添加物が効果を発揮することができる量より少ない量しか含まれていないもの。

◘代替表記
表現方法や言葉が違うが，特定原材料等と同一であるということが理解できる表記。

◘拡大表記
特定原材料等の名称または代替表記を含んでいるため，これらを用いた食品であると理解できる表記。

◘ばれいしょ
馬鈴薯とも書き，じゃがいものことである。

◘アルファルファ
日本食品標準成分表では，もやし類の中にアルファルファもやしとして掲載されている。

・設備を設けて飲食させる場合

アレルゲンの表示は，原則個々の原材料，添加物の直後に括弧書きで表示する個別表示である（〈例〉原材料の場合「しょうゆ（大豆・小麦を含む）」，添加物の場合「レシチン（卵由来）」）。例外的に，原材料をすべて記載した後に括弧書きでまとめて一括表示をすることもできる（〈例〉「（一部に小麦・卵・乳成分を含む）」：「乳」は原材料は「乳成分を含む」，添加物は「乳由来」と表記する）。添加物に含まれる特定原材料の表示は，ごく微量であってもアレルギー症状を引き起こすことがあるため，**キャリーオーバー**や加工助剤であっても，添加物を使用した最終製品まで表示する必要がある。

また，表6-12に示す**代替表記**や**拡大表記**が認められている。前制度で存在した，「マヨネーズ」表記で，アレルゲンである「卵」を表示しているとみなしていた特定加工食品とその拡大表記は廃止された。これは，米粉パンや大豆マヨネーズなどが販売され，子どもなどの誤認，誤食を防止するためである。

11）アスパルテームを含む食品

甘味料のうちL-フェニルアラニン化合物である「アスパルテーム」については，フェニルケトン尿症（フェニルアラニン代謝異常症）の人は，摂取を制限する必要があるため，「L-フェニルアラニン化合物を含む」旨の表示が必要となる。

12）遺伝子組換え食品に関する事項

遺伝子組換え農作物は，食品・飼料としての安全性，環境面での生物多様性への影響のそれぞれについて，食品衛生法に基づき科学的な評価が行われ，許可された品種の農作物のみが国内流通を許可されている。2020（令和2）年現在表示の対象となる遺伝子組換え食品は，農作物8種類「大豆（枝豆及び大豆もやしを含む），とうもろこし，**ばれいしょ**，なたね，綿実，**アルファルファ**，てん菜，パパイヤ」と，これらの加工食品33食品群（表6-13）と食品添加物6品目「α-アミラーゼ，キモシン，プルラナーゼ，リパーゼ，リボフラビン，グルコアミラーゼ」である。

加工食品については，その主な原材料（全原材料に占める重量の割合が上位3位までのもので，かつ，原材料に占める重量の割合が5％以上のもの）について遺伝子組換え

表6-12　特定原材料等の代替表記とその拡大表記

品　名	代替表記	拡大表記（表記例）
えび	海老　エビ	えび天ぷら　サクラエビ
かに	蟹　カニ	上海がに　カニシューマイ　マツバガニ
小麦	こむぎ　コムギ	小麦粉　こむぎ胚芽
そば	ソバ	そばがき　そば粉
卵	玉子　たまご　タマゴ　エッグ　鶏卵　あひる卵　うずら卵	厚焼玉子　ハムエッグ
乳	ミルク　バター　バターオイル　チーズ　アイスクリーム	アイスミルク　ガーリックバター　プロセスチーズ　乳糖　乳たんぱく　生乳　牛乳　濃縮乳　加糖れん乳　調製粉乳
落花生	ピーナッツ	ピーナッツバター　ピーナッツクリーム
アーモンド		アーモンドオイル
あわび	アワビ	煮あわび
いか	イカ	いかフライ　イカ墨
いくら	イクラ　すじこ　スジコ	いくら醤油漬け　塩すじこ
オレンジ		オレンジソース　オレンジジュース
カシューナッツ		
キウイフルーツ	キウイ　キウィー　キーウィー　キーウィ　キウィ	キウイジャム　キウィジャム　キーウィーソース
牛肉	牛　ビーフ　ぎゅうにく　ぎゅう肉　牛にく	牛すじ　牛脂　ビーフコロッケ
くるみ	クルミ	くるみパン　くるみケーキ
ごま	ゴマ　胡麻	ごま油　練りごま　すりゴマ　切り胡麻　ゴマペースト
さけ	鮭　サケ　サーモン　しゃけ　シャケ	鮭フレーク　スモークサーモン　紅しゃけ　焼鮭
さば	鯖　サバ	さば節　さば寿司
大豆	だいず　ダイズ	大豆煮　大豆たんぱく　大豆油　脱脂大豆
鶏肉	とりにく　とり肉　鳥肉　鶏　鳥　とり　チキン	焼き鳥　ローストチキン　鶏レバー　チキンブイヨン　チキンスープ　鶏ガラスープ
バナナ	ばなな	バナナジュース
豚肉	ぶたにく　豚にく　ぶた肉　豚　ポーク	ポークウインナー　豚生姜焼　豚ミンチ
もも	モモ　桃　ピーチ	もも果汁　黄桃　白桃　ピーチペースト
やまいも	山芋　ヤマイモ　山いも	千切りやまいも
りんご	リンゴ　アップル	アップルパイ　リンゴ酢　焼きりんご　りんご飴
ゼラチン*		板ゼラチン　粉ゼラチン

特定原材料（えび〜落花生）／特定原材料に準ずるもの（アーモンド〜ゼラチン*）

＊：ゼラチンは，牛や豚を原材料として製造されるが，「ゼラチン」の名称で流通している製品を原料として使用している場合，アレルギー表示としては「ゼラチン」のみの表示が可能である。

表6-13　表示の対象となる加工食品33食品群

対象農産物	品数	加工食品
大豆	13	豆腐・油揚げ類，凍り豆腐・おから及びゆば，納豆，豆乳類，みそ，大豆煮豆，大豆缶詰及び瓶詰，きなこ，大豆いり豆，以上を主な原材料とするもの 大豆（調理用）を主な原材料とするもの 大豆粉を主な原材料とするもの 大豆たんぱくを主な原材料とするもの
枝豆	1	枝豆を主な原材料とするもの
大豆もやし	1	大豆もやしを主な原材料とするもの
とうもろこし	9	コーンスナック菓子，コーンスターチ，ポップコーン，冷凍とうもろこし，とうもろこし缶詰及び瓶詰 以上を主な原材料とするもの コーンフラワーを主な原材料とするもの，コーングリッツを主な原材料とするもの(コーンフレークを除く)，とうもろこし(調理用）を主な原材料とするもの
ばれいしょ	6	ポテトスナック菓子，乾燥ばれいしょ，冷凍ばれいしょ，ばれいしょでん粉， 以上を主な原材料とするもの， ばれいしょ（調理用）を主な原材料とするもの
アルファルファ	1	アルファルファを主な原材料とするもの
てん菜	1	てん菜（調理用）を主な原材料とするもの
パパイヤ	1	パパイヤを主な原材料とするもの

出典）食品表示基準 別表第17

(1) 従来のものと組成，栄養価等が著しく異なるもの

特定遺伝子組換え食品 → 義務表示　例：「大豆（高オレイン酸遺伝子組換え）」など

(2) 従来のものと組成，栄養価が同等のもの

①加工後も組み換えられたDNAまたはこれによって生じたたんぱく質が検出できるとされている加工食品

a. 分別生産流通管理が行われた遺伝子組換え農産物を原材料とする場合 → 義務表示　例：「大豆（遺伝子組換え）」など

b. 遺伝子組換え農産物と非遺伝子組換え農産物が分別されていない農産物を原材料とする場合 → 義務表示　例：「大豆（遺伝子組換え不分別）」など

c. 分別生産流通管理が行われた非遺伝子組換え農産物を原材料とする場合 → 任意表示　遺伝子組換えに関して表示不要　例：「大豆（遺伝子組換えでない）」「大豆」など

②加工後に組み換えられたDNAおよびこれによって生じたたんぱく質が検出できない加工食品 → 表示不要（任意表示）

＊c. については，意図しない混入があっても遺伝子組換えでない表示は可能であるが，2023年4月以降は，定められた分析法で不検出の場合にのみ表示ができることになる。

図6-1　遺伝子組換え食品の表示

出典）青柳康夫，筒井知己：標準食品学総論 第3版，医歯薬出版，p.19，2016を一部改変

意図しない混入

分別生産流通管理を行っても，意図しない遺伝子組換え農産物の一定の混入（5％以下の混入）は，分別生産流通管理された農作物とみなす。

こんな表示は禁止

遺伝子組換えのものが存在しない農作物およびその加工食品に「遺伝子組換えでない」などの表示はできない。

現在，こむぎ，こめの遺伝子組換え農産物の研究はされているが，日本国内では流通はしていない。

（「遺伝子組換え食品Q&A（厚生労働省)」より）

表6-14　従来のものと組成，栄養価が著しく異なる遺伝子組換え農産物

対象農産物と形質	加工食品
大豆 　高オレイン酸 　ステアリドン酸産生	1．大豆を主な原材料とするもの（脱脂されたことにより，高オレイン酸やステアリドン酸産生の形質を有しなくなったものを除く） 2．1に掲げるものを主な原材料とするもの
とうもろこし 　高リシン	1．とうもろこしを主な原材料とするもの（高リシンの形質を有しなくなったものを除く） 2．1に掲げるものを主な原材料とするもの

出典）食品表示基準 別表第18

表6-15　表示の対象以外の加工食品

対象農産物	表示が不要な加工食品
大豆	しょうゆ，大豆油
とうもろこし	コーンフレーク，水あめ（ジャム類など水あめ使用食品），液糖（シロップなど液糖使用食品），デキストリン（スープ類などデキストリン使用食品），コーン油
なたね	菜種油
綿実	綿実油
てん菜	砂糖（てん菜を主な原材料とするもの）

食品を使用，または，分別されていない場合は表示が義務づけられる（図6-1，表6-14，表6-15）。

　分別生産流通管理（IPハンドリング）とは，遺伝子組換え農作物および非遺伝子組換え農作物の生産，流通および加工の各段階で分別管理し，その旨を証明する書類によって明確にした管理方法である。

　「遺伝子組換えでない」という表示は，2019（令和元）年の改正により，2023（令和5）年4月からは，定められた分析法で，遺伝子組換えが検出されない場合にのみ適用される。

13）加工食品の原料原産地名

　2017（平成29）年9月に新しい原料原産地表示のルールが施行され，国内で製造されたすべての加工食品を対象としている。原材料のうち水および添加物を除いた製造に占める重量割合が上位1位となるもの（対象原材料）に原料原産地名を表示することが必要となった。対象原材料の産地は「国別重量順表示」を原則とし，対象原材料が加工品の場合は，中間加工材料の「製造地」を表示する。輸入品で複数の輸入国から仕入れている場合，3か所目以降は「その他」と省略してもよい。

　改正以前からあった加工食品の原料に使用されている一次産品（農畜水産物）の原産地に関する表示は一部改正され，おにぎりに使用するのりが加わり，食品表示基準 別表第15で27の対象加工食品が規定されている（表6-16）。

表6-16　原料原産地名を表示する必要のある対象加工食品

横断的に表示方法が規定されている22食品	
農産加工品	1．乾燥したもの　2．塩蔵したもの　3．ゆで・蒸したもの，あん 4．異種混合したもの　5．緑茶・緑茶飲料　6．もち 7．いり・あげ落花生，いり豆　8．黒糖及び黒糖加工品　9．こんにゃく
畜産加工品	10．調味したもの　11．ゆで・蒸したもの　12．表面をあぶったもの 13．衣をつけたもの　14．異種混合したもの
水産加工品	15．乾燥したもの　16．塩蔵したもの　17．調味したもの　18．こんぶ巻 19．ゆで・蒸したもの　20．表面をあぶったもの　21．衣をつけたもの
その他	22．生鮮食品を異種混合したもの
個別に表示方法が規定されている5食品	
23．農産物漬物　24．野菜冷凍品　25．うなぎ加工品　26．かつお削りぶし　27．おにぎり*	

＊：米飯類を巻く目的でのりを原材料として使用しているものに限る。

出典）食品表示基準　別表第15

（3）生鮮食品の表示

生鮮食品の主な表示事項を表6-17に示す。

表6-17　生鮮食品の主な表示事項

		横断的義務表示			任意表示	個別的義務表示事項
	名称	原産地		容器又は包装に入れられた特定商品*1		その他*2
		国産品	輸入品			
農産物	その内容を示す一般的な名称	都道府県名	原産国名	内容量，販売業者の氏名又は名称及び住所	栄養成分の量及び熱量等	・玄米・精米 ・しいたけは「原木」「菌床」　他
畜産物		国産である旨	原産国名			・食肉に鳥獣の種類を表示　他
水産物		漁獲した水域名か養殖場がある都道府県名	原産国名			・冷凍品を解凍したものは「解凍」 ・養殖したものは「養殖」他

＊1：特定商品の販売に係る計量に関する政令（平成5年政令第249号）第5条に規定する特定商品にあって密閉されたもの

＊2：対象商品は表6-18

出典）食品表示検定協会編：改訂4版 食品表示検定認定テキスト・中級，ダイヤモンド社，p.41，2015を一部改変

表6-18　個別的に表示事項が定められている生鮮食品（13品目）

1	玄米及び精米
2	シアン化合物を含有する豆類
3	しいたけ
4	かんきつ類等（あんず，おうとう，かんきつ類，キウィー，ざくろ，すもも，西洋なし，ネクタリン，バナナ，びわ，マルメロ，もも及びりんご）
5	食肉（鳥獣の生肉（骨及び臓器を含む）に限る）
6	生乳，生山羊乳及び生めん羊乳
7	鶏の殻付き卵
8	水産物
9	切り身又はむき身にした魚介類（生かき及びふぐを除く）であって生食用のもの
10	ふぐの内臓を除去し，皮をはいだもの並びに切り身にしたふぐ，ふぐの精巣及びふぐの皮であって，生食用でないもの
11	切り身にしたふぐ，ふぐの精巣及びふぐの皮であって，生食用のもの
12	冷凍食品のうち切り身又はむき身にした魚介類（生かきを除く）を凍結させたもの
13	生かき

出典）食品表示基準　別表第24

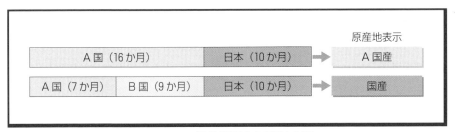

図6-2　飼養期間と原産地表示

1）名　称

名称を表示する。

2）原産地

　a．農産物　　国産品は都道府県名（市町村名その他一般に知られている地名），輸入品は原産国名（一般に知られている地名）を表示する。

　b．畜産物　　2か所以上の飼養地で飼養された場合に，最も飼養期間の長い場所を「主たる飼養地」とし，その場所を原産地と表示する（図6-2）。表示は，国産品は国産または主たる飼養地の都道府県名，市町村名，その他一般に知られている地名で表示し，輸入品は原産国名を表示する。

　c．水産物　　国産品は，水域名または地域名（主たる養殖場が属する都道府県

□**特色のある畜産物**

〈黒豚〉

　黒豚は，バークシャー純粋種の豚の肉に限定されている。品種既定のため，国産，外国産は問わない。

〈和牛〉

①黒毛和種，②褐毛和種，③日本短角種，④無角種，⑤①〜④の品種間の交雑種，⑥⑤と①〜④の交配による交雑種に限定されている。

表6-19　玄米および精米の表示事項

名　称	① 玄米　　② もち精米　　③ うるち精米または精米 ④ 胚芽精米（うるち精米のうち胚芽を含む精米の製品に含む重量の 　　割合が80％以上のもの）
原料玄米	① 単一原料米：産地，品種および（生）産年が同一である原料玄米で， 　　かつそれを証明できるもの ② 複数原料米，ブレンド米，混合米：①以外の原料玄米を使用した 　　場合。産地，品種および（生）産年，使用割合を表示する。原料玄 　　米の使用割合の高い順に表示。未検査米がある場合は，「未検査米 　　〇割」と表示する
内容量	内容重量をgまたはkgの単位で表示 ただし，精麦または雑穀を混合した場合，精麦などを含めた内容量を 表示し，後に括弧をつけて精麦などの名称と重量を表示
調製年月日など	① 調製年月日：玄米 ② 精米年月日：玄米を精米した日（年月日以外に年月旬表示も許可） ③ 輸入品年月日：輸入品で上記2つが明らかでないもの ただし，①〜③が異なるものを混合した場合は最も古い値を表示
食品関連事業者 の氏名など	食品関連事業者のうち表示内容に責任を有する者の氏名または名称， 住所および電話番号

名）を表示する。ただし，**水域名の表示**が困難な場合は，水揚げした港名，または水揚げした港が属する都道府県名を水域名に代えて表示することができる。なお，「近海」「遠洋」などの表示は，水域名の表記として不適切である。

　輸入品は，原産国名を表示する。水域名を併記することも可能である。外国船舶が漁獲して国内の港に水揚げしたものは，輸入品になる。同じ種類の水産物でも複数の原産地のものを混合した場合は，その製品の占める重量の割合の高いものから順に表示する。

3）個別的義務表示

　a．玄米および精米　　こめは，玄米および精米を消費者に容器包装して販売する場合は，表6-19に示した表示事項を表示しなければならない。こめを原材料とした加工食品についても，食用として不適正な事故米が転売され，使用される事件などが発生したため，再発防止として**米トレーサビリティ法**が制定されている。

　b．生がき　　生がきの場合，アレルゲン，保存の方法，消費期限または賞味期限，添加物，加工所の所在地および加工者の氏名，または名称，生食用であるかないかの別，採取された水域（生食用のものに限る）を表示しなければならない。生食用以外のかきについては，「加熱調理用」など加熱しなければならないことを明確に表示する。

◘**水域名の表示**
　水産庁の作成した「生鮮魚介類の生産水域名の表示のガイドライン」や「東日本太平洋における生産水域名の表示方法について」にならって表示する。

◘**米トレーサビリティ法**
　2010年施行。米トレーサビリティ制度により，こめやこめ加工食品などについて対象事業者は，取引などの記録の作成・保存，産地情報の伝達が義務づけられた。

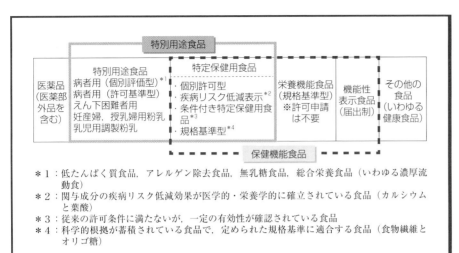

図6-3　医薬品・特別用途食品・保健機能食品の概念図

3. 特定保健用食品，特別用途食品，栄養機能食品，機能性表示食品

食品のもつ三次機能（生体防御，疾病の予防，体調リズムの調整などの機能性）に注目が高まっている。食品そのものがもつ機能性を享受するだけではなく，加工技術の進歩により，機能性成分を効率よく抽出，濃縮し，添加した加工食品も販売されるようになってきた。しかし，「健康に良い」というイメージのみが先行し，科学的根拠があいまいなものもあり，適切な判断が困難な状況にある。そこで国は，健康増進法により規定される特別用途食品（特定保健用食品含む）と，食品表示法の食品表示基準に規定される特定保健用食品（容器包装に入れられたものに限る），栄養機能食品，機能性表示食品を分類した（図6-3）。

医薬品は，医薬品医療機器等法で規定され，疾病の診断・治療・予防を目的として，主として医師の処方箋により疾病をもつ患者を対象に使用されるものである。特定保健用食品は，健康の保持増進といった保健の用途を目的として，主として使用者の判断で使用されるものであり，医薬品とは性質が異なるので，注意が必要で

◻**特定保健用食品の根拠法**
健康増進法第26条第1項の「特別用途表示」に含まれ，「健康増進法に規定する特別用途表示の許可等に関する内閣府令」に規定されているため，根拠法例は健康増進法になる。さらに，食品表示法の食品表示基準にも表示の規定がある。

●表示に関する留意点●

容器包装の面積が概ね30 cm²以下であるものにあっては，「原材料名」「添加物」「原料原産地名」「内容量」「原産国名」「製造者などの氏名又は名称及び住所」「遺伝子組換え食品に関する事項」「乳児用規格適合食品である旨」および「栄養成分表示」を省略することができる。しかし，アレルゲンや食品の安全に関する部分は省略できない。

ある。

（1）特定保健用食品

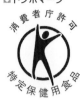
◘トクホマーク

特定保健用食品（通称「トクホ」）は，「健康増進法の承認として内閣総理大臣の許可（消費者庁長官に委任）を受けて，食生活において特定の保健の目的で摂取する者に対し，その摂取により当該保健の目的が期待できる旨を表示する食品」と定義されている。一部を除き製品ごとに，審査は消費者庁が行い，有効性の評価は消費者委員会が，安全性の評価は食品安全委員会の新開発食品専門委員会が行っている。関与成分が表示どおり含まれない場合，消費者庁により許可が取り消される。

特定保健用食品は，身体の生理学的機能などに影響を与える保健機能成分（関与成分）を含む。ほかの「いわゆる健康食品」とは異なり，その保健効果が当該食品を用いたヒト試験で科学的に検討され，適切な摂取量も設定されている（表6-20）。

1）特定保健用食品（個別許可型）

特定保健用食品は，製品ごとに許可証票または承認証票と「許可を受けた表示の内容」があり，そのとおり表示しなければならない（第5章，p.144，表5-1参照）。

2）特定保健用食品（疾病リスク低減表示）

特定保健用食品は，基本的に疾病リスクの低減に資する旨の表示は認められていないが，関与成分の摂取による疾病リスクの低減効果が医学的・栄養学的に広く認められている場合に，「疾病リスク低減に資する旨の表示」が認められている。

現在認められているものは，カルシウムと葉酸である（表6-21）。

3）特定保健用食品（規格基準型）

特定保健用食品としての許可実績が十分であるなど，科学的な根拠が蓄積されている関与成分について規格基準を定め，審議会の個別審査を通さずに，消費者庁の事

◘こんな表示は禁止
「血圧が高めの方へ」という許可表示の食品について，「血圧を下げる」と表示することは，誇大表示に該当するおそれがある。また，「診断」「予防」「治療」「回復」「緩和」「処置」などの医学的な表現は禁止されている。

表6-20　特定保健用食品の分類

特定保健用食品（個別許可型）	食生活において特定の保健の目的で摂取をする者に対し，その摂取により当該保健の目的が期待できる旨の表示をする食品。
特定保健用食品（疾病リスク低減表示）	関与成分の疾病リスク低減効果が医学的・栄養学的に確立されている場合，疾病リスク低減表示を認める特定保健用食品。
特定保健用食品（規格基準型）	特定保健用食品としての許可実績が十分であるなど科学的根拠が蓄積されている関与成分について規格基準を定め，消費者委員会の個別審査なく，事務局において規格基準に適合するか否かの審査を行い許可する特定保健用食品。
条件付き特定保健用食品	特定保健用食品の審査で要求されている有効性の科学的根拠のレベルには届かないものの，一定の有効性が確認される食品を，限定的な科学的根拠である旨の表示をすることを条件として，許可対象と認める。
	許可表示「○○を含んでおり，根拠は必ずしも確立されていませんが，△△に適している可能性がある食品です。」

表6-21　特定保健用食品（疾病リスク低減表示）

関与成分	1日摂取目安量	保健の用途に係る表示
カルシウム*	300〜700 mg	この食品はカルシウムを豊富に含みます。日頃の運動と適切なカルシウムを含む健康的な食事は，若い女性が健全な骨の健康を維持し，歳をとってからの骨粗鬆症のリスクを低減するかもしれません。
葉酸（プテロイルモノグルタミン酸）	400〜1,000 μg	この食品は葉酸を豊富に含みます。適切な量の葉酸を含む健康的な食事は，女性にとって二分脊椎などの神経管閉鎖障害をもつ子どもが生まれるリスクを低減するかもしれません。

＊：食品添加物公定書などに定められたもの，または食品などとして人が摂取してきた経験が十分に存在するものに由来するもの。

表6-22　特定保健用食品（規格基準型）

区　分	関与成分	1日摂取目安量	表示できる保健の用途
Ⅰ　食物繊維	軟消化性デキストリン（食物繊維として）	3〜8 g	○○（関与成分）が含まれているので，おなかの調子を整えます。
	ポリデキストロース（食物繊維として）	7〜8 g	
	グアーガム分解物（食物繊維として）	5〜12 g	
Ⅱ　オリゴ糖	大豆オリゴ糖	2〜6 g	○○（関与成分）が含まれておりビフィズス菌を増やして腸内の環境を良好に保つので，おなかの調子を整えます。
	フラクトオリゴ糖	3〜8 g	
	乳果オリゴ糖	2〜8 g	
	ガラクトオリゴ糖	2〜5 g	
	キシロオリゴ糖	1〜3 g	
	イソマルトオリゴ糖	10 g	
Ⅲ　食物繊維	軟消化性デキストリン	4〜6 g*	食物繊維（軟消化性デキストリン）の働きにより，糖の吸収をおだやかにするので，食後の血糖値が気になる方に適しています。

＊：1日1回食事とともに摂取する目安量

務局において，審査を行い許可された食品である（表6-22）。

4）条件付き特定保健用食品

特定保健用食品の審査で要求している有効性の科学的根拠のレベルに届かないものの，一定の有効性が確立され，限定的な科学的根拠である旨を表示することを条件として個別に許可された食品である。表示許可は「○○を含んでおり，科学的根拠は必ずしも確立されていませんが，△△に適している可能性がある食品です」と表示し，マークにも条件付きのしるしがある（表6-23）。

◻条件付き特定保健用食品マーク

表6-23　特定保健用食品と条件付き特定保健用食品の科学的根拠の違い

試験作用機序	無作為化比較試験		非無作為化試験（危険率5％以下）	対照群のない介入試験（危険率5％以下）
	有意差あり（危険率5％以下）	有意傾向あり（危険率10％以下）		
明確	特定保健用食品	条件付き特定保健用食品	条件付き特定保健用食品	×
不明確	条件付き特定保健用食品	条件付き特定保健用食品	×	×

（2）特別用途食品

特別用途食品マーク

　特別用途食品は，「健康上特別な状態にある対象者（乳児，妊産婦，授乳婦，えん下困難者，病者）の発育や健康の保持・回復に適するという特別な用途について表示が許可された食品」と定義されている。特別用途食品には，図6-4に示した5種

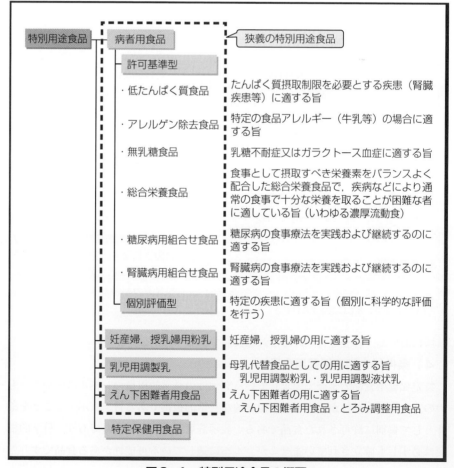

図6-4　特別用途食品の概要

類があり，特定保健用食品も含まれている。

特別用途食品として販売するためには，その表示について内閣総理大臣（消費者庁長官に委任）の許可を受けなければならない。表示の許可にあたり，許可基準があるものについてはその適合性を審査し（許可基準型），要件のあるものについては個別に評価する（個別評価型）。

1）病　者　用

病気治療のための食事療法において利用される食品である。①低たんぱく質食品は，腎臓疾患などに適する食品であるため，たんぱく質は通常の同種食品の含量の30％以下，エネルギー量は同程度またはそれ以上，ナトリウムおよびカリウム含量は多くない食品である。②アレルゲン除去食品は，特定のアレルゲンを不使用，除去または低減したもので，アレルゲン以外の栄養成分は，同種食品の含量がほぼ同等の食品である。③無乳糖食品は，乳糖不耐症，ガラクトース血症の病者用で乳糖またはガラクトースを除去した食品である。④総合栄養食品は，経口摂取が不十分な人の食事代替品で，いわゆる濃厚流動食である。

2）妊産婦，授乳婦用粉乳

妊産婦や授乳婦に不足しがちな，ビタミン，鉄，カルシウムなどの栄養摂取を目的に調整された粉乳である。

3）乳児用調製乳

母乳代替食品として乳児に人工栄養として用いられるもので，基準が設定されている。乳児用調製粉乳と乳児用調製液状乳が認められている。

4）えん下困難者用食品

えん下困難者食品は，えん下を容易にし，誤えんおよび窒息を防ぐことを目的としている食品である。とろみ調整食品は，えん下を容易にし，誤えんを防ぐことを目的として液体にとろみをつけるためのものである。それぞれ食品の物性（かたさ，付着性，凝集性など）の基準が設定されている。えん下困難者用食品には許可基準を表す図表がある（表6-24，図6-5）。

> **◻咀しゃくとえん下**
> 咀しゃくは食べ物をかむ，かみ砕くことである。えん下は咽頭から食道へ食べ物を送り込む，飲み込みのことで，食品が誤って気道に入ると誤嚥，誤嚥による肺炎を発症することもある。
> 日本摂食嚥下リハビリテーション学会が提唱した「嚥下調整食分類2013」やJAS規格にも「そしゃく配慮食品」の規格もある。

表6-24　えん下困難者用食品の許可基準区分とそれを表す文言

許可基準区分	許可基準区分を表す文言
許可基準Ⅰ	そのまま飲み込める性状のもの*1
許可基準Ⅱ	口の中で少しつぶして飲み込める性状のもの*2
許可基準Ⅲ	少しそしゃくして飲み込める性状のもの*3

＊1：均質なゼリー状
＊2：均質なゼリー・プリン・ムース状
＊3：不均質なものを含む，まとまりの良いおかゆ状ただし，注釈は，容器包装以外に表示しても問題ないこととする。

表6-25　栄養機能食品の規格基準と栄養機能表示

栄養成分	下限値	上限値	栄養機能表示
n-3系脂肪酸	0.6 g	2 g	n-3系脂肪酸は，皮膚の健康維持を助ける栄養素です。
亜鉛[*1,2]	2.64 mg	15 mg	亜鉛は，味覚を正常に保つのに必要な栄養素です。 亜鉛は，皮膚や粘膜の健康維持を助ける栄養素です。 亜鉛は，たんぱく質・核酸の代謝に関与して，健康の維持に役立つ栄養素です。
カリウム[*3]	840 mg	2,800 mg	カリウムは，正常な血圧を保つのに必要な栄養素です。
カルシウム	204 mg	600 mg	カルシウムは，骨や歯の形成に必要な栄養素です。
鉄	2.04 mg	10 mg	鉄は，赤血球を作るのに必要な栄養素です。
銅[*4]	0.27 mg	6 mg	銅は，赤血球の形成を助ける栄養素です。 銅は，多くの体内酵素の正常な働きと骨の形成を助ける栄養素です。
マグネシウム[*4,5]	96 mg	300 mg	マグネシウムは，骨や歯の形成に必要な栄養素です。 マグネシウムは，多くの体内酵素の正常な働きとエネルギー産生を助けるとともに，血液循環を正常に保つのに必要な栄養素です。
ナイアシン	3.9 mg	60 mg	ナイアシンは，皮膚や粘膜の健康維持を助ける栄養素です。
パントテン酸	1.44 mg	30 mg	パントテン酸は，皮膚や粘膜の健康維持を助ける栄養素です。
ビオチン	15 μg	500 μg	ビオチンは，皮膚や粘膜の健康維持を助ける栄養素です。
ビタミンA[*6]	231 μg	600 μg	ビタミンAは，夜間の視力の維持を助ける栄養素です。 ビタミンAは，皮膚や粘膜の健康維持を助ける栄養素です。
ビタミンB$_1$	0.36 mg	25 mg	ビタミンB$_1$は，炭水化物からのエネルギー産生と皮膚や粘膜の健康維持を助ける栄養素です。
ビタミンB$_2$	0.42 mg	12 mg	ビタミンB$_2$は，皮膚や粘膜の健康維持を助ける栄養素です。
ビタミンB$_6$	0.39 mg	10 mg	ビタミンB$_6$は，たんぱく質からのエネルギーの産生と皮膚や粘膜の健康維持を助ける栄養素です。
ビタミンB$_{12}$	0.72 μg	60 μg	ビタミンB$_{12}$は，赤血球の形成を助ける栄養素です。
ビタミンC	30 mg	1,000 mg	ビタミンCは，皮膚や粘膜の健康維持を助けるとともに，抗酸化作用をもつ栄養素です。
ビタミンD	1.65 μg	5 μg	ビタミンDは，腸管でのカルシウムの吸収を促進し，骨の形成を助ける栄養素です。
ビタミンE	1.89 mg	150 mg	ビタミンEは，抗酸化作用により，体内の脂質を酸化から守り，細胞の健康維持を助ける栄養素です。
ビタミンK[*7]	45 μg	150 μg	ビタミンKは，正常な血液凝固能を維持する栄養素です。
葉酸[*8]	72 μg	200 μg	葉酸は，赤血球の形成を助ける栄養素です。 葉酸は，胎児の正常な発育に寄与する栄養素です。

〈すべての栄養素で記述されている摂取するうえでの注意事項〉
「本品は，多量摂取により疾病が治癒したり，より健康が増進するものではありません。1日の摂取目安量を守ってください。」
〈個別の栄養素に必要な事項〉
＊1：亜鉛の摂りすぎは，銅の吸収を阻害するおそれがありますので，過剰摂取にならないよう注意してください。
＊2：乳幼児・小児は本品の摂取を避けてください。
＊3：腎機能が低下している方は本品の摂取を避けてください。
＊4：乳幼児・小児は本品の摂取を避けてください。
＊5：多量に摂取すると軟便（下痢）になることがあります。
＊6：妊娠3か月以内または妊娠を希望する女性は過剰摂取にならないよう注意してください。
＊7：血液凝固阻止薬を服用している方は本品の摂取を避けてください。
＊8：葉酸は，胎児の正常な発育に寄与する栄養素ですが，多量摂取により胎児の発育がよくなるものではありません。

出典）食品表示基準　別表第11

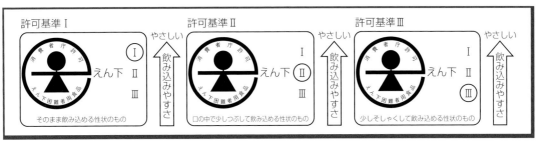

図6-5　えん下困難者用食品の表示

（3）栄養機能食品

　栄養機能食品は，通常の食事で不足しがちな栄養成分を補給・補完する目的で摂取される食品である。1日当たりの摂取目安量に含まれる栄養成分量が，国が定めた上・下限値の規格基準に適合する場合は，国への許可申請や届出の義務はなく，事業者が国の定めた表現を用いて栄養成分の機能性を表示し，販売することができる。n-3系脂肪酸，ミネラル6種類，ビタミン13種類の20種類である。対象食品の範囲は，2015年より「加工食品及び鶏卵」から「加工食品及び生鮮食品」に拡大され，生鮮食品も適用になった（表6-25）。

（4）機能性表示食品

　2015年4月に新たに保健機能表示食品に加わったのが機能性表示食品である。生鮮食品，加工食品にかかわらず，表6-26の要件を満たすと事業者が判断すれば，それに相当する資料をつけて消費者庁に届け出し，受理後60日以降には製品を販売することができる。特定保健用食品と異なり，国によって許可された食品ではなく，事業者の

表6-26　機能性表示食品の要件

①	対象商品として妥当と判断できる
②	安全性の根拠が明確化できている
③	生産・製造および品質の管理体制が整っている
④	健康被害の情報収集体制が整っている
⑤	機能性の根拠が明確になっている（自ら臨床試験をやらなくても研究レビューでよい）
⑥	表示が適切なものになっている

出典）久保田紀久枝，森光康次郎編：食品学，東京化学同人，p.193，2016

◘研究レビュー
論文調査のこと。

自己責任で開発・販売される食品である。届け出情報は，消費者庁のホームページで公開され，検索できるようになっており，消費者は商品の修正や撤回の情報も調べることができるようになっている。

　保健の目的が期待できる旨の表示範囲は，疾病に罹患していない者の健康の維持および増進に役立つ旨，または適する旨（疾病リスクの低減に係るものを除く）を表示できる。以下に示すルールがある。

1）機能性表示食品の対象となる食品

　容器包装に入れられた食品全般で，加工食品（サプリメント形状も含む）および生鮮食品が対象となる。機能性表示制度の運用上，サプリメント形状の加工食品とは，天然由来の抽出物であって，分画，精製，化学的反応等により本来天然に存在するものと成分割合が異なっているもの，または，化学的合成品を原材料とする錠剤，カプセル剤，粉末剤，液剤等の形状の食品をいう。

2）機能性表示食品の対象から除外される食品

・特別用途食品および栄養機能食品。

・アルコールを含有する飲料　例外：「摂取に際し，十分な加熱（煮沸等）を前提とし，アルコールの摂取につながらないことが確実な食品（例：保存性を高めるため，酒精を添加したうどん）は除く」

・栄養素の**過剰な摂取**につながる食品。

3）機能性表示食品の利用対象

・原則として健康な人（生活習慣病などに罹患する前の人または境界線上の人）。

・医師の判定により，疾病がないと認められた者。

4）機能性の表示の科学的根拠レベルと表示

a．最終製品を用いた臨床試験で科学的根拠を説明した場合

　例：本品にはA【機能性関与成分】が含まれるので，Bの機能があります【機能性】。

　※複数の機能性関与成分を含み，表現が複雑になる場合は，「本品には，Bの機能があります」と表示し，機能性関与成分名をそのすぐ近くに表示してもよい。その場合は，他の成分と混同しないような表示とすること。

b．最終製品に関する研究レビューで科学的根拠を説明した場合

　例：本品にはA【機能性関与成分】が含まれ，Bの機能がある【機能性】ことが報告されています。

　※複数の機能性関与成分を含み，表現が複雑になる場合には，「本品には，Bの機能があることが報告されています」と表示し，機能性関与成分名をそのすぐ近くに表示してもよい。その場合は，他の成分と混同しないような表示とすること。

c．機能性関与成分に関する研究レビューで科学的根拠を説明した場合

　例：本品にはA【機能性関与成分】が含まれます。AにはBの機能がある【機能性】ことが報告されています。

　aの表示は特定保健用食品に求められるレベルの条件であるため，cの表示の製品が多い。特定保健用食品と異なり，国の審査は行っていない。

◼**過剰な摂取**

　当該食品を通常の食事に付加的に摂取することおよび同種の食品に代替して摂取することにより，当該栄養素の1日当たりの摂取量が，厚生労働大臣が定める食事摂取基準に定められている目標量を上回ってしまうなど，当該栄養素を必要以上に摂取するリスクが高くなる場合などをいう。

◼**利用対象外**

　疾病に罹患している人，未成年者，妊娠を計画している人を含む妊産婦，授乳婦は対象から外れる。

◼**機能性についての表示可能な例**

①測定可能な体調の指標の維持に適するまたは改善に役立つ旨

②身体の生理機能，組織機能の良好な維持に適する旨または改善に役立つ旨

③身体の状態を本人が自覚でき，一時的であって継続的，慢性的でない体調の変化の改善に役立つ旨

4. 虚偽・誇大広告の禁止

　食品として販売される物の虚偽・誇大広告などに関する法律は，健康増進法，食品衛生法，医薬品医療機器等法，景品表示法および食品表示法と多岐にわたる。

　また，地域の自主性および自立性を高めるための改革の推進を図るための関係法律の整備に関する法律の施行にともない，健康増進法第32条第1項および第2項に基づく誇大表示の禁止に係る勧告・命令の権限が，都道府県知事，保健所設置市長および特別区長に移譲されている。そこで，消費者庁は，2016（平成28）年4月に，「食品として販売に供する物に関して行う健康保持増進効果等に関する虚偽誇

表6-27　補給できる旨の表示

栄養成分	高い旨「高・多い・豊富・たっぷり・リッチ」等	含む旨「源・供給・入り・含有・使用・添加」等	強化された旨 比較食品を明記又は強化された量，割合
たんぱく質	16.2 g（8.1 g）	8.1 g（4.1 g）	8.1 g（4.1 g）*
食物繊維	6 g（3 g）	3 g（1.5 g）	3 g（1.5 g）*
亜鉛	2.64 mg（1.32 mg）	1.32 mg（0.66 mg）	0.88 mg（0.88 mg）
カリウム	840 mg（420 mg）	420 mg（210 mg）	280 mg（280 mg）
カルシウム	204 mg（102 mg）	102 mg（51 mg）	68 mg（68 mg）
鉄	2.04 mg（1.02 mg）	1.02 mg（0.51 mg）	0.68 mg（0.68 mg）
銅	0.27 mg（0.14 mg）	0.14 mg（0.07 mg）	0.09 mg（0.09 mg）
マグネシウム	96 mg（48 mg）	48 mg（24 mg）	32 mg（32 mg）
ナイアシン	3.9 mg（1.95 mg）	1.95 mg（0.98 mg）	1.3 mg（1.3 mg）
パントテン酸	1.44 mg（0.72 mg）	0.72 mg（0.36 mg）	0.48 mg（0.48 mg）
ビオチン	15 μg（7.5 μg）	7.5 μg（3.8 μg）	5 μg（5 μg）
ビタミンA	231 μg（116 μg）	116 μg（58 μg）	77 μg（77 μg）
ビタミンB₁	0.36 mg（0.18 mg）	0.18 mg（0.09 mg）	0.12 mg（0.12 mg）
ビタミンB₂	0.42 mg（0.21 mg）	0.21 mg（0.11 mg）	0.14 mg（0.14 mg）
ビタミンB₆	0.39 mg（0.2 mg）	0.2 mg（0.1 mg）	0.13 mg（0.13 mg）
ビタミンB₁₂	0.72 μg（0.36 μg）	0.36 μg（0.18 μg）	0.24 μg（0.24 μg）
ビタミンC	30 mg（15 mg）	15 mg（7.5 mg）	10 mg（10 mg）
ビタミンD	1.65 μg（0.83 μg）	0.83 μg（0.41 μg）	0.55 μg（0.55 μg）
ビタミンE	1.89 mg（0.95 mg）	0.95 mg（0.47 mg）	0.63 mg（0.63 mg）
ビタミンK	45 μg（22.5 μg）	22.5 μg（11.3 μg）	15 μg（15 μg）
葉酸	72 μg（36 μg）	36 μg（18 μg）	24 μg（24 μg）

数値は，食品100 g当たり，括弧内は100 mL当たりの場合
＊：相対表示　相対差25%以上

出典）食品表示基準　別表第12

こんな表示は禁止
　ビタミンCのみが多い加工食品に「高ビタミン」と表示すると，消費者に誤った情報を与えるので，「ビタミンCたっぷり」と栄養成分名を表示する。

大広告等の禁止及び広告等適正化のための監視指導等に関する指針（ガイドライン）」，および「食品として販売に供する物に関して行う健康保持増進効果等に関する虚偽誇大広告等の禁止及び広告等適正化のための監視指導等に関する指針（ガイドライン）に係る留意事項」の一部を改正し，虚偽・誇大広告と判断される基準を明確化している。

(1) 景品表示法

不当景品類及び不当表示防止法（景品表示法）は，不当な表示などを規制し，消費者が適正に商品・サービスを選択できる環境を守るための法律である。無果汁の清涼飲料水に「○○オレンジ」などと果実名が表示されていると，消費者は他の商品と比較して優良であると誤認することとなるため禁止している。

(2) 強調表示

景品表示法および健康増進法で禁止されている誇大な表示に関する食品の表示としては，強調表示の禁止がある。強調表示をする場合は，必ず食品表示基準に従って表示する必要がある。強調表示には，「**補給できる旨の表示**」（表6-27）と「**適切な摂取ができる旨の表示**」（表6-28）がある。

補給できる旨の表示
国民の栄養摂取状況からみて，欠乏が国民の健康の保持増進に影響を与えているもの（食品表示基準別表第12に定める栄養成分）。

適切な摂取ができる旨の表示
国民の栄養摂取状況からみて，過剰な摂取が国民の健康の保持増進に影響を与えているもの（食品表示基準別表第13に定める栄養成分及び熱量）。

(3) 計量法

販売されている食品の多くは，容器包装されている。購入する際には，その内容量に関する表示を確認して購入する。経済産業省が所管している計量法の「計量法

表6-28　適切な摂取ができる旨の表示

栄養成分および熱量	含まない旨 「無・ゼロ・ノン」等	低い旨 「低・ライト・オフ・ダイエット」等	低減された旨 相対差25%以上
熱量	5 kcal（5 kcal）	40 kcal（20 kcal）	40 kcal（20 kcal）
脂質	0.5 g＊1（0.5 g）	3 g（1.5 g）	3 g（1.5 g）
飽和脂肪酸	0.1 g（0.1 g）	1.5 g（0.75 g）＊2	1.5 g（0.75 g）
コレステロール	5 mg（5 mg）＊3	20 mg（10 mg）＊3	20 mg（10 mg）＊4
糖類	0.5 g（0.5 g）	5 g（2.5 g）	5 g（2.5 g）
ナトリウム	5 mg（5 mg）	120 mg（120 mg）	120 mg（120 mg）＊5

数値は，食品100 g当たり，括弧内は100 mL当たりの場合
＊1：ドレッシングタイプ調味料については3 g
＊2：飽和脂肪酸由来の熱量が当該食品の全熱量の10%以下
＊3：飽和脂肪酸の量が1.5 g（0.75 g）未満であって当該食品の熱量のうち飽和脂肪酸に由来するものが当該食品の熱量の10%未満のものに限る。
＊4：飽和脂肪酸の量が当該他の食品に比べて低減された量が1.5 g（0.75 g）以上のものに限る。
＊5：ナトリウムを25%以上低減することにより，保存性及び品質を保つことが著しく困難な食品については，低減された割合表示を記載する。

出典）食品表示基準 別表第13

における商品量目制度」では，特定商品について量目公差内で計量すること，さらにその一部について，密封して販売する場合に内容量と表記者の住所氏名を表示する，と定めている。「密封」とは，「商品を容器に入れ，又は包装して，その容器若しくは包装又はこれらに付した封紙を破棄しなければ，当該物象の状態の量を増加し，又は減少することができないようにすること」とされている。

演習課題

❶ 加工食品の原材料名，添加物名の表示を見てみよう。

❷ 大学祭で密封された食品を販売するときに，どのような表示が必要か調べてみよう。

❸ 特定保健用食品，特別用途食品，栄養機能食品，機能性表示食品は，それぞれどのような商品があるのか調べてみよう。

参考文献

・消費者庁ホームページ
・厚生労働省ホームページ
・農林水産省ホームページ
・日本農林規格協会（JAS協会）ホームページ
・東京都福祉保健局ホームページ
・農業・食品産業技術総合研究機構ホームページ
・医薬基盤・健康・栄養研究所（国立健康・栄養研究所）ホームページ
・青柳康夫，筒井知己：標準食品学総論 第3版，医歯薬出版，2016
・森田潤司，成田宏史編：新食品・栄養科学シリーズ 食品学総論 第3版，化学同人，2016
・日本フードスペシャリスト協会編：食品表示—食品表示法に基づく制度とその実際，建帛社，2016
・森田満樹編著：食品表示法ガイドブック 判断に迷わない新しい食品表示基準のポイント，ぎょうせい，2016
・食品表示検定協会編：改訂7版 食品表示検定認定テキスト・中級，ダイヤモンド社，2021

索　引

〔編著者〕 (執筆分担)

青柳 康夫 (あおやぎ やすお)　女子栄養大学名誉教授　第1章，第3章1

津田 孝範 (つだ たかのり)　中部大学応用生物学部教授　第3章3・4

〔著　者〕(五十音順)

伊澤 華子 (いざわ はなこ)　淑徳大学看護栄養学部准教授　第6章

石井 剛志 (いしい たけし)　神戸学院大学栄養学部准教授　第4章2・3

岩井 邦久 (いわい くにひさ)　弘前大学農学生命科学部教授　第5章

臼井 照幸 (うすい てるゆき)　女子栄養大学栄養学部教授　第3章2，第4章1

太田 千穂 (おおた ちほ)　中村学園大学栄養科学部准教授　第2章

河合 慶親 (かわい よしちか)　元 徳島大学大学院医歯薬学研究部教授　第3章3・4

長野 隆男 (ながの たかお)　石川県立大学生物資源環境学部教授　第4章4・5

山田 邦夫 (やまだ くにお)　岐阜大学応用生物科学部教授　第3章5・6

カレント 食べ物と健康1
改訂 食品の化学と機能

2017年（平成29年）5月10日　初版発行～第3刷
2021年（令和3年）4月20日　改訂版発行

編著者　青柳康夫　津田孝範

発行者　筑紫和男

発行所　株式会社 建帛社 KENPAKUSHA

112-0011 東京都文京区千石4丁目2番15号
TEL (03) 3944-2611
FAX (03) 3946-4377
https://www.kenpakusha.co.jp/

ISBN 978-4-7679-0694-2　C3047
壮光舎印刷／ブロケード
Printed in Japan

Ⓒ青柳・津田ほか，2017, 2021.
（定価はカバーに表示してあります）

本書の複製権・翻訳権・上映権・公衆送信権等は株式会社建帛社が保有します。

JCOPY 〈出版者著作権管理機構 委託出版物〉

本書の無断複製は著作権法上での例外を除き禁じられています。複製される場合は，そのつど事前に，出版者著作権管理機構（TEL03-5244-5088，FAX03-5244-5089, e-mail：info@jcopy.or.jp）の許諾を得て下さい。